赤ちゃんを守る医療者の専門誌 ウィズ・ネオ

with NEO
2019年 秋季増刊

新生児医療 67の臨床手技とケア

タイミング、流れ&コツ、評価まで見える

with NEO 編集委員会 編

 WEB動画

臍動・静脈カテーテル、
穿刺、沐浴…
ワザがつかめる
WEB動画46本！

MC メディカ出版

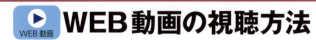
WEB動画の視聴方法

本書の動画マークのついている項目は、WEBページにて動画を視聴できます。以下の手順でアクセスしてください。

■メディカID（旧メディカパスポート）未登録の場合
メディカ出版コンテンツサービスサイト「ログイン」ページにアクセスし、「初めての方」から会員登録（無料）を行った後、下記の手順にお進みください。

https://database.medica.co.jp/login/

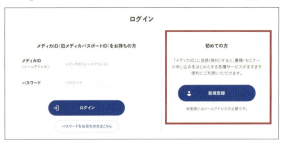

■メディカID（旧メディカパスポート）ご登録済の場合
①メディカ出版コンテンツサービスサイト「マイページ」にアクセスし、メディカIDでログイン後、下記のロック解除キーを入力し「送信」ボタンを押してください。

https://database.medica.co.jp/mypage/

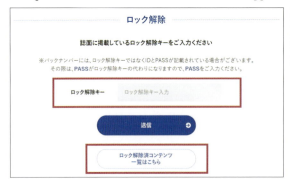

②送信すると、「ロック解除されたコンテンツは下記でご覧いただけます。下の一覧ボタンを押してください」と表示が出ます。「ロック解除済コンテンツ一覧はこちら」ボタンを押して、一覧表示へ移動してください。

③一覧の中から視聴したい番組（本書）のサムネイルを押すと、本書の動画がすべて表示されます。

④視聴したい動画のサムネイルを押して動画を再生してください。

※「ロック解除済コンテンツ一覧はこちら」では、以前にロック解除した履歴のあるコンテンツを全て表示しています。

銀色の部分を削ると，ロック解除キーが出てきます．

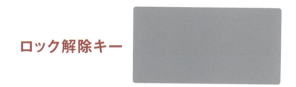

＊WEBページのロック解除キーは本書発行日（最新のもの）より3年間有効です。有効期間終了後、本サービスは読者に通知なく休止もしくは終了する場合があります。

＊ロック解除キーおよびメディカID・パスワードの、第三者への譲渡、売買、承継、貸与、開示、漏洩にはご注意ください。

＊図書館での貸し出しの場合、閲覧に要するメディカID登録は、利用者個人が行ってください（貸し出し者による取得・配布不可）。

＊PC（Windows / Macintosh）、スマートフォン・タブレット端末（iOS / Android）で閲覧いただけます。推奨環境の詳細につきましては、メディカ出版コンテンツサービスサイト「よくあるご質問」ページをご参照ください。

はじめに

　赤ちゃんとその家族のために、最善の治療・ケアを追求している読者の皆さん。忙しい日々の業務に励みながら研鑽を重ねるなかで、繊細な技術を要求される臨床の手技・ケアにおいて、「うまくいかない…」「こんなとき、どうすれば？」といった壁にぶつかることもあるのではないでしょうか。まさに日進月歩の新生児医療の分野では、一人ひとりの技術や知識も、それに合わせてアップデートしていく必要があります。日常的な治療やケアであれば、実際に先輩の手技を見学し、指導してもらいながら習得していくこともできますが、頻度の少ない手技やケアを全員経験できるわけではありません。

　そこで、「この本さえあれば一通りの手技・ケアの基本を押さえることができる！」と頼りにしてもらえるような、新たな定番のテキストとなる1冊を目指して本書を企画いたしました。第1章では、新生児の解剖図や診察テクニックなど、まず必要な基本の知識を、第2章では蘇生や採血をはじめとしたドクターに役立つ治療・検査の手技を、第3章ではナースに必須の日常ケアから治療の介助まで——新生児医療における基本知識と、特殊かつ繊細な技術が求められる手技＆ケアを67項目取り上げました。それぞれの手技・ケアで、最新の知見をカバーしています。

　基本的な知識・流れが押さえられるようにビジュアルをたくさん用いて、さらに第一線でご活躍する執筆陣に、日々の臨床で培ったコツやポイント、アドバイスなどを盛り込んでいただきました。そして何より、WEB動画付きの項目は、文章や図では理解しづらい点を繰り返し動画で確認することができ、本当にわかりやすく、画期的なテキストになったと自負しております。

　現場で困ったとき・悩んだときに本書を開けば、親身で核心をついた解説がきっとあなたを助けてくれるはずです。赤ちゃんのために力を尽くしている皆さんに役立てていただければ、これ以上にうれしいことはありません。

2019年8月

with NEO 編集委員会 (50音順)
荒堀仁美（大阪大学大学院医学系研究科小児科学助教）
佐藤義朗（名古屋大学医学部附属病院総合周産期母子医療センター新生児部門講師）
千葉洋夫（国立病院機構仙台医療センター小児科医長）
中西秀彦（北里大学医学部附属新世紀医療開発センター先端医療領域開発部門新生児集中治療学教授）
和田雅樹（東京女子医科大学母子総合医療センター新生児医学科教授）

新生児医療67の臨床手技とケア
タイミング、流れ＆コツ、評価まで見える

臍動・静脈カテーテル、穿刺、沐浴…ワザがつかめるWEB動画46本!

はじめに	3
執筆者一覧	8

第1章 新生児治療＆ケアの基本知識

1. 新生児の解剖図 ……………………………………………… 12
2. 新生児のサインを読み取るために 〔WEB動画〕 ……………… 19
3. 新生児の診察テクニック ……………………………………… 24
4. 新生児の感染対策 ……………………………………………… 29

第2章 治療・検査の手技

1節 蘇生

5. バッグ・マスク換気 〔WEB動画〕 ……………………………… 34
6. マスクCPAPのポイント 〔WEB動画〕 ………………………… 40
7. ラリンゲアルマスク（LMA） 〔WEB動画〕 …………………… 45
8. 気管挿管 ……………………………………………………… 49

2節 ルート確保と採血

9. 末梢静脈 ……………………………………………………… 53
10. 中心静脈カテーテル …………………………………………… 56
11. 末梢動脈ラインの挿入とその管理 〔WEB動画〕 ……………… 60
12. 臍動・静脈カテーテル 〔WEB動画〕 ………………………… 65
13. 静脈採血 ……………………………………………………… 70
14. 動脈採血（Aライン・動脈穿刺） ……………………………… 74
15. 毛細管採血（キャピラリー採血、足底採血） ………………… 78

with NEO 2019年 秋季増刊

3節 穿刺
16. 腰椎穿刺 …………………………………………… 82
17. 胸腔穿刺、胸腔持続ドレナージ ………………… 87

4節 経管栄養と薬剤投与
18. 十二指腸チューブの挿入 ………………………… 92

5節 検査
19. ステイブルマイクロバブルテスト ……………… 96 【WEB動画】
20. 胎児母体血鑑別法：Apt 試験 …………………… 99
21. エコー検査の基本（頭部・心臓・腹部）……… 102
22. 新生児の呼吸機能検査 …………………………… 106
23. 聴性脳幹反応：ABR と aABR …………………… 111
24. 喉頭・気管・気管支ファイバー検査 …………… 116 【WEB動画】
25. X 線検査 …………………………………………… 120
26. aEEG と脳波検査 ………………………………… 125 【WEB動画】

6節 輸液、血液製剤
27. 輸　血 ……………………………………………… 131
28. 交換輸血 …………………………………………… 136

7節 排泄
29. ガストログラフィン® 投与（注腸と胃内投与）… 141
30. 導尿（尿道留置カテーテル）…………………… 145
31. 腹膜透析 …………………………………………… 148

新生児医療67の臨床手技とケア
タイミング、流れ＆コツ、評価まで見える

臍動・静脈カテーテル、穿刺、沐浴… ワザがつかめるWEB動画46本！

第3章 新生児ケアの手技

1節 日常生活援助のケア
32. 体重測定・身体計測 …………………………………… 156
33. コット移床の管理、体温管理 ………………………… 160
34. 沐浴・清拭、オムツ交換 [WEB動画] ………………… 164
35. 臍処置・臍肉芽腫・臍ヘルニア [WEB動画] ………… 171
36. 体位変換・ポジショニング …………………………… 175
37. ホールディング、おしゃぶり、抱っこ ……………… 179
38. カンガルーケア ………………………………………… 181

2節 栄養管理と与薬
39. 栄養チューブの固定と位置の確認、経管与薬 ……… 184
40. 経口授乳（瓶授乳） …………………………………… 190

3節 排泄・ドレーン管理
41. 肛門刺激・ガス抜き・浣腸 [WEB動画] ……………… 195
42. 新生児のストーマケア ………………………………… 200
43. 胸腔ドレナージ ………………………………………… 205

4節 ルート管理
44. 末梢動脈ライン（Aライン）の管理 ………………… 210
45. 中心静脈カテーテル（PICC）の管理 ………………… 215
46. 末梢静脈 ………………………………………………… 220
47. 臍カテーテル …………………………………………… 226
48. オンマイヤーリザーバ、脳室ドレナージ …………… 230
49. ルート閉塞時の対応、カテコラミン交換 [WEB動画] … 234

5節 皮膚ケア

50. 超低出生体重児の皮膚ケア ……… 240
51. モニタの装着の仕方 ……… 244
52. テープ固定の方法、テープの貼り替え ……… 248

6節 検査、治療時のケア

53. 黄疸計の使い方と光線療法 ……… 254
54. 眼科診察とレーザー治療 ……… 261
55. 低体温療法 ……… 265
56. NO 吸入療法 ……… 271
57. ECMO ……… 276
58. 髄液検査 ……… 281

7節 呼吸管理中のケア

59. 酸素吸入（クベース・鼻カニューレ） ……… 285 【WEB動画】
60. ハイフローネーザルカニューラ ……… 289
61. n-CPAP（n-DPAP）管理中のケア ……… 294 【WEB動画】
62. 吸引（鼻腔吸引・気管内吸引・閉鎖式気管吸引）・気管内洗浄 ……… 297
63. 挿管準備と介助・挿管チューブの固定 ……… 302 【WEB動画】

8節 モニタリング

64. 心拍・呼吸モニタ、CO_2 モニタリング ……… 307
65. パルスオキシメータ ……… 312
66. 血圧計（観血的・非観血的血圧測定） ……… 317
67. グラフィックモニタ ……… 321

INDEX ……… 326

表紙・本文デザイン◯本間公俊、瀬賀邦夫　　イラスト◯スタジオ・エイト、ホンマヨウヘイ

執筆者一覧

第1章 新生児治療&ケアの基本知識

- ① 松永雅道 ●まつなが・まさみち　新潟県立新発田病院小児科部長
- ② 山田恭聖 ●やまだ・やすまさ　愛知医科大学病院周産期母子医療センター教授（特任）
-   竹島雅子 ●たけしま・まさこ　同 NICU、新生児集中ケア認定看護師
- ③ 林田慎哉 ●はやしだ・しんや　総合母子保健センター愛育病院新生児科部長
- ④ 臼田東平 ●うすだ・とうへい　新潟市民病院新生児内科

第2章 治療・検査の手技

1節 蘇生

- ⑤ 荒堀仁美 ●あらほり・ひとみ　大阪大学大学院医学系研究科小児科学助教
- ⑥ 大箸 拓 ●おおはし・たく　聖隷浜松病院新生児科
-   大木 茂 ●おおき・しげる　同新生児科部長
- ⑦ 水本 洋 ●みずもと・ひろし　北野病院小児科未熟児・新生児部門部長
- ⑧ 杉浦崇浩 ●すぎうら・たかひろ　豊橋市民病院小児科（新生児）第二部長

2節 ルート確保と採血

- ⑨⑩ 豊 奈々絵 ●ゆたか・ななえ　淀川キリスト教病院小児科副部長
- ⑪ 今村 孝 ●いまむら・たかし　太田綜合病院附属太田西ノ内病院周産期センター次長
- ⑫ 岸上 真 ●きしがみ・まこと　愛仁会高槻病院新生児科医長
- ⑬⑭ 加藤丈典 ●かとう・たけのり　名古屋市立大学病院小児科講師
- ⑮ 倉辻 言 ●くらつじ・げん　新潟県立中央病院小児科部長

3節 穿刺

- ⑯ 桑名翔大 ●くわな・しょうた　東北大学病院周産母子センター新生児室助手
-   埴田卓志 ●はにた・たくし　同副部長
- ⑰ 三浦雄一郎 ●みうら・ゆういちろう　仙台赤十字病院新生児科副部長

4節 経管栄養と薬剤投与

- ⑱ 堀田将志 ●ほった・まさし　大阪母子医療センター新生児科
-   望月成隆 ●もちづき・なるたか　同新生児科副部長

5節 検査

- ⑲ 長 和俊 ●ちょう・かずとし　北海道大学病院周産母子センター 診療教授
- ⑳ 千葉洋夫 ●ちば・ひろお　国立病院機構仙台医療センター小児科医長
- ㉑ 大西 聡 ●おおにし・さとし　大阪市立大学医学部附属病院新生児科講師、医局長、NICU 主任
- ㉒ 本多正和 ●ほんだ・まさかず　埼玉医科大学病院新生児科講師

㉓西田浩輔 ●にしだ・こうすけ　　神戸大学医学部附属病院小児科助教
　森本紗代 ●もりもと・さよ　　　同NICU、新生児集中ケア認定看護師
　藤岡一路 ●ふじおか・かずみち　同小児科講師
㉔山田洋輔 ●やまだ・ようすけ　　東京女子医科大学東医療センター新生児科准講師
㉕原　裕子 ●はら・ひろこ　　　　倉敷中央病院放射線診断科
㉖今井　憲 ●いまい・けん　　　　東京女子医科大学母子総合医療センター新生児医学科助教

6節　輸液、血液製剤
㉗大野秀子 ●おおの・ひでこ　　　東京女子医科大学母子総合医療センター新生児医学科准講師
㉘郷　勇人 ●ごう・はやと　　　　福島県立医科大学附属病院講師
　柏原祥曜 ●かしわばら・のぞみ　同　助手

7節　排泄
㉙大野耕一 ●おおの・こういち　　大阪赤十字病院小児外科部長
㉚佐藤　尚 ●さとう・たかし　　　新潟市民病院新生児内科副センター長
㉛青木良則 ●あおき・よしのり　　東京都立小児総合医療センター新生児科
　岡崎　薫 ●おかざき・かおる　　同新生児科医長
　濱田　陸 ●はまだ・りく　　　　同腎臓内科医長
　佐藤裕之 ●さとう・ひろゆき　　同泌尿器科医長

第3章　新生児ケアの手技

1節　日常生活援助のケア
㉜㉝斉藤祐子 ●さいとう・ゆうこ　熊本大学病院NICU、新生児集中ケア認定看護師
㉞㉟赤羽栄子 ●あかば・えいこ　　松山赤十字病院成育医療センター小児科病棟看護係長、新生児集中ケア認定看護師
㊱㊲㊳内海加奈子 ●うちうみ・かなこ　東京都立墨東病院NICU副看護師長
　　　　　　　　　　　　　　　　　NIDCAP professional／アドバンス助産師

2節　栄養管理と与薬
㊴㊵西田朋子 ●にしだ・ともこ　　東邦大学医療センター大森病院新生児特定集中治療室看護師長補佐、
　　　　　　　　　　　　　　　　新生児集中ケア認定看護師

3節　排泄・ドレーン管理
㊶坂田真理子 ●さかた・まりこ　　福岡市立こども病院NICU、新生児集中ケア認定看護師
㊷長田華世子 ●おさだ・かよこ　　福岡市立こども病院、皮膚・排泄ケア認定看護師
㊸宮崎　綾 ●みやざき・あや　　　福島県立医科大学附属病院みらい棟3階フロア新生児部門、
　　　　　　　　　　　　　　　　新生児集中ケア認定看護師

執筆者一覧

with NEO 2019年 秋季増刊

4節 ルート管理

㊹㊺ 内藤梨帆 ●ないとう・りほ 　東京大学医学部附属病院小児医療センターNICU・GCU、新生児集中ケア認定看護師
㊻ 居城絢子 ●いしろ・じゅんこ 　茨城県厚生連総合病院土浦協同病院 MFICU 主幹、新生児集中ケア認定看護師
㊼ 牧野佐織 ●まきの・さおり 　JA 愛知厚生連安城更生病院新生児センターNICU・GCU、新生児集中ケア認定看護師
㊽ 中山真紀子 ●なかやま・まきこ 　静岡県立こども病院新生児・未熟児病棟、新生児集中ケア認定看護師
㊾ 坂田真理子 ●さかた・まりこ 　福岡市立こども病院 NICU、新生児集中ケア認定看護師

5節 皮膚ケア

㊿ 佐藤知美 ●さとう・ともみ 　東京都立墨東病院 GCU 主任、新生児集中ケア認定看護師
51 立山彰子 ●たちやま・あきこ 　東京都立墨東病院周産期センターNICU 病棟、新生児集中ケア認定看護師
52 鈴木恵子 ●すずき・けいこ 　東京都立大塚病院 NICU 主任、新生児集中ケア認定看護師

6節 検査、治療時のケア

53 阿部真也 ●あべ・しんや 　神戸大学医学部附属病院小児科医員
　 森本紗代 ●もりもと・さよ 　同 NICU、新生児集中ケア認定看護師
　 藤岡一路 ●ふじおか・かずみち 　同小児科講師
54 岩﨑由佳 ●いわさき・ゆか 　国立成育医療研究センター周産期・母性診療センター新生児科
　 諫山哲哉 ●いさやま・てつや 　同新生児科診療部長
55 津田兼之介 ●つだ・けんのすけ 　名古屋市立大学新生児・小児医学分野
　 岩田欧介 ●いわた・おうすけ 　同大学新生児小児医学分野准教授
56 鈴木 悟 ●すずき・さとし 　名古屋市立西部医療センターセンター長
　 藤正富貴 ●ふじまさ・ふき 　同 NICU、新生児集中ケア認定看護師
　 松野平佳世 ●まつのだいら・かよ 　同 NICU、新生児集中ケア認定看護師
57 平川英司 ●ひらかわ・えいじ 　長崎みなとメディカルセンター新生児内科主任医長
58 黒田淳平 ●くろだ・じゅんぺい 　東京都立小児総合医療センター新生児科

7節 呼吸管理中のケア

59 閑野将行 ●かんの・まさゆき 　埼玉県立小児医療センター新生児科医長
60 鶴田志緒 ●つるた・しお 　聖路加国際病院小児科
61 川村直人 ●かわむら・なおと 　青森県立中央病院新生児科副部長
62 西 大介 ●にし・だいすけ 　横浜労災病院新生児内科副部長
63 田村 誠 ●たむら・まこと 　大阪母子医療センター 新生児科診療主任 (元：愛仁会 高槻病院 新生児科)

8節 モニタリング

64 大塚博樹 ●おおつか・ひろき 　岐阜県総合医療センター新生児内科
65 島袋林秀 ●しまぶくろ・りんしゅう 　聖路加国際病院小児総合医療センター小児科医幹臨床准教授
66 山本 裕 ●やまもと・ゆたか 　岐阜県総合医療センター新生児集中治療室部長
67 山田洋輔 ●やまだ・ようすけ 　東京女子医科大学東医療センター新生児科准講師

第1章

新生児治療&ケアの基本知識

1 新生児の解剖図

新潟県立新発田病院小児科部長 松永雅道

　赤ちゃんのケアや手技に関わる新生児の解剖図という趣旨であり、何はともあれ、"見れば、解るように"を目標としている。

1. 新生児の頭部

　新生児の頭は大きく（4頭身）、頭蓋と顔面の比を見ても明らかに成人とは異なる（**図1、2**）[1,2]。さまざまな重要臓器（脳、心、腎、肝など）が、体重当たりにすると成人より大きい。特に脳重量は新生児で約330g、成人男子が約1,400gである。頭蓋骨はまだ癒合しておらず、縫合の隙間（主に大泉門）から、エコー検査でさまざまな情報を得ることができる。また、後頭突出についての理解は、新生児心肺蘇生（NCPR）の鍵でもある。

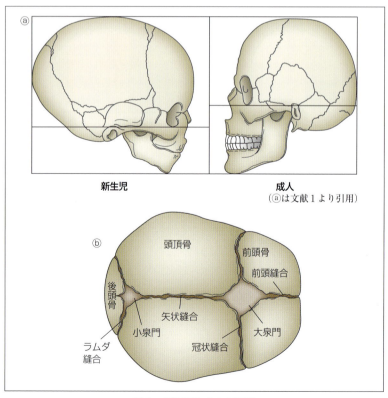

図1　新生児と成人の頭蓋
（ⓐは文献1より引用）

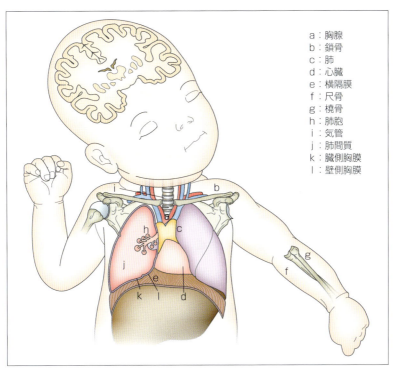

図2　新生児の胸部臓器の位置（文献2を参考に作成）

a：胸腺
b：鎖骨
c：肺
d：心臓
e：横隔膜
f：尺骨
g：橈骨
h：肺胞
i：気管
j：肺間質
k：臓側胸膜
l：壁側胸膜

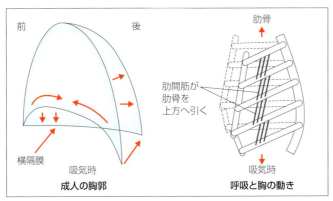

図3　成人の胸腔が広がるときのイメージ（文献3～5より引用改変）

2. 新生児の胸部

　新生児の胸郭の前後径（厚さ）は比較的大きく、胸郭の左右径と前後径はほぼ同じ程度であり、楕円形というよりむしろ円に近い形である[1]。成人が胸郭を広げて息を吸うときのイメージは、肋間筋で肋骨を水平位に持ち上げ、かつ、斜めに付着した横隔膜の収縮で胸郭を広げる感じになる（図3）[3～5]。肋骨、横隔膜が水平位に近い新生児は、いずれを動かすことも不得意なため、呼

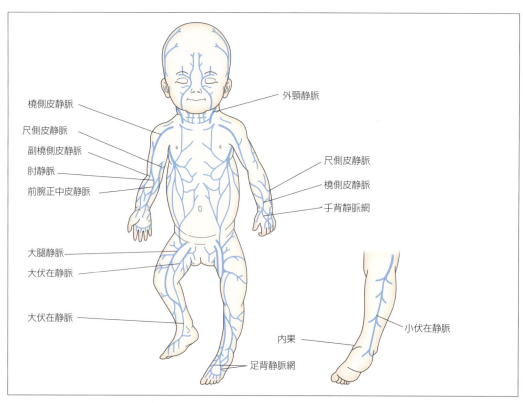

図4　静脈路確保に用いられる主な血管（文献6、7より引用改変）

吸数で代償している。心臓は正中よりやや左に位置している（心音の最強点が右にあるときは………何でしょう？）〔図2〕。また、肺は臓側胸膜と壁側胸膜に包まれている。気胸とはこの膜間に空気の漏出が生じることである。胸腺と心臓の間に空気が漏出すると、縦隔気腫に特徴的なX線所見（spinnaker sign, angel wing sign）を認める。

3. 新生児の全身の血管穿刺部位

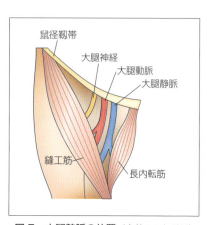

図5　大腿静脈の位置（文献8より引用）

　新生児医療を行う上で、末梢静脈、末梢からの経皮的中心静脈、中心静脈、臍動・静脈、末梢動脈、骨髄路が確保できないと仕事が始まらない。ここでは位置確認だけにする（各手技は他項目を参照）。極論だが、名前を覚える必要はない。赤ちゃんを見て・触れて、諸先輩から教わるうちに、よく見え・触れるようになる。

　静脈穿刺でよく用いられるのは、手背静脈網、橈側皮静脈、尺側皮静脈、大伏在静脈、足背皮静脈網である（**図4**）[2,7]。末梢からの経皮的中心静脈路確保も同部から行うことが多い（ただし、

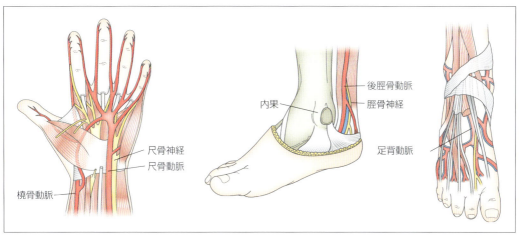

図6 動脈路確保に用いられる部位（文献9より引用改変）

血管選択の要あり）。大腿静脈は、大腿三角（鼠径靱帯、縫工筋、長内転筋で囲まれる空間）にある（図5）[8]。

動脈路の確保は、主に橈骨動脈、尺骨動脈、後脛骨動脈、足背動脈を使用する（図6）[9]。尺骨神経、脛骨神経の走行に注意が必要である[9]。上腕動脈を使用すべきではないと考えている。

4. 喉頭・気管の解剖

喉頭は前頸部の中央で舌骨の背側に位置し、上方は咽頭に下方は気管に連なる。解剖学的には舌根部に存在する喉頭蓋から輪状軟骨までを指す。

喉頭の相対的位置は、新生児では第3～4頸椎（C3～C4）の高さにあり、成長とともに下降する。6歳では第5頸椎（C5）、成人では第5～7頸椎（C5～C7）の高さに位置する（図7）[10～12]。

解剖学的に新生児の喉頭は鼻咽頭と接するほど高い位置にあるため、新生児は乳首をくわえたまま、呼吸しながら、乳汁を食道に送り込んでいく（乳児嚥下という）[13, 14]。

5. 成人と違う胃・食道位置関係

新生児の胃は成人の胃に比べて縦型で、食道～胃結合部（噴門部）の括約筋が弱く、ゲップとして空気が出やすい構造になっている（図8）[13～16]。ただし、胃の形、大きさ、位置に関してはさまざまで、胃内容や体位などによって異なり、新生児の胃は横に寝ている状態とする記載もある[17, 18]。

胃食道逆流の防止機構の一つにヒス角がある。ヒス角が鈍角であるほど、胃の上部は胃内圧の上昇で漏斗状になり、胃内容液が食道に入りやすくなる[19]。

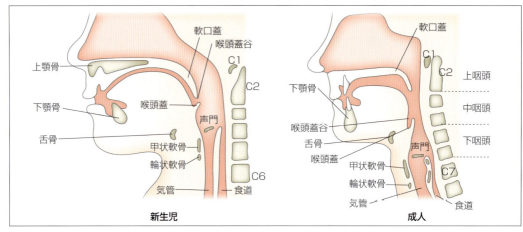

図7　喉頭の高さの違い（文献11、12より引用）

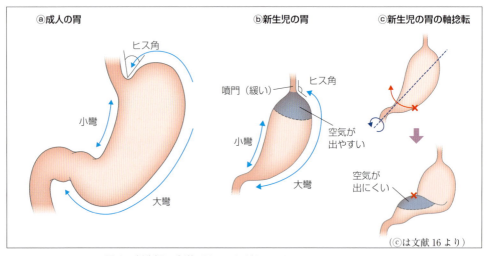

図8　新生児の食道 - 胃のつながり（文献13〜16より引用改変）
胃の長軸に沿って©図の青矢印の方向に捻転すると、大彎（×印）が小彎部に折れ曲がるため、空気がそこに滞り、噴門から出にくくなる。

6. 皮　膚

　皮膚は外界と身体の境界に位置し、外界からのさまざまな刺激・攻撃から身体を保護する重要な器官である。皮膚は大きく分けて表皮、真皮、皮下組織の3層からなり、胎生期に表皮から毛包、脂腺、汗腺などの表皮付属器が発生・分化する（図9）[20、21]。正期産児より早産児の方が、表皮、真皮は薄い。
　表皮は角質層、顆粒層、有棘層、基底層の4層構造（透明層があるところでは5層）を示す。最下層の基底層は1層の基底細胞からなり、分裂により増殖し、徐々に表層に移行し、有棘細胞（表皮の大部分の数層を占める）、顆粒細胞となり、ついには角化して脱落する。真皮と皮下組織

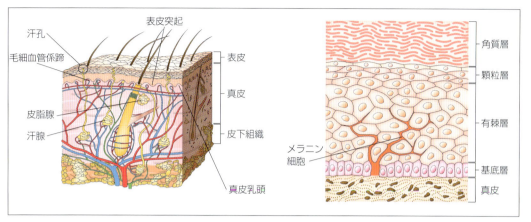

図9 新生児の皮膚構造（正期産）〔文献21を参考に作成〕

には、汗腺、脂腺、毛嚢などの皮膚付属器や、血管、リンパ管、神経、平滑筋が存在する。真皮の上部は脈管、神経系に富み、下部は線維成分に富む。皮下組織は大部分が脂肪細胞からなる[22]。

早産児や新生児では、このすべての構造がすでに存在している。しかし、特にこの中で、表皮と真皮の構造が未熟なのが早産児の特徴である。表皮と真皮の接合部にあたる真皮乳頭、表皮突起、係留線維、真皮を構成する弾性線維などが、表皮剥離を起こしにくくしている。在胎週数が早いほど、真皮乳頭、表皮突起は形成されておらず（平坦）、係留線維、弾性線維が少ないため、微力で表皮剥離を生じる[23,24]。

謝辞

新潟県立中央病院小児外科、奥山直樹先生より、胃食道逆流防止機構について貴重なご助言を戴きました。

引用・参考文献
1) 仁志田博司．"発育・発達とその評価"．新生児学入門．第5版．仁志田博司編．東京，医学書院，2018，24-44．
2) 柳澤正義．"からだの成長・発達と病気"．こどもの病気の地図帳．鴨下重彦ほか監．東京．講談社，2002，12-3．
3) 長和俊．新生児の呼吸の特徴．Neonatal Care. 16 (5)，2003，396-402．
4) 花井丈夫．"呼吸の介助・排痰の介助"．新版 医療的ケア研修テキスト．日本小児神経学会社会活動委員会ほか編．京都，クリエイツかもがわ，2012，76-88．
5) 中村隆一ほか．基礎運動学．第6版．東京，医歯薬出版，2003，592p．
6) 林智靖．"末梢静脈"．新生児医療の臨床手技．藤村正哲編．大阪，メディカ出版，1995，2-7．
7) Gupta, AO. "Venipuncture". Atlas of procedures in neonatology,5th ed.MacDonald, MG.Philadelphia, Lippincott Williams & Wilkins, 2012,89-94.
8) 林智宏．中心静脈確保．Neonatal Care. 31 (8)，2018，782-6．
9) Gupta, AO. "Arterial puncture". 前掲書7. 95-98.
10) 菊池信太郎ほか．喉頭の構造・発育・機能．小児内科．39 (1)，2007，87-91．
11) 草川功．"新生児蘇生に必要な基礎知識"．日本版救急蘇生ガイドライン2015に基づく新生児蘇生法テキスト．第3版．細野茂春監．東京，メジカルビュー，2016，36-41．
12) Arvedson JC. "Pediatric Videofluoroscopic Swallow Studies : A Professional Manual With Caregiver Guidelines". Arvedson JC.Texas,Therapy Skill Builders, 1998.

13）水野克己．"栄養・消化器系の基礎と臨床"．前掲書1．263-85．
14）向井美恵．"正常摂食機能の発達"．食べる機能の障害：その考え方とリハビリテーション．金子芳洋編著．東京，医歯薬出版，1987，9-42．
15）渡辺博．"新生児期における看護"．母性看護学各論．第13版．東京，医学書院，2016，291．
16）水野克己．"栄養・消化器系の基礎と臨床"．新生児学入門．第5版．仁志田博司編．東京，医学書院，2018，264．
17）Alan ES, et al. "Stomach and proximal duodenum". Caffey's Pediatric Diagnostic Imaging. Jerald PK, ed, St. Louis, Mosby, 2004, 1584-7.
18）"成長にともなう胃の形態変化"．こどもの病気の地図帳．鴨下重彦ほか監．東京，講談社，2002，98．
19）Boix-Ochoa, J. Address of Honored Guest :The Physiologic approach to the management of gastric esophageal reflux. J Pediatr Surg. 21（12），1986, 1032-9.
20）馬場直子．"新生児の皮膚の特徴"．新生児学テキスト．日本新生児成育医学会編．大阪，メディカ出版，2018，637-40．
21）サドラー，T. W. 安田峯生訳．"外皮系"．ラングマン 人体発生学．第10版（原書第11版）．東京，メディカル・サイエンス・インターナショナル，2010，357-62．
22）山中龍宏．"発疹"．前掲書17．20-1．
23）中田節子ほか．新生児皮膚の解剖・生理学的特徴．Neonatal Care. 20（3），2007，222-7．
24）山田恭聖．"新生児の皮膚の構造"．新生児の皮膚ケアハンドブック．八田恵利編著．大阪，メディカ出版，2013，8-13．

2 新生児のサインを読み取るために

愛知医科大学病院周産期母子医療センター教授（特任） 山田恭聖
同 NICU、新生児集中ケア認定看護師 竹島雅子

　新生児医療・看護において、児のサインを読み取り、その行動を理解した上で児の成長・発達を支援することは重要なことである。新生児期における不適切なストレスは、人間が成長・発達する過程において高次脳機能障害につながる悪影響を与える。しかし、新生児が乗り越えられる程度のストレスであれば、周囲との相互作用により新しい刺激となり、対処行動を獲得できる。そのため新生児に処置やケアを行う際には、適切なタイミング、強度、持続時間を見極めることが必要である。

　ケア介入のタイミングや児の State、ストレスサインの変化が分かりやすいよう処置（体位変換、エコー検査、腋窩温の測定など）を行う一連の流れを動画にまとめているので参照されたい。

WEB動画

1. 新生児の行動を理解し、アセスメントする

　生命体は環境との相互作用の中で、発達や分化を続け環境に適応していく。Als のシナクティブ理論は、この生物学の基本概念を、児の成熟・成長へ応用した理論である。新生児が行動を通して何を伝えようとしているのかを理解する上で、シナクティブ理論によるサブシステム（自律神経系、運動系、状態調整系）の3つは、注目すべきポイントになる（図1）。新生児は、それぞれのサブシステムのバランスの中で統制を図り、一つのサブシステムは他のサブシステムや環境と影響し合っている。サブシステムそれぞれの機能が円滑であり、他のシステムと連動して働いていること（組織化された行動）が重要である。外界の刺激に対する調整、自己鎮静のために

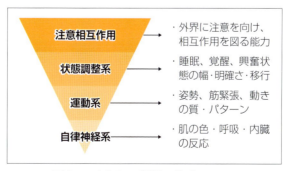

図1　シナクティブ理論のサブシステム
これらの新生児の行動系は、成熟と発達段階によって階層的に機能化する多重システムを示し、サブシステムは同時に存在し相互に影響し合う。新生児の能力はこれらのサブシステムの分化、調整、統合によって決まる。表記した行動状態は、観察のポイントである。

必要な注意・相互作用が発達するのは在胎32週ごろといわれている。

「組織化された行動」は、児へ与えられる刺激のタイミング、複雑さ、強度が適切であれば、刺激を受け入れた行動として現れる。自律神経では、バイタルサインの維持、呼吸の安定、良好で安定した肌色がある。運動系では、スムーズでよく調整された姿勢や同期性のあるスムーズな体の動きがあり、状態調整系においては、明確な睡眠状態や力強い啼泣、良好な自己鎮静、生き生きとした顔の表情、眉を寄せる・頬をリラックスさせる表情筋の動き、過剰なエネルギーを消費しない睡眠覚醒状態の移行がある。状態調整系の睡眠、覚醒、興奮状態の評価分類は、Brazelton（ブラゼルトン）の提唱した「新生児行動評価尺度」（表1）を用いることができる。

表1　Brazeltonによる新生児行動評価尺度（文献2より作成）

State	状態
State 1	**深い眠り** ・目を閉じ、規則正しい呼吸 ・規則正しい感覚で起こる驚愕や攣動的運動を除いて自発的活動がない ・驚愕は突然おさまり、他の状態への変化は少ない ・眼球運動はない
State 2	**浅い眠り** ・閉じた眼瞼を通して、急速な眼球運動がしばしば観察される ・低い活動レベルで、不規則な運動と驚愕ないしは驚愕と同等な動きがある ・運動はstate1より滑らかでより調整される ・驚愕と同等の動きで内的・外的刺激に反応し、しばしば状態の変化を生じる ・呼吸は不規則で眼球運動が時々起こる ・開眼が短時間起こるかもしれない
State 3	**まどろむ** ・目は重たい瞼を開けているか、閉じた瞼がぴくぴく動く ・活動レベルは変化しやすく、散発的な軽度驚愕運動が時々起こる ・感覚刺激に反応的であるが、反応は遅れがちである ・刺激後、状態が変化することが多い ・運動は通常滑らか ・児は情報を処理したり、利用したりできないでぼうっとした顔つきである
State 4	**覚　醒** ・吸啜物や視覚・聴覚刺激のような刺激源に集中するようにみえる ・侵害性刺激は克服できるが、反応がいくらか遅れる ・運動の活動性が低く、どんよりした目つきをしていても、容易に敏活になる
State 5	**活　動** ・目は開けている ・四肢を突き出すような運動と自発的な驚愕運動を伴って運動の活動性が高い ・外的刺激に対して反応的であるが、全般的に活動レベルが高く驚愕運動や、活動性の増強を伴うための個々の反応を弁別することが困難 ・この状態で短くぐずって声を出す
State 6	**啼　泣** ・刺激を受け付けないほどの強烈な啼泣によって特徴づけられる ・運動の活動性は高い

2. 処置・ケアの適切なタイミングと注意点

　処置やケアの適切なタイミングは、児が State 3〜4 の覚醒状態にあり安定しているときである。ケアや処置を始める際には、児をホールディングしケアや処置が始まることを児へ伝え、安定化（State3〜4）の状態にする。State が 3〜2 へ移行しそうな、児が落ち着きたいときに刺激が入ることは、自律神経系が未熟な児を驚かせるだけでなく児の入眠を妨げ「非組織化された行動」に陥ることがある。緊急を要する処置を行う場合、児の State が 3 以下であるときには優しく声を掛けて覚醒を促し、不適切なストレスは最小限に抑えるように努めることが大切である。光刺激の影響を受ける週数の児においては、急に保育器カバーを開けない、またアイマスクを用いるなど光刺激に注意することが大切である。保育器窓を開閉する音、物を保育器の上に置くときに生じる音、滅菌物のパッケージを開ける音などさまざまな音は、児にとって不適切なストレスを与える。優しく児に触れ、突然冷たい医療機器や医療従事者の手が触れないこと、良肢位を意識して自己制御行動を支援するポジショニングに配慮すること、なだめのケアを行いながら安定化を図ってから処置やケアを開始することが重要である。

3. 処置・ケアの質と量において、休息する・分散することを考える

　NICU における処置やケアの特徴として、複数の連続した処置やケアなどが自律神経系の弱い児へ実施される。処置やケアの合間に児の良肢位を保ち、ホールディングするなど十分な休息が取れるようなケア介入により、児のエネルギー消耗を軽減し、児がストレスに立ち向かう余力を蓄えることができる。処置やケアを継続する場合、運動調整系の非組織化の行動の状態から自律神経系の非組織化の行動へ移行し、バイタルサインの変動を来さないように処置やケアを調整する必要がある。児が疲れ切ってしまう前に、ケアの分散を検討し調整することが大切になる。

4. 痛みを伴う処置・ケアの対応

　痛みを伴う処置・ケアといえば、医師が行う採血や点滴などを思い浮かべるかもしれない。しかし図 2[5] に示すように NICU では、看護師の行う処置の中にも痛みを伴う処置は多く存在する。日々行われている足底穿刺や気管内吸引、栄養カテーテルの挿入、n-CPAP のプロングの調整など、一見侵襲が少ないと思われる処置においても痛みが存在する。その理由は以下のように説明される。

　新生児期には痛みの伝達経路は全て存在しているが、その未熟性により痛みの種類を明確に区別することができず、痛い刺激と触られる刺激が混同してしまうことがある。また神経の髄鞘化が不十分なため痛みの感覚が脳に伝わる速度が遅く、痛み刺激を抑制する経路も未熟なため、不快な感覚がいつまでもだらだら続くことも分かっている。これらのことから、一見侵襲が少ないと思われる処置にも痛みが伴うと考えられている。

　さらに、このような痛みの刺激の繰り返しは、短期的にも長期的にも児に悪影響を及ぼす。入院中にはバイタルサインの不安定性、退院後乳幼児期には感覚やストレスに対する反応異常、学

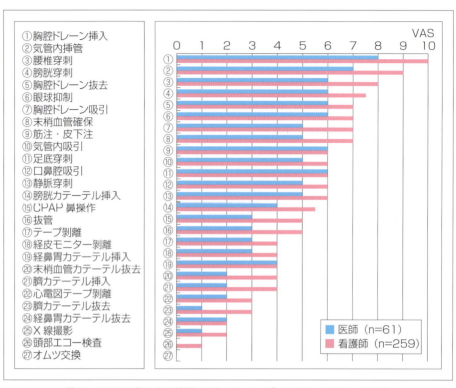

図2　NICUで行われる処置の痛みランキング（文献5より引用、著者訳）
看護師259名、医師61名を対象に行った質問紙調査。NICUで行われる27のそれぞれの処置に対して、10点のVAS（Visual Analogue Scale）で評価してもらった。19の処置において、看護師による処置は医師による処置よりも有意に痛みスコアが高かった。性別や年齢による有意差は認めなかった。

童期には発達障害につながる行動異常などと関連していることが分かっている。

　刺激に対してきめ細やかにケアを行うことは、倫理的な問題のみならず、入院中の赤ちゃんたちの成長発達を守るという観点からも大切であることが理解できるはずである。

5. 痛みの測定ツール

　痛みや苦痛を伴う処置を行う前・処置中・処置後には、痛みの評価を行う必要がある。それでは痛みの測定と評価はどのように行えばよいだろうか？「NICUに入院している新生児の痛みのケアガイドライン」[6]を見ると、施設で測定ツールを決めること、多元的で信頼性と妥当性が検証されたツールを用いること、測定や評価は処置前・中・後、バイタルサイン測定時に行うことが記されている。「多元的で信頼性と妥当性が検証されたツール」とは一体どのようなものだろうか？　国際的によく使用されている新生児のツールはいくつかの測定スコアの足し算で構成されている。大きく分けると心拍数や酸素飽和度、呼吸様式などのバイタルサインと啼泣や顔の表情、筋肉の緊張（体動）や睡眠覚醒状態である。これらの指標がバランスよくツールに盛り込まれていることを多元的と呼んでいる。また信頼性とは誰がやってもいつやっても同じスコアになることで、妥当性とは他のツールと整合性があることを示している。これらを論文として根拠を

表2　痛みの測定ツール（急性痛）

ツール名	対象	指標項目と特徴	スコア
NIPS (Neonatal Infant Pain Scale)	修正 31〜39週	生理：呼吸様式 行動：顔表情、啼泣状態、腕の動き、足の動き 睡眠覚醒状態 ・処置前・中・後のスコアを採点し記録できる	0〜7
PIPP (Premature Infant Pain Profile)	在胎 24〜40週（生後28日以下）	生理：睡眠覚醒状態、心拍数、酸素飽和度 行動：顔表情（眉の隆起・強く閉じた目・鼻唇溝） 修正週数 ・痛みの介入研究によく用いられている	0〜21
日本語版PIPP	修正 37〜42週 (27〜41週)*1	同上の指標 ・日本のNICUで日本人が利用できることを検証	同上
PIPP-R (PIPP-Revised)	在胎 25〜41週	同上の指標 ・各指標の測定をしやすいようにPIPPを改良	同上
FSPAPI (Face Scales for pain Assessment of Preterm Infants)	修正 29〜35週 (27〜36週)*2	生理：顔色（蒼白）、全身の弛緩 行動：顔表情（しわ形成） ・上部顔面の皺形成で分類し、顔表情を図式化	0〜4
NIAPAS (Neonatal Infant Acute Pain Assessment Scale)	在胎 23〜42週	生理：呼吸様式、心拍数、酸素飽和度 行動：睡眠覚醒状態、顔表情、啼泣、筋緊張 　　　操作への反応 修正週数 ・研究者が臨床の看護師と共に開発	0〜18

*1：信頼性の第2回検証　　*2：開発時の修正週数

持って報告されているツールでおすすめできるツールは**表2**に示す6つである。それぞれのツールの特徴をよく理解し施設で利用するツールをあらかじめ決めておくとよい。またツールが決まったら、定期的に測定の練習や勉強会を行うことで赤ちゃんの痛み緩和に貢献できると思われる。

NICUで日々行われている処置やケアは、そのタイミングや介入によって、健やかな児の成長・発達につながることもあれば、不十分な予後を招くこともある。新生児へ行う処置やケアは、赤ちゃんの反応を見て、その回復を支援しながら、赤ちゃんと一緒に行う気持ちが大切であると思われる。

引用・参考文献
1) 仁志田博司ほか．"胎児・新生児の神経行動発達とディベロップメンタルケア"．標準ディベロップメンタルケア．改訂2版．大阪，メディカ出版，2018，26-35．
2) 吉田まち子．"あやし・なだめ（stateを整える）."新生児ケアまるわかりBOOK．平野慎也ほか編．Neonatal Care秋季増刊．大阪，メディカ出版，2017，171-5．
3) 大竹洋子．赤ちゃんの行動を理解する．Neonatal Care. 31 (6), 2018, 6-7.
4) 森口紀子ほか．各論のトリセツ．Neonatal Care. 31 (6), 2018, 8-11.
5) Cignacco, E. et al. Routine procedures in NICUs : factors influencing pain assessment and ranking by pain intensity. Swiss Med Wkly. 138 (33, 34), 2008, 484-91.
6) 「新生児の痛みの軽減を目指したケア」ガイドライン作成委員会．NICUに入院している新生児の痛みのケアガイドライン．https://www.jspnm.com/topics/data/kaiin20150128.pdf ［2019. 6. 7］

3 新生児の診察テクニック

総合母子保健センター愛育病院新生児科部長　林田慎哉（はやしだ・しんや）

　この項では一般新生児の診察で注意すべき点について述べる。出生直後に入院加療を要するような疾患を伴う新生児は対象としていない。また、それぞれの異常に関しても発見した後の詳細については記載していないので、成書を参考にしてほしい。

1. 妊娠分娩経過・出生時計測値など

　特殊な状況を除けば、診察するときには在胎期間・胎位・分娩様式・計測値などは分かっているので、診察時にはそれらをまず頭に入れる。体重の計測ミスは滅多にないが、頭囲や体長は数cm単位でずれる場合がある。1カ月健診で頭囲の急激な拡大を疑われるなど無用の混乱を来すことになるので、明らかに外観と異なる場合は再検する。

2. 身体的な所見

1) 皮膚

　全身の皮膚をくまなく観察するのは意外と難しい。最初の診察で気づかなかった母斑に2回目の診察で気づく、ということは時々経験する。診察の手順は慣れると固まってくるものだが、自分自身の手で隠してしまって視診できていない局面がないか、時々見直した方がよい。

2) 頭部

　分娩の先進部となる頭部には産瘤・頭血腫などさまざまな異常が起こり得る。見落としのないように、くまなく視診するだけではなく触診も行う。骨縫合の異常な開大や早期癒合・頭蓋癆（ずがいろう）などは触診しないと検出できない。

　産瘤・頭血腫は深刻な問題に至ることはないが、帽状腱膜下血腫は低容量性ショックに至ることがあり当然ながら要注意である。後頭部や項部などに波動を伴うmassを触れることで診断できる。軽度のものであれば速やかに拡散・吸収されて翌日に触診しても分からないこともあるが、その後に後頭部や項部に薄い紫斑を認めることで血腫があったことを確認できる。

　先天性皮膚欠損や脂腺母斑は毛髪に隠れていることも多い。毛髪をかき分けくまなく診察するよう気をつける。

3) 目

　目を閉じていることが多く眼瞼の浮腫もあるので完全に開眼させて結膜をくまなく観察することは難しいが、角膜・虹彩・瞳孔は必ず観察し、白内障や虹彩の形態異常などがないか確認す

る。光を入れて網膜の反射を確認する"red reflex"が確認できれば理想的である。

　眼裂の幅・内眼角間距離などに違和感があれば、計測して成書に記載されている正常値と比較する。内眼角間距離は 2.5cm 以下、眼裂の幅は 1.5cm 以上が正常と考えられる。眼裂が小さい場合は小眼球症の疑いがあるので眼科へのコンサルトが望ましい。

4）耳

　耳介は比較的小奇形の多い部位である。所見の記載に必要なので耳輪・耳輪脚・対耳輪などの耳介各部の名称は覚えておきたい（図）。

　Preauricular sinus は耳瘻孔と呼ばれるが、実際に瘻孔であることは少なく、行き止まりになっていることが多い。頻度は人種により異なるようで、欧米では 1% 前後とされるが、アジアでは 5〜8% と頻度が高い。まれに耳輪脚に認めることがある。

5）鼻

　注意深く観察しないと見逃すような鼻の奇形などは想定しにくい。

　鼻孔やその周囲に血管腫を認めることがある。中毒性紅斑と見間違えやすいが、圧迫による色の変化で鑑別は可能である。眼瞼のものと比べると消退しにくく苺状血管腫に発展することも多いので、発見したら説明をしておいた方がよい。

6）口・口腔

　浅い人中は胎児アルコール症候群の所見として有名だが、日本で目にすることは極めてまれと思われる。

　顔面神経麻痺や口角下制筋欠損による非対称な口角は啼泣時に目立つので、安静時だけでなく啼泣時にも口の形を確認する。

　口蓋垂は啼泣中引き上げられてしまい形態が確認しにくいので、啼泣させる前に確認する。

7）頸部・鎖骨

　Skin tag などの頸部正中の異常が皮膚のたるみに隠されていることもあるので、全て広げて確認する。

　胸鎖乳突筋のしこりを出生直後の診察で認めることはまずないが、触診で確認する習慣はつけておいた方がよい。

　鎖骨骨折は触診で診断できることが多

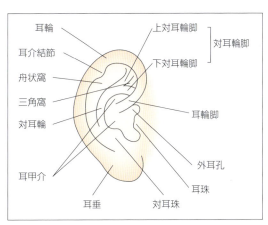

図　耳介各部の名称

い。大半は自然治癒するが、患側上肢を全く動かさない場合は整形外科などにコンサルトが必要である。

8）胸　郭

　出生直後は問題なくても後から呼吸障害を来すことも十分考えられる。多呼吸・陥没呼吸などがないことを視診で確認する。
　Adnexal polyp は胸部によく見られる小奇形である。多くは自然脱落するが、経験上退院頃まで残存している場合は、何らかの処置を行わないとその後も残存する。

9）心　音

　新生児用として販売されている直径2〜3cm程度の聴診器は、小さい心雑音を聞き逃さないためには不向きと考える。もう一回り大きい小児用聴診器の方が広い範囲の音が聴取できてよい。また、心雑音を聴取するためには息こらえを避ける必要がある。左右シャントによる小さい雑音の場合、息こらえで消失してしまうこともある。可能な限り、児の力が抜けた状態で聴診する。
　心雑音を認めた場合、当然原因はさまざまである。頻回に聴診すると60％程度の新生児に心雑音を認めるとされるが、その多くは閉鎖途中の動脈管によるものである。それ以外にも三尖弁逆流や増大する肺血流による肺動脈弁由来の機能性雑音など、先天性心疾患によらない雑音が多い。慣れると聴診のみである程度の診断が可能だが、はっきり聞こえる心雑音の場合は超音波検査で確認した方が無難である。
　期外収縮は比較的頻度が高いが、心拍数が多いと認めないことが多いので、可能な限り安静時に聴診する。新生児期に認めるほとんどの期外収縮は良性で自然軽快するが、認めた場合は心電図で診断することが望ましい。
　呼吸性の洞性不整脈は異常ではないが、新生児の場合唐突に半拍分くらい間隔が広がることがあるので期外収縮と間違えやすい。次の拍も間隔が広いことで聴診でも区別は可能である。

10）腹部・臍帯

　出生直後以外は観察が難しいが、可能であれば臍帯動脈が2本あるかどうかは確認しておきたい。
　一時的に腹部膨満を認めることは珍しくないが、出生後24時間以上胎便排泄がないような場合は病気の存在を疑い慎重に経過観察する。

11）外性器・肛門・会陰部

外性器（男児）：停留精巣・陰嚢水腫は比較的頻度の高い異常であるが、自然軽快も多い。他の異常がなければ説明のみ行い、健診での経過観察としても問題ないと考える。陰嚢内にはあるが底部に固定されていない移動性精巣の状態でも最終的に手術

を行う場合もあるので、発見したら説明しておいた方がよい。

尿道口の位置を確認するために包皮を剝くことは嵌頓などのリスクがあり推奨されていないが、出生時に亀頭が一部露出している場合は遠位型の尿道下裂を疑い開口部をしっかり確認する。

外性器（女児）：小陰唇癒合などを見逃さないために、大陰唇は開いて観察する。陰核肥大の定義はいくつかあるが、日本小児内分泌学会の指針では包皮を含めた横径で7mm以上を肥大としている。認めた場合は性別の決定も含めて小児内分泌専門医へのコンサルトが必要である。

肛門：完全な閉鎖を見落とすことはまずないが、一見正常で排便も認められるが、瘻を伴う低位鎖肛という場合もあるので、周囲を指で広げて観察する。

前方偏位単独の場合は診断が難しいことが多い。外性器から肛門までの距離は人種で異なり、成書にも正常値が記載されていない。尾骨との相対的な位置関係による Anal position index という指標もあるが、これも人種で異なる。男児より女児の方が、アジア系よりヨーロッパ系の方が前方に位置する傾向にある。肛門が坐骨結節より後方に位置していれば正常と考えられるが、悩むような場合は小児外科にコンサルトした方が無難である。

会陰：正中の上皮形成不全である会陰溝が隠れている場合があるので、会陰縫線の部分は指で広げて観察する。会陰溝はごく軽度のものを除き多くは手術が必要になるので、発見したら小児外科へコンサルトする。

12）股関節

Barlow法（バーロウ）・Ortolani法（オルトラーニ）は有名ではあるが、新生児期に診察やエコー検査で異常と判定されたケースの多くは自然に軽快するとされる。まずは肢位を保つなどの日常生活上の留意点を説明し、健診でのフォローとしても問題ないと考える。

13）四　肢

多指・多趾は通常不自然な外観をしているので本数を数えなくても気づくことが多いが、中足骨も6本あり自然な外観をしている多趾もあるので、常に指・趾の本数は数えるようにした方がよい。

合指・合趾は、特に皮膚のみの合趾の場合など指を一本いっぽん開かないと気づかないこともあるので必ず確認する。

足関節の軽度の内反はよく見られるが、正常位への矯正に強い力を要したり、可動域制限（正期産であれば足背は本来下腿に接するまで曲げられる）を認めたりする場合は整形外科へのコンサルトを検討する。

14）背部・腰部

　仙尾部の観察には注意を要する。胎便で汚れている場合は全て拭き取って観察する。仙尾部のくぼみ・洞は潜在性二分脊椎などその周辺の奇形・異常を合併するリスクが高いといわれる。エコー・MRI などによる精査の適応には学会などで統一した指標はないが、「底部が視認できない」「正中から外れた部位にある」「径が 5mm 以上ある」「肛門から 2.5cm 以上離れている」「皮下腫瘤の合併が疑われる」などの場合は診断経験のある施設での精査へ進んだ方がよい。

＊　　　　　　＊　　　　　　＊

　一般新生児の診察は小児科・新生児科にとって「おまけ」の業務となりがちであるが、まだ誰も発見していない先天的な異常を発見するというのはこの時期ならではといえる。取り組む意識次第ではやりがいのある業務となり、学べることも多い。ぜひ積極的に行ってほしい。

Expert's Eye
泣かないで

> 　軽度の喉頭軟化症の吸気性喘鳴など、啼泣時でないと分かりにくい異常もあるが、基本的には泣いている場合は泣きやませて診察する必要がある。上半身を起こして優しく揺らしてあげるなどの方法が書かれている教科書もあるが、個人的には手袋をして小指を吸わせるという方法が簡単で確実なので好みである。すぐに吸い付いてくれないときでも rooting reflex を利用すれば大抵の場合は泣きやんで吸い始めてくれる。聴診と腹部の触診、眼球表面の観察、強い力を入れなくても首が左右にしっかり曲がるかの確認などをこの隙に行う。ただし、口に人工物を入れること自体を嫌がる母親もおられるので、なるべく短時間で終わらせるようにしている。

4 新生児の感染対策

新潟市民病院新生児内科　臼田東平（うすだ・とうへい）

1. 感染対策の重要性

　NICUは非常に感染症や耐性菌がアウトブレイクしやすい環境であり、一般病棟よりもさらに厳密な感染対策が必要である。感染リスクのある多くのラインやチューブ類が挿入されている入院児は、出生時に病原菌を阻止する常在菌を持たず、皮膚も脆弱な易感染者である。NICUでは、授乳やオムツ交換、沐浴などスタッフが児に濃厚接触する機会が多く、医療者によって菌が伝播されやすい。また、仕切りのないオープンフロアでは感染症や保菌患児の隔離が困難で、さらに非常にクリーンな環境のため耐性菌や弱毒菌が蔓延しやすい。

　院内感染は、①感染源（感染、保菌患児）→②伝搬経路（スタッフの手、ユニフォーム、器具など）→③侵入経路（皮膚、カテーテル、チューブ類）→④宿主（入院患児）と伝播していくことで感染が成立する。①、③、④をなくすことはできないので、この伝播を遮断するには、②の伝搬経路の遮断しかない。院内感染を防ぐためには、スタッフが菌の運搬者とならないように、児から菌を持ち出していないか、児に菌を持ち込んでいないか、全ての業務において意識する必要がある。

2. スタンダードプリコーション

　スタンダードプリコーション（標準的予防策）とは感染症の有無にかかわらず、全ての患者に対して実施する感染対策で、米国の疾病対策予防センター（CDC）ガイドラインで示され、ウェブサイトに掲載されている[1]。病院感染管理の基本的な考え方になっており、ガイドラインにおける実践では、手指衛生、個人防護具、汚染された患者ケア装置、環境整備、リネンと洗濯物などの9項目からなる。NICUスタッフにおいて特に大切な手指衛生、個人防護具、環境整備の実践につき述べる。

1) 手指衛生

　手指衛生は、見た目に手指が汚染されていない場合、擦式アルコール製剤による消毒が強く推奨されており、感染管理の基本である。忙しいNICU業務であっても、絶対に疎かにしてはいけない。NICU入退出時や手指に見た目の汚染があるときには、流水による手洗いを行う。

2) 個人防護具

　患児との接触、血液や体液との接触の可能性がある場合には、個人防護具（手袋、エプロン、ガウン、ゴーグルなど）の装着が推奨されている。また、患児ゾーンから離れる前に個人防護具を外し、破棄することが推奨されており、汚染された手袋やガウンを装着したまま NICU 内をうろうろしてはいけない（図）。

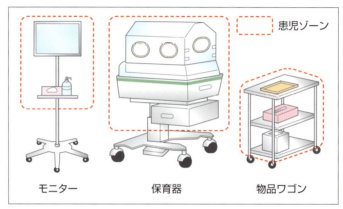

図　患児ゾーン

●手袋のつけ方

❶周囲環境に触らないように注意して手袋を取り出す。

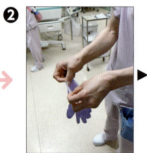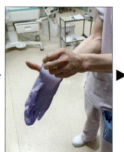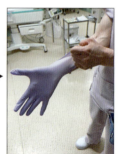

手袋の端を持ち、手袋の表面を触らないように指を入れる。

❸

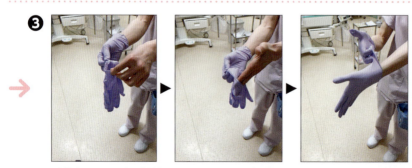

手袋をつけた手で反対の手や手袋の裏側を触らないように手袋の端を持ち、指を入れる。

●手袋の脱ぎ方

❶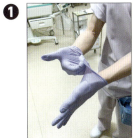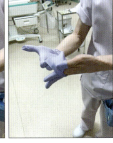

手袋の端を持ち、汚染された表面を裏返すように片方の手袋を外す。

❷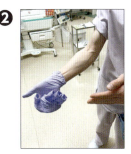

脱いだ手袋は、手袋をしている手に丸めて持つ。

❸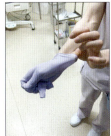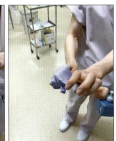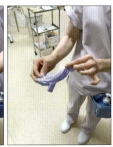

脱いだ手で、手袋と手首の間に指を入れて、裏返すように脱ぐ。

●個人防護服（エプロン）の脱ぎ方

❶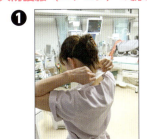

首の後ろのひもを切る。

❷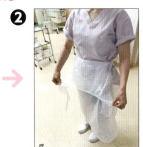

胸当てを前に垂らす。

❸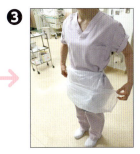

エプロンの裾を持ち上げ、汚染面を中にして上下に折る。

❹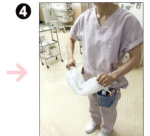

腰のひもを切って、左右から折る。

❺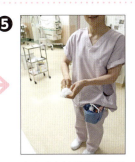

小さく丸めて破棄する。

3. 感染管理ベストプラクティス（ゴールデンスタンダード）

　あらゆる処置で、どのタイミングでアルコールによる擦式手指消毒をするのか、手袋やエプロンの着脱をするのか、手順書やチェックリストによってベストプラクティスを作成し、その手順に沿って業務を実践する。定期的な自己チェックや改訂が重要である。基本はWHOのガイドラインに準拠した5つのタイミング、①患児に触れる前、②清潔または無菌操作前、③湿性生体物質に曝露した可能性があった後、④患者に触れた後、⑤患児周囲の物品に触れた後に手指衛生を行うことである。

例：授乳の場合

　擦式アルコールによる手指消毒→ミルク瓶をウォーマーより取り出す→患児ゾーンでダブルチェック、認証→擦式アルコール手指消毒、エプロン着用、手袋着用→授乳→手袋を外し、破棄→エプロンを脱ぎ、破棄→擦式アルコールによる手指消毒

4. 環境整備

　NICUでは、ゾーニング（区域管理）が重要である。触れる前後に手指衛生をしなければならない患児ゾーンは、患児を収容した保育器の中だけではなく、患児用医療物品や患児用ワゴンなども含む（図）。輸液を作製する場所などの清潔ゾーンでは、手指衛生なく物品を触ることや一度持ち出した物品を再度持ち込んだりすることは厳禁である。オープンフロアのNICUでは、この境界が曖昧になりやすいので注意が必要である。

　たった一人でも手指消毒をおろそかにすることは、みんなが掃除をしている所で、一人で泥んこ遊びをするようなもので、今まで厳密に行ってきた感染対策の全てが台無しになる恐れがある。継続的な感染対策を実践できるように、感染担当者だけでなく、スタッフ全員で、Plan（計画）・Do（実行）・Check（評価）・Action（改善）のPDCAサイクルを回していくことが大切である。

引用・参考文献
1) Healthcare-associated Infections. www.cdc.gov/ncidod/hip/guide/guide.htm ［2019. 6. 7］

第2章

治療・検査の手技

1節 蘇生

5 バッグ・マスク換気

大阪大学大学院医学系研究科小児科学助教　荒堀仁美（あらほり・ひとみ）

　産科診療技術・分娩管理の向上に伴い、児のリスクを予想することができるようになってきたが、子宮外生活への適応障害が出現し蘇生が必要となることはまれではない。また、NICU や GCU において新生児が急変し、蘇生を必要とすることもしばしばみられる。従って、分娩や NICU/GCU に関わる全ての産科医師、小児科医師、助産師、看護師が標準的な新生児蘇生法の理論と技術に習熟しておくことが必須であり、その最も重要な手技がバッグ・マスク換気である。本項では、日本版新生児蘇生法（Neonatal Cardio-Pulmonary Resuscitation；NCPR）[1] に沿って、バッグ・マスク換気について述べる。

1. 目的

　出生時、10人に1人は自発呼吸が出現せず、皮膚乾燥や刺激を要する。さらに、100人に3人は人工呼吸が必要となる。バッグ・マスク換気が必要な児の頻度は決して少ないとはいえず、分娩に立ち会う医療スタッフは誰でもそのような状況に遭遇し得る。しかし、気道確保して人工呼吸を行うだけで、90％の児を救命することができる。

　つまり、バッグ・マスク換気という単純な処置で、無呼吸または徐脈の児のほとんどを助けることができるので、手技を確実に身に付けていつでもできるようにすべきである。

2. タイミング

　人工呼吸のタイミングは、①初期処置後の救命の場合、②持続気道陽圧（continuous positive airway pressure；CPAP）やフリーフロー酸素投与後に呼吸状態の改善が乏しい場合の2通りがある（図1）[1～3]。

1）初期処置後の救命

　出生時に、①早産児か、②弱い呼吸・啼泣か、③筋緊張低下があるかをチェックし、1つでも当てはまれば蘇生の初期処置に進み、保温・皮膚乾燥、気道確保、必要時に気道吸引を行う。この時点で自発呼吸の開始がみられなければ、足底を優しく指ではじくか、背中を優しくこする。刺激後に自発呼吸が出現しない場合は二次性無呼吸（徐脈、血圧低下を伴う：図2[1～3]）と考えられるため、呼吸と心拍の評価を行い、<u>無呼吸または心拍100未満</u>で人工呼吸のステップに進む。<u>生後60秒以内に人工呼吸を開始</u>する。30秒ごとの評価で、自発呼吸あり、心拍100以上となれば、中止できる。

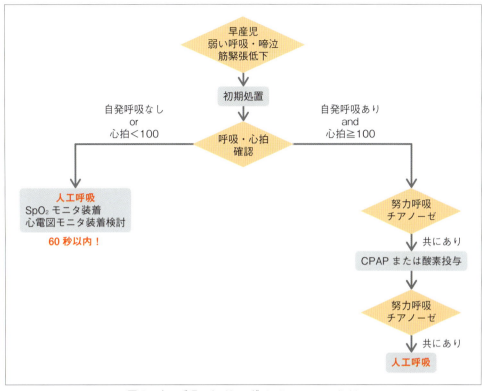

図1 人工呼吸のタイミング（文献1～3を元に作成）

2）CPAPまたは酸素投与後に呼吸状態の改善が乏しい場合

　初期処置後の評価で、自発呼吸あり、心拍100以上で、努力呼吸と中心性チアノーゼを共に認める場合、空気でCPAPを行うか、フリーフロー酸素投与を行う。30秒後の評価で、努力呼吸と中心性チアノーゼが共に残存する場合、人工呼吸を開始する。

3．必要物品

　蘇生の初期処置、バッグ・マスク換気で必要な物品を**表1**に示す。バッグ・マスク換気不成功の際に使用するラリンゲアルマスクエアウェイ（laryngeal mask airway；LMA）や挿管チューブも、急な蘇生に備えていつでも使用できるように、定期点検や使用物品補充を行う必要がある。

①マスク
　口と鼻を同時に覆い、眼球を圧迫しない、下顎からはみ出ない適切なサイズのマスクを選択する（**図3**）。

②バッグ
　バッグは2種類あり、特徴を**表2**に示す。それぞれの特徴を理解した上で各施設において使

1節 蘇生

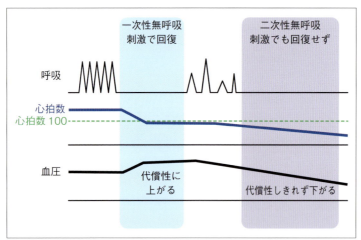

図2 低酸素状態になると…（文献1～3を元に作成）

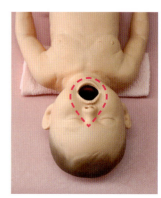

図3 適切なマスクのサイズ

用するバッグを決定する。例えば、酸素ボンベしか設置していない場合は、空気で流量膨張式バッグを用いて人工呼吸をすることができないので、自己膨張式バッグを使用する。自己膨張式バッグの酸素調整は、空気、低〜中濃度、高濃度と図4のように調整する。流量膨張式バッグは、フリーフロー酸素投与やCPAPなども可能で便利ではあるが、密着しないとバッグが膨らまないので比較的操作が難しい。

表1 準備物品

初期処置	保温	インファントウォーマ
	乾燥	タオル、ガーゼなど
	気道開通	肩枕用タオル 吸引器・吸引チューブ10Frなど
呼吸心拍評価	心拍	聴診器 タイマー　ストップウォッチなど パルスオキシメータ・プローブ あれば心電図・電極
	酸素化	パルスオキシメータ・プローブ
人工呼吸	マスク	マスク
	バッグ	自己膨張式 　酸素・チューブ・リザーバー 流量膨張式（またはTピース） 　酸素・空気・ブレンダー・チューブ
気管挿管	挿管チューブ	各サイズ用意
	固定	テープなど
	喉頭鏡	サイズ・電池確認
LMA	エアウェイ	LMA　カフ確認
	固定	注射器・潤滑剤・固定テープなど
確認	検知器	二酸化炭素検出器 呼気CO_2モニターなど

LMA：laryngeal mask airway

ⓐ空気 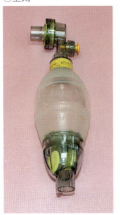　ⓑ低〜中濃度 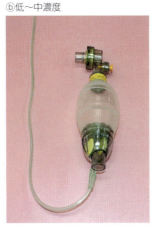　ⓒ高濃度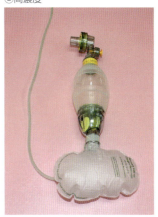

図4　自己膨張式バッグ（使用する酸素濃度による違い）

表2　バッグの特徴

	自己膨張式	流量膨張式
ガス源	不要	必要
気密性判断	×	○
手技	比較的簡単	比較的難しい
安全弁	あり	ないものが多い
酸素濃度調節	△	○
肺の硬さがわかる	×	○
CPAP・PEEP	×	○
口元酸素投与	×	○

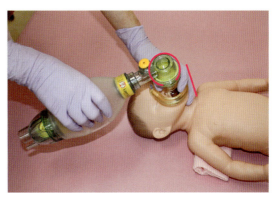

図5　ICクランプ法

4. 手技の手順

　中指（I）を下顎に置き、親指と人差し指でCの形を作ってマスクを顔に密着させる（ICクランプ法：**図5**）。加圧は、1分間に40〜60回、在胎35週以上は酸素21％、初回は30〜40 cmH_2O 程度で以降は胸郭の動きを確認しながら行う。換気のポイントを**表3**に示す。

5. 処置・ケア後の評価

　換気に伴い、胸郭が上下に動いているかを確認する。有効な換気ができるとほとんどの場合、まず心拍数が増加し、その後末梢循環が良くなり、皮膚色や SpO_2 が改善していく。

1節 蘇生

表3 人工呼吸のポイント

回数	1分間	40〜60回
開始時酸素濃度	≧ 35 週	21%
	＜ 35 週	低濃度酸素
圧	初期	30〜40cmH$_2$O
	維持	胸が上がればよい（20cmH$_2$O 程度）
効果判定	観察	胸郭の動き
	バイタルサイン	心拍数増加→ SpO$_2$ 改善
	検知器	二酸化炭素検出器など
改善手技	体位（S）	・肩枕の位置確認 ・頭の向き確認
	マスク（M）	・サイズ確認 ・密着確認、IC クランプ法
	気道（A）	・分泌物吸引 ・必要なら口を開けて
	圧（P）	・初期は十分な圧 ・バッグ破損　チューブ外れ　流量不十分
	次のステップ	必要時は LMA、気管挿管
中止基準		心拍≧ 100 かつ自発呼吸あり

Expert's Eye
うまくいかないときの "SMAP"

- バッグ・マスク換気がうまくいかないときは、①体位：肩枕は正しい位置？ 頭は傾いていないか？ ②マスク：サイズは？ 密着は？ IC クランプ法は？ ③気道：分泌物があるなら吸引？ 口を少し開けるのは？ ④圧：十分な圧を掛けた？ などを確認する（表3）。突然、人工呼吸が必要な児に遭遇し、頭が真っ白になって焦って換気をしようとするが、なかなかうまくいかないということは誰でも経験したことがあるのではないか。意外と、チューブが外れていた、バッグのリリーフ弁が全開で空気が漏れていた、流量が足りなかったなど、初歩的なミスであることも多い。応援を呼びつつ、一つずつ確認していく。スニッフィングポジション（S）、マスク（M）、気道＝エアウェイ（A）、圧＝プレッシャー（P）と略して SMAP とすると覚えやすいと筆者は考える（が、平成の有名芸能グループは令和には忘れられていくかもしれないとも思う）。

- SMAP を確認しても、どうしても胸郭が動かないと思ったときは、とにかく人を呼ぶ。手を代わるか、LMA または気管挿管を考える。特に LMA は、バッグ・マスク換気よりも確実で、気管挿管よりも簡単かつ安全な器具で、医師でなくても操作可能である。小児科医が 24 時間常勤しておらず、日ごろ滅多に蘇生を行う機会のない施設にこそ常備しておくべき[4]と思われる。LMA の詳細については他項を参照されたい。

6. おわりに

　バッグ・マスク換気について、NCPR に沿って述べた。技術の維持・向上には、現場での実践だけではなく、繰り返しシミュレーションを行う継続学習が重要である。うまくいかないときの SMAP チェック、LMA への切り替えなど、予期せぬ事態が起こっても冷静に対応できるよう、常に準備しておくことが大切である。

引用・参考文献
1) 細野茂春."新生児蘇生法とは：NCPR ガイドライン作成と改正点". 日本版救急蘇生ガイドライン 2015 に基づく NCPR 新生児蘇生法テキスト. 第 3 版. 東京, メジカルビュー社, 2016, 11-34.
2) 細野茂春."新生児蘇生法の実際（基礎編）". 前掲書 1. 35-96.
3) 細野茂春."新生児蘇生法アドバンス". 前掲書 1. 97-114.
4) 水本洋. ラリンゲアルマスク. 周産期医学. 48（6）, 2018, 664-6.

6 マスクCPAPのポイント

聖隷浜松病院新生児科 大箸 拓（おおはし・たく）
同新生児科部長 大木 茂（おおき・しげる）

　蘇生用face maskを用いた持続的気道陽圧法（continuous positive airway pressure）（＝マスクCPAP）は、児の気道に呼気終末陽圧（positive end expiratory pressure）をかける方法である。NCPRでは、早産児においては蘇生時にPEEPを使用することが推奨されているが、正期産児ではデータは十分でない[1, 2]。

　この項では、新生児の出生後の呼吸生理を理解することで、現場でより適切かつ有効なCPAPが行えるよう考えていきたい。

1. 新生児の出生時の呼吸生理

　胎児の肺には空気はなく、肺水と呼ばれる液体で満たされている。まず産道を通過する際に胎児の胸郭に圧が加わり、出生時に一部の肺水が肺の外に流出する。出生とともに胸郭が再拡張し、かつ有効な吸気によって空気が肺に入る。この際に肺を拡張させる肺胞への陰圧は－100cmH₂Oに達するといわれている[1]。これに引き続いて呼気（第一啼泣）が起こり、この際に生じた呼気時の陽圧が第一呼吸で入った空気を両肺の末端まで行き渡らせ、肺胞を拡張させる。この際、肺内に残った肺水は児自身の呼吸によって速やかに肺の間質に吸収される。一度開いた肺胞は肺サーファクタントによる表面張力によって開いた状態を維持する。逆に、特に早産児では肺サーファクタント不足から肺胞の虚脱を招き、再び肺胞を開かせるのに高い吸気圧を要する。

　新生児では、こうした良好な第一呼吸、第一啼泣、肺水の排出・吸収、肺サーファクタント作用によって肺が拡張し、出生後のスムーズな呼吸が得られる。

2. 出生後の呼吸障害

　出生後の呼吸確立機序のどこかがうまくいかずに良好な肺の拡張・肺水の吸収が得られなかった場合、出生時の第一呼吸に起因して気胸を発症した場合、第一呼吸の際に胎便を吸引した場合などでは生後早期から呼吸障害が出現する。

①多呼吸（60回/分以上）
　たとえば肺の拡張不足、肺水吸収遅延により1回換気量が低下した場合、肺胞換気量を維持してCO_2を排出させるために呼吸数を増加させて1回換気量の不足を代償する。

②陥没呼吸
　呼吸をする際、肋間筋や横隔膜の収縮により胸郭が広がり胸郭内に陰圧を作り、この陰圧が肺胞を拡張させる。肺胞が虚脱して肺胞を広げるためにより多くの陰圧が必要になり（肺の広がりやすさ：コンプライアンス）、肺のコンプライアンスが胸郭のコンプライアンスを上回った場合、

胸腔内の強い陰圧が胸郭を内側に引き込ませて陥没呼吸として現れる。

③**呻　吟**

呼気時に声門を閉めて気道内圧を維持させ、肺胞の虚脱を防ごうとする反応である。

④**鼻翼呼吸**

肺のコンプライアンスが低下してより強い吸気努力が必要になった際に、鼻翼呼吸により上気道をより広げて吸気を増やす。

上記①〜④のような呼吸窮迫症状または努力呼吸を認めた場合は、それぞれの病態生理を理解して必要な呼吸サポートを始める必要がある。

3. マスクCPAPを行うタイミング

上記のような呼吸障害を認めた場合、すなわち肺胞虚脱や肺水吸収遅延により肺コンプライアンスの低下した状況下では、マスクCPAPが有効な可能性がある。NCPR 2015のアルゴリズムでは図1[3]（p.42参照）のように、努力呼吸と中心性チアノーゼがともにみられた場合にパルスオキシメータを装着の上、空気を用いたCPAP（CPAPが施行できない施設はフリーフロー酸素投与）を開始すると記されている。努力呼吸または中心性チアノーゼのみであればその後も注意深く症状を観察し、努力呼吸が続く場合は原因検索とCPAPを行い、中心性チアノーゼのみ持続する場合は先天性心疾患を含めた原因検索を行う。

4. 手技のポイント

マスクCPAPは流量膨張式バッグまたはTピース蘇生装置によって行うことができる。

Tピース蘇生装置が流量膨張式バッグに対して優れていることを支持する、あるいは否定する臨床研究はなく、どちらの器具を使用してもよい（表1）。

表1　流量膨張式バッグとTピース蘇生装置の比較

特性	流量膨張式バッグ	Tピース蘇生装置
酸素濃度	ブレンダーで調整	ブレンダーで調整
最大吸気圧	バッグの絞り、送気の強さで調整 圧力計（マノメーター）で評価	PIPダイヤルで設定
呼気終末陽圧	バッグの絞りで調整	PEEPダイヤルで設定
吸気時間	バッグを絞っている時間	PEEPポートを押している時間
利点	・肺のコンプライアンスをバッグを押す手で感じることができる ・肺のコンプライアンスに応じて細かい吸気圧の変更ができる	・一定した圧をかけられる ・過剰圧によりエアーリークや肺損傷のリスクを回避できる ・バギングを続けても疲労しにくい
欠点	・通常は安全弁を持たず、過剰な圧がかかる可能性がある（必ず圧力計で換気圧を評価する必要がある）	・肺のコンプライアンスを感じることができない ・吸気圧を細かく変更することが困難

1節 蘇生

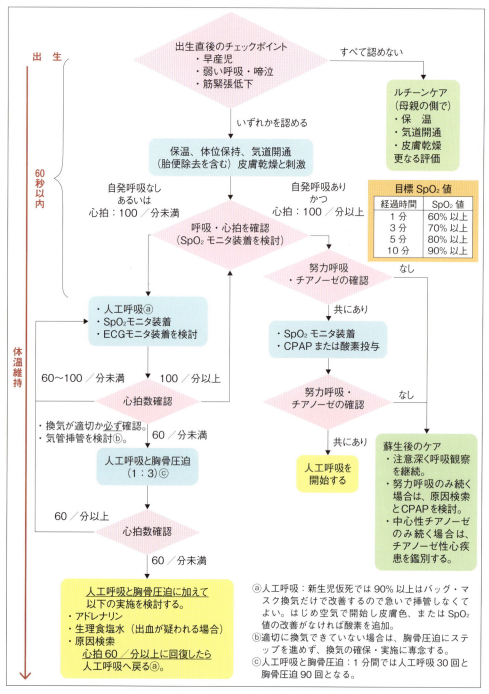

図1 NCPR 2015 アルゴリズム（文献3より転載）

1）Tピース蘇生装置を使用する場合　WEB動画

図2にTピース蘇生装置の各名称を示す。

①Tピース蘇生装置のチューブをガス供給口へ接続する（ブレンダーの酸素は21％）。

②ガス供給源の流量を5〜15L/分に調節する。

③マスクを押さえながらPIPダイヤルを回して最大吸気圧を設定する。

④マスクを押さえながらPEEPダイヤルを回してPEEPを設定する。

⑤この状態で児にマスクを適切に当てるとPEEPがかかる。

⑥バギングが必要な場合は母指または示指でPEEPポートを開閉して圧をかける。

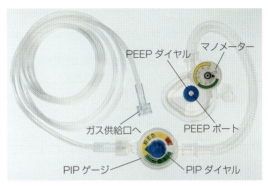

図2　Tピース蘇生装置の各名称

2. マスクCPAPを使用する場合　WEB動画

表2にマスクCPAP実施の際のポイントを示す。

表2　マスクCPAP実施の際のポイント

チェックポイント	適切な手技
上気道が開通しているか	・かぐ姿勢（sniffing position） ・肩枕を使用してもよいが頸部過伸展には注意 ・必要に応じて口鼻腔吸引
適切なマスクのサイズか	眼にはかからず、鼻と口を十分に覆うサイズ
マスクの持ち方	・ICクランプ 　中指でIをつくり下顎を軽く挙上 　母指と示指でCをつくり顔にマスクを密着
適切なPEEP圧か	・5〜6cmH$_2$OでPEEPをかける ・8cmH$_2$O以上だと気胸発症のリスクとなる可能性
酸素を併用するか	・まず空気でCPAPを行い、パルスオキシメータで評価しながら酸素投与を検討する

（文献3を元に作成）

5. 処置後の評価

呼吸障害の出現後、適切なマスクCPAPを行っても症状の改善がみられない場合は、表3に挙げることを考慮する。マスクCPAPを継続する時間に決まりはないが、呼吸障害の程度が強

い場合は長い時間をかけてマスクCPAPを継続するよりも、気管挿管・人工呼吸管理に切り替え、速やかな原因検索を行うべきである。また可能であれば、家族への病状説明も適宜行いたい。

表3 マスクCPAPが無効な場合に考慮すべき病態

- 羊水の吸収遅延や肺胞の拡張不良が持続し、呼吸サポートの強化や人工肺サーファクタント気管内投与が必要
- 気胸、縦隔気腫を発症
- 胎便を気管内に吸引
- 先天性横隔膜ヘルニア（マスクCPAPの継続は病態を悪化させる）
- その他先天性呼吸器疾患、新生児感染症など
- 先天性心疾患（チアノーゼ性心疾患では長時間の酸素投与は禁忌）

6. まとめ

　正期産児に対する蘇生時のCPAP使用の有効性はデータ不十分であるが、実際の現場ではマスクCPAPにより出生後の呼吸障害が改善したと思われる症例を多く経験する。一方で、マスクCPAPにより症状が悪化し得る病態（気胸や先天性横隔膜ヘルニアなど）や不適切なマスクCPAPにより症状の改善がみられなかったり、適切な呼吸サポートを受けるまでの時間がより長くかかってしまったりする可能性もあることには注意が必要である。まず呼吸症状から病態を推測し、適切なタイミングでマスクCPAPを開始し、その後もCPAPを継続することが正しいか繰り返し評価し、最良の呼吸サポートを行いたい。

引用・参考文献
1) 細野茂春監. "呼吸障害の安定化." 新生児蘇生法テキスト. 第3版. 東京, メジカルビュー社, 2016, 86-7.
2) 西田俊彦. 酸素投与と人工呼吸. 周産期医学. 46 (2), 2016, 179-84.
3) 一般社団法人日本蘇生協議会監修. "第4章：新生児の蘇生". JPC蘇生ガイドライン2015. 東京, 医学書院, 2016, 247.
4) 田村正徳監修. "第3章：陽圧換気のための蘇生装置の使用". AAP/AHA新生児蘇生テキストブック. 東京, 医学書院, 2006, 3：3-12.

7 ラリンゲアルマスク（LMA）

北野病院小児科 未熟児新生児部門部長　水本　洋（みずもと・ひろし）

1. 目的・適応・対象

　新生児蘇生において最も重要な処置であるバッグ・マスク換気は、必ずしも成功するとは限らない。赤ちゃんの徐脈が改善せず、胸郭上昇も確認できない場合、おそらくその手技は成功していない。バッグ・マスク換気中に「赤ちゃんの顔にマスクが密着しない」「気道が開通しない」といった問題は頻繁に発生するが[1]、どれだけ修正を試みても改善しなければ気管挿管を考慮する。しかし医師だけが実施できるこの手技も、速やかに成功するとは限らない。何度も失敗を繰り返したり、食道挿管・片肺挿管に気づかれないまま蘇生を続けたりしてしまうリスクもある。

　ラリンゲアルマスクエアウェイ（laryngeal mask airway；LMA）は、フェイスマスクよりも確実に気道確保が可能で、気管挿管よりも安全・簡単に挿入できる蘇生器具である。在胎34週を超える早産児や正期産児の蘇生において、「①フェイスマスクでの換気が不成功ならば、LMAを気管挿管の代替手段として使用できる」。また「②フェイスマスクでの換気が成功せず、気管挿管も不可能であれば、LMAの使用が強く推奨される」。なおLMAに関する知識や経験があれば、看護師・助産師・救急救命士が使用することもできる。

　新生児蘇生法（NCPR）のアルゴリズムにおいて、バッグ・マスク換気の適応は2カ所ある（アルゴリズム図は第2章1節6〔p.42〕参照）。一つは初期処置後に徐脈・無呼吸が続き、遅くとも生後60秒以内に開始する場合である（①）。もう一つは、初期処置後に十分な心拍数と自発呼吸を認めても、努力呼吸と中心性チアノーゼが続き、CPAP（continuous positive airway pressure）または酸素投与でも状態が改善しない場合である（②）。

　このうちLMAの有効性と安全性が報告されているのは①の場合だけである。②も「赤ちゃんが真っ黒で呼吸もしんどそう」という、何とかしてあげたい状況ではあるが、筋緊張が十分な児に対してLMAを挿入することは困難であるし、誤嚥や咽頭痙攣など合併症の可能性も懸念される。

2. タイミング、所要時間の目安

　バッグ・マスク換気が不成功で、手技の修正を試みても改善しない場合、LMAや気管挿管に切り替えるタイミングは状況によって異なる。

　NCPRテキストには、気管挿管の適応として「30秒間人工呼吸を続けた後も、毎分100回未満の徐脈が続く場合」と書かれている。医師が気管挿管の代替手段としてLMAを使用するならば（secondary use）、そのようなタイミングになるだろう。

1節 蘇生

バッグ・マスク換気が成功せず、気管挿管も不可能な場合、LMA は救命のための最後の手段の一つになる（rescue use）。われわれは LMA 講習会において、「蘇生者が医師で、気管挿管が1分間もしくは2回試しても成功しない場合」「蘇生者が看護師または助産師で、気管挿管を実施できる医師がすぐに駆けつけることができない場合」を LMA 使用のタイミングとして紹介した[2]。

赤ちゃんの解剖学的問題（顎が小さい、舌が大きいなど）のために、バッグ・マスク換気や気管挿管の困難が予想される場合は、secondary use/rescue use のいずれの状況でも、より早く LMA の使用を検討するべきであろう。

> **LMA を使用するタイミング（※②は私見）**
> ・バッグマスク換気を開始後 30 秒経過しても、毎分 100 回未満の徐脈が続く場合、
> ① 蘇生者が医師ならば、気管挿管の代替手段として LMA は考慮される。
> ② 蘇生者が医師で、気管挿管が 1 分間成功しないならば LMA が推奨される。
> ③ 蘇生者が看護師・助産師で、その場に医師がいなければ LMA が推奨される。
> ※解剖学的問題によってバッグ・マスク換気・気管挿管困難が予想される場合にはより早期に LMA は考慮される。

LMA を手に取ってから、蘇生人形に対して挿入し、最初の換気が成功するまでの時間は、カフなしのマスクであれば平均 5 秒[3]、カフありのマスクでも 10 秒余り[4]であり、職種による差は認められず成功率も 100％ であったと報告されている。バッグマスク換気や気管挿管の手技実習と比較するとその差は歴然である。実際の赤ちゃんに対しても 10 秒程度で挿入できたという報告が多い[5]。少なくとも気管挿管よりも短時間で挿入できることは間違いないだろう。

3. 必要物品

- 新生児に使用できる LMA（インターサジカル i-gel、TOKIBO-Ambu ラリンゲアルマスクはサイズ 1、air-Q™ 気道確保チューブはサイズ 0.5）
- カフ付き LMA の場合は脱気・送気用シリンジ（3〜5mL）
- LMA が挿入困難な場合もあり、水溶性潤滑剤や舌圧子を準備しておくとよい
- 挿入が成功し、気道が開通していることを証明するための呼気 CO_2 検出器（推奨！）

4. 手順

①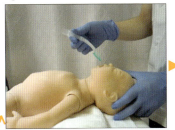
頭部を後屈させ口を開く。チューブ上方をペンを握るように保持し、口腔内にカフ先端より挿入する。

②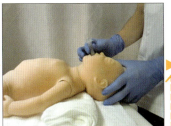
マスクを硬口蓋から軟口蓋に沿って滑らせるように、抵抗を感じるまで進める（後述、「処置・ケア後の評価」参照）。この際、口に指を入れる必要はない。

③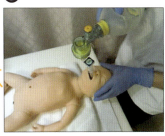
蘇生バッグを接続して換気する。呼気 CO_2 検出器が黄変し、胸郭上昇が得られるかどうかにより、適切に換気されていることを確認する。

（カフ付きの場合）

⓪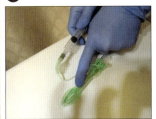
挿入の前に：使用前にカフ内の空気をシリンジで抜いておく。マスク表面のしわや先端の折れ曲がりがないことを確認する。

②.5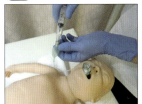
換気を開始する前に：挿入後、蘇生バッグを接続する前にカフに適量（TOKIBO-Ambuは 2～3mL、air-Q™は 0.5mL）の空気を注入する。

Point! air-Q™ を挿入する際のコツ

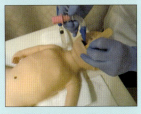

air-Q™ の挿入時は硬口蓋に強くマスクを当てない方がよい。マスクを挿入する際、舌圧子を使用すると舌と硬口蓋の間にスペースが確保され、通過しやすくなる。

Point! 「どうしてもマスクが進みません！」

挿入時に抵抗があり十分な深さまで挿入できない場合は、一度 LMA を抜いてから以下のことを試して再度入れ直すとよい。

①カフ付き LMA ならば完全に脱気する。
②マスクの背面と側面に水溶性潤滑剤（K-Y® ルブリケーティングゼリーなど）を塗布する。
③頸部を軽度伸展させて気道確保体位とする。
④LMA を持つ方の逆の手で赤ちゃんの顎を下げ、口を大きく開ける。
⑤舌圧子を使用して舌を避け、挿入スペースを確保する。

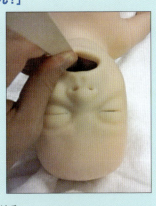

5. 処置・ケア後の評価

・盲目的にLMAを「抵抗を感じるところまで」挿入しても、気道が開通しているとは限らない。十分な深さにまで進めていなければ、マスク開口部は舌表面に当たって気道閉塞を起こしているかもしれない（図2）。

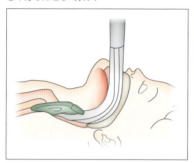
ⓐ十分な深さまで挿入

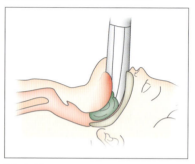
ⓑ十分な深さまで挿入されていない

図2　LMAの適切な挿入

・LMA挿入後は、以下の所見から気道が開通していることを確認するべきである。
　①蘇生バッグ加圧時に赤ちゃんの胸郭が上昇する。
　②赤ちゃんの心拍数やSpO_2が改善する。
　③呼気中CO_2検出器が反応する（推奨！）。

Expert's Eye
練習時も実際の場面を想像して

「えっ？こんなに簡単なんですか！　LMA、いいですねー！（笑顔）」……LMAが活躍するのは相当な修羅場であり、そこに笑顔はない。蘇生人形は最初から口を大きく開けているが、実際の臨床では赤ちゃんの口を開けて、舌と硬口蓋の間の挿入スペースを確保しなければならない。練習の際にも緊張感を持って、「うまくマスクが進まない状況」を想像しながら取り組んで欲しい。

引用・参考文献
1) Schmölzer, GM. et al. Airway obstruction and gas leak during mask ventilation of preterm infants in the delivery room. Arch Dis Child Fetal Neonatal Ed. 96(4), 2011, F254-7.
2) Mizumoto, H. et al. Introduction of laryngeal mask airway in Japan, and its rescue use for newborns. Pediatr Int. 60 (10), 2018, 954-6.
3) Gandini, D. et al. Manikin training for neonatal resuscitation with the laryngeal mask airway. Pediatr Anesth. 14 (6), 2004, 493-4.
4) Micaglio, M. et al. Training for neonatal resuscitation with the laryngeal mask airway : a comparison of the LMA-ProSeal and the LMA-Classic in an airway management manikin. Paediatr Anaesth. 16 (10), 2006, 1028-31.
5) Zhu, XY. et al. A prospective evaluation of the efficacy of the laryngeal mask airway during neonatal resuscitation. Resuscitation. 82 (11), 2011, 1405-9.

8 気管挿管

豊橋市民病院小児科（新生児）第二部長　杉浦崇浩（すぎうら・たかひろ）

1. 目的・適応と対象

　新生児の気管挿管は出生時、蘇生を必要とする場合に多く行われる。また、急変時や手術時も挿管を考慮する場面となる。その目的は大別すると①確実に人工呼吸を行うための「気道確保」としての役割、②徐脈が遷延する際の気管内へのアドレナリン投与や早産児の蘇生に際して人工肺サーファクタントを投与するための「薬物投与経路」である。

2. タイミングと所要時間の目安

1）タイミング

①出生時に蘇生が必要と判断された児で、羊水が胎便で混濁し、胎便の気管吸引が有効と考えられる場合。

②有効な人工呼吸開始後、概ね30秒後になっても心拍数が100回/分に満たない場合
（バッグ・マスク換気で有効な人工呼吸が達成できない場合）。

③人工呼吸だけでなく、胸骨圧迫も必要な状態が長時間続く場合。

④静脈路確保が困難な場合の次善的なルートとして、気管内アドレナリン投与を行う場合。

⑤先天性横隔膜ヘルニア、サーファクタント補充療法を要する呼吸窮迫症候群などの特殊な病態が考えられる場合。

⑥鎮静筋弛緩下および全身麻酔下で処置や手術を受ける場合。

2）所要時間

　所要時間は概ね20秒、ないし30秒以内で、もし挿管できなければ、バッグ・マスクで十分換気を行ってから再施行する。

3. 必要物品

①吸引器と口腔吸引チューブ（10Frまたはそれ以上）、および気管吸引カテーテル（5Fr、6Fr、8Frの吸引カテーテル）

②バッグ・マスク

③酸素

④喉頭鏡：ブレード　No.0（新生児用）、No.00（低出生体重児用）

⑤気管チューブ：体重により使用するサイズが異なる（表）。通常、予測体重に適したサイズの

1節 蘇生

表 気管チューブのサイズの目安

体重（kg）	在胎週数	チューブサイズ（mm）	口角までの挿入長： 体重（kg）＋6cm
＜1.0	＜28	2.0、2.5	6.5〜7.0*
1.0〜2.0	28〜34	2.5、3.0	7.0〜8.0
2.0〜3.0	34〜38	3.0、3.5	8.0〜9.0
3.0＜	38＜	3.5	9.0＜

*超低出生体重児ではさらに浅いことが示唆されている[1]。

ものと大と小、計3種を準備する。
⑥各種モニタ：パルスオキシメータ（酸素飽和度と心拍数）、心電図モニタ（心拍数）、呼気二酸化炭素分圧（$EtCO_2$）モニタ（カプノメータ）または検出器、血圧計
⑦スタイレット（任意）
⑧経口エアウェイ
⑨聴診器
※気管挿管に必要な人員は最低3人。①気管にチューブを挿入する術者、②体位などを整え児の肩や頭部を固定する介助者（介助者1）、③物品を術者に渡す・児の状況を把握する介助者（介助者2）である。

4. 手　順

❶術者はバッグ・マスクによる酸素化を十分に行う。

Point!
胎便吸引で気管吸引が必要なとき、横隔膜ヘルニアの挿管は、バッグ・マスク換気をせずに挿管する。

❷
ⓐ sniffing position　　ⓑ過伸展　　ⓒ屈曲位

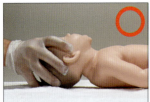 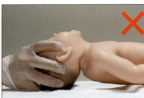 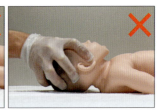

気道確保のため、平坦な面に正中位に頭部を置き、わずかに頸部を伸展するsniffing position（ⓐ）の体位を取る。

❸ 左手で喉頭鏡を持ち、右手で児の顔を保持し開口する。

Point!
小児や成人のときのように、喉頭鏡グリップを手全体ではなく、母指、示指、中指の3本程度で持つ方が、無駄な力が入らずにやさしい処置となる。

❹
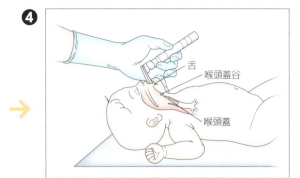
ちょうど舌の基部の奥で、直接喉頭蓋を押さえる位置までブレードを進める。

❺ わずかにブレードを持ち上げ、咽頭領域を露出させるために舌を持ち上げる。

Point!
ブレードはハンドルの方向にブレード全体を持ち上げる。くぎ抜きを使うように手関節をこねたり、ハンドルを手前に引きブレード先端のみを上げない。

❻
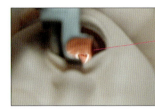
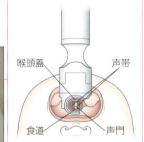
解剖学的指標（ランドマーク）を探す。ブレードの先端が喉頭蓋を正しく押さえていれば、その下に喉頭が見える。また声帯が喉頭の両側に縦縞、または逆位のV字として見える。

❼
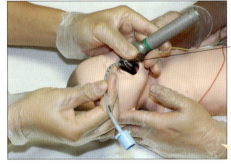
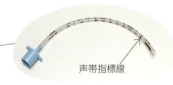

視野を邪魔しないよう、右手にチューブを保持し、チューブのカーブに沿って右口角から気管チューブを挿入する。声帯が開いたとき声帯指標線が声帯の位置に入るまで挿入する。

ナース's Check!
介助者1は両手で児の肩を押さえながら、頭部が動かないように固定する。介助者2はバッグ・マスク、吸引、気管チューブなどの物品の受け渡しを担当する。そのため物品を管理する介助者は術者の右手に位置すると動線がスムースとなる。モニターの心拍数やSpO₂値にも注意し、共有できるようにする。また挿管処置・介助のみに集中すると、児の状態変化に気がつかない場合があり、モニターの同期音を出すなど工夫する。

第2章　1節　蘇生　❽ 気管挿管

❽挿管後、チューブをしっかり右手で固定して注意深く喉頭鏡を抜去し、チューブをテープまたは固定器で固定する。

Point!
チューブを固定する口角までの一般的な挿入長は体重（kg）＋6cmであるが、超低出生体重児ではさらに浅いことが示唆されており、注意を要す。

5. 処置・ケア後の評価

気管挿管が正しく行われたかどうか、気管挿管後、以下の点を確認する。
- 両側の胸部が同時に上下する。
- 呼吸音が両腋下部の肺野で同じ強さで聴取できる。
- 胃に空気の入る音が聴こえない。
- 胃部の膨満を来さない。
- チューブ内に呼気による「水蒸気」が観察できる。
- 心拍・色調・活動性に改善がみられる。
- 呼気の CO_2 の確認（カプノメータやカロリメトリー法）。

なお、長時間人工呼吸を続ける場合は、最終的には胸部X線撮影で挿管位置を確認する。

Expert's Eye
気管挿管＆抜管、計画外抜管予防のコツ

- ラジアントウォーマ上で気管挿管を行う場合、気管チューブは温め過ぎると軟らかくなり挿入しづらくなることがあり、ヒーターの熱が直接当たらないように準備する。
- 気管挿管後、喉頭鏡を抜く際、入れたときと逆の手順でゆっくりと抜く。あわてて抜くと口腔内の損傷や、気管チューブの計画外抜管を招く。
- 計画外抜管の予防のため、固定するまで視線をチューブから動かさずに常に母指と示指とでしっかりと保持し、他の3本の指は患児の頬に常に接触させておく。

引用・参考文献
1) 竹内秀輔ほか. 出生体重750g未満の児における挿管チューブの深さ. 日本周産期・新生児医学会雑誌. 54（2）, 2018, 665.
2) 細野茂春監. 日本版救急蘇生ガイドライン2015に基づく新生児蘇生法テキスト. 第3版. 東京, メジカルビュー社, 2016, 147p.
3) 田村正徳監訳. "気管挿管". AAP/AHA新生児蘇生テキストブック. 第2版. 東京, 医学書院, 2019, 328p.

【動・静脈ルートの確保】
9 末梢静脈

淀川キリスト教病院小児科副部長　豊　奈々絵（ゆたか・ななえ）

1. 目的・適応・対象

末梢静脈は、抗菌薬をはじめ必要な薬剤の投与ルートとして、また低血糖時にグルコースを補う目的で確保される。
①低血糖時
②短期間の輸液
③抗菌薬投与
④その他経静脈的薬物投与
⑤輸血

2. タイミング、所要時間の目安

低血糖が予想される児や、経口哺乳が始められない児など必要と判断すれば、できる限り速やかに処置を行う。

3. 必要物品

・末梢静脈留置針24G（JELCO®、BDインサイト™、サーフロー®留置針、アンジオカット™）
・アルコール綿
・カテリープラス®（フィルムドレッシング）
・固定用テープ
・固定用シーネ
・必要あればトランスイルミネータ

4. 手順

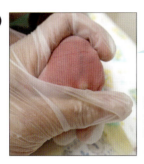

Point!
ルート確保は血管選びと固定で決まる。

適切な穿刺血管を選ぶ。このとき、一番よく拡張した静脈を探す。血管が決まれば、刺入部およびその周囲の皮膚をアルコール綿で消毒する。利き手に針を持ち、一方の手の母指と示指で血管が浮き出るように駆血を加減し穿刺部の遠位側の皮膚をしっかりと伸展させ固定する。

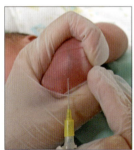
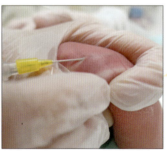

ナース's Check!
疼痛緩和：非薬物的手法[1, 2]
刺激を突然与えないようホールディングを行い、児の反応に応じた自己鎮静を促す（手を口にもっていく、ホールディング、おしゃぶりなど）。処置後はポジショニングを行い良肢位を保持する。

血管の走行を確認し正しい方向と角度（表皮近くの血管であればほとんど角度はつけない）で皮膚に刺入した後、静脈から針先が滑って逃げないように一気に針を進める。

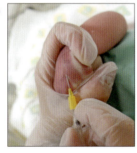

穿刺が成功すると、針の元に血液が流入してくる。静かに駆血を緩め、針刺入部の皮膚に十分な血液が循環して、ピンク色になるように調節する。逆血が確認できれば留置カテーテルを皮膚と平行に寝かせ、さらに 0.5〜1 mm 程度針を先進させる。ゆっくり内筒の針を抜き外筒を進める。留置した外筒の下にアルコール綿を敷き、外筒の先端付近を圧迫して血液の流出を抑え、ルート内の輸液を早送りし外筒内を輸液で満たした上で接続する[3, 4]。

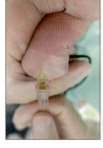
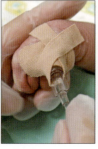
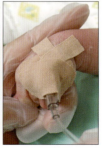

カテーテルの固定は感染予防目的で滅菌フィルムドレッシングを用いている。その上から刺入部を覆うように固定テープを貼付。さらに、ルート固定のために留置針とルート接続部にルートに巻き付けるようにクロスして貼付。その上に再び固定テープを貼付し確実にルートを固定する。

5. 処置・ケア後の評価

静脈炎や点滴漏れなどによる刺入部の腫脹や発赤がないかを確認する。

小児患者では、末梢カテーテルは、臨床的に必要なときに限り交換する[5]。

末梢静脈ルートは時間が経つと穿刺口が広がり、刺入部より輸液漏れを起こし、感染のリスクが高くなることがある。中には関節炎や骨髄炎など重症な感染症を引き起こすこともあり、留置期間が長くなる場合には、穿刺部周囲だけでなく四肢関節の発赤、腫脹がないか観察することも必要である。

Expert's Eye
末梢静脈ルート確保のコツと注意点

- ルート確保が成功するかどうかは刺入方法より穿刺血管の選択、駆血、固定でほぼ決まる。その他、血管が逃げるのを防ぐために、二股に分かれた血管の分岐部を穿刺すると血管が動くことなく穿刺することができる。
- 胎児水腫や、重症新生児仮死、LGA 児など肉眼的に適切な血管の穿刺部位を探すのが困難な場合には、トランスイルミネータを使用し血管を透視させる方法もある。
- MRSA を保因している場合には、菌が皮膚から侵入しないよう念入りに消毒を行う。

●5 cm タイプの末梢挿入型中心静脈カテーテル
（Argyle™ PI カテーテル 29G × 8 cm　有効長 5 cm）

末梢静脈ルートは、留置期間が長くなると穿刺口が大きくなることで輸液漏れが増え、ルート確保を繰り返すことで感染のリスクが増えることになる。5 cm タイプの末梢挿入型中心静脈カテーテルは 20 cm タイプよりもカテーテル留置長が短いので挿入が簡単で、末梢静脈よりも抜けにくく、漏れにくいため、カテーテル感染がほとんどなくなったことを経験している。中心静脈カテーテルに比べ、合併症も少ないため、長期間末梢静脈ルートを留置することが予定される場合（抗菌薬、無呼吸治療など）には、差し替えによる感染のリスクを減らすことができる末梢挿入型中心静脈カテーテルが有用なことがある。

引用・参考文献
1) Pillai Riddell, RR. et al. Non-pharmacological management of infant and young child procedural pain.Cochrane Database Syst Rev. 5(10), 2011, CD006275.
2) Obeidat, H. et al. Use of facilitated tucking for nonpharmacological pain management in preterm infants：a systematic review. J Perinat Neonatal Nurs. 23(4), 2009, 372-7.
3) 土田悦司. 末梢静脈穿刺およびライン留置. 周産期医学. 42 (12), 2012, 1537-9.
4) 土本啓嗣. 末梢静脈確保. Neonatal Care. 31(5), 2018, 490-1.
5) O'Grady, NP. et al. Guidelines for the prevention of intravascular catheter-related infections. Am J Infect Control. 39(4 suppl 1), 2011, S1-34.

2節 ルート確保と採血

【動・静脈ルートの確保】

10 中心静脈カテーテル

淀川キリスト教病院小児科副部長 豊 奈々絵（ゆたか・ななえ）

1. 目的・適応・対象

高濃度の輸液や、状態の悪い児に緊急性の高い薬剤を投与する場合に中心静脈カテーテルを挿入する[1]。

① 極低出生体重児や外科疾患など、中心静脈栄養を必要とする児
② 状態の悪化する可能性のある児（急変時に対応する目的）
③ 長期輸液管理を必要とする児（点滴の取り直しを回避する）
④ 血管外漏出を来しやすい薬剤投与をする児（カルシウム製剤、高浸透圧輸液製剤、カテコラミン）
⑤ 末梢血管の確保が困難な場合（合併症を考慮し安易には行わない）

2. タイミング、所要時間の目安

必要と判断された場合には速やかに処置を行う。特に極低出生体重児は処置中に体温が下がり状態が悪化することもあるため、適宜体温測定を行いながら保育器内で速やかに処置を行う。処置に時間が取られ、また覆い布により直視下での全身把握が困難な中ではあるが、全身状態の確認を怠らないように注意を払う。

3. 必要物品

① Argyle™ PI カテーテルキット（シングルルーメン、ダブルルーメン）
② 血管留置針（付属のピールオフカニュラの代用）（JELCO®、BDインサイト™）
③ 鑷子（無鉤で溝のついていないものが好ましい）
④ 1％クロルヘキシジンエタノール、アルコール綿
⑤ カテリープラス®（フィルムドレッシング）、デュオアクティブ®CGF
⑥ 固定用テープ、止血綿球、必要あればトランスイルミネータ

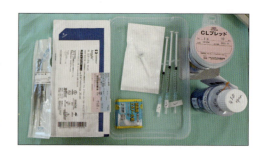

4. 手順

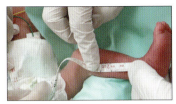

ベッドサイドに必要物品を準備し、穿刺血管を選択する。大伏在静脈、尺側皮静脈を第一選択とし、挿入血管が決まればあらかじめ挿入長をメジャーを用いて測定しておく。

Point!
不整脈、心タンポナーデなどの合併症を起こさないよう、過剰挿入を減らすことを心掛ける。

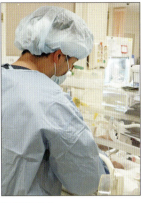

手指衛生
手指衛生を行い、高度無菌遮断予防（マキシマルバリアプリコーション[2, 3]：帽子、マスク、滅菌手袋、滅菌ガウン、滅菌覆い布）下で挿入する。

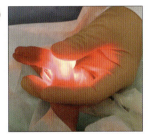

十分な面積を1％クロルヘキシジンエタノールで2回消毒し、自然乾燥させ、穿刺する四肢を固定する。

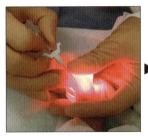

カテーテルキット内付属のピールオフカニューラまたは血管留置針を用い末梢ラインと同様に穿刺する。血管に沿って、皮膚とほぼ平行にカテーテルを進める。

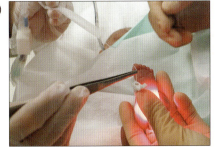

外筒が挿入できれば、カテーテルを鑷子で無菌的に挿入する。この時、鑷子でカテーテルを損傷しないよう丁寧に行う。

2節 ルート確保と採血

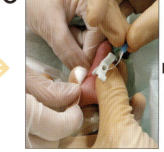
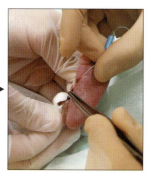

❻ 必要な長さまで挿入できればカテーテルをテープで固定し、カテーテルが抜けないように鑷子で固定しながら、ピールオフカニューラを血管外に引き抜きながらピールオフする。

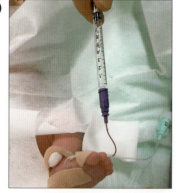
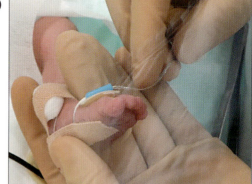

❼ 逆血を確認する。このとき逆血が見られない、または逆血が少ない場合には、カテーテルが迷入していることもあり、単純X線での確認が必要となる。

❽ X線で先端位置を確認し、必要なら位置を確認した後、このときカテーテルが抜けないように、またテープを貼り替える回数が少なくなるように工夫し固定しておく。

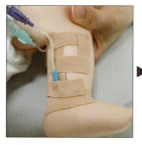
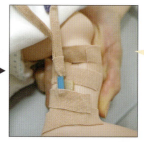

❾ X線で先端位置を決定した後、カテーテルの刺入部を消毒し穿刺部を滅菌ドレッシングで覆う。

ナース's Check!
固定による皮膚損傷がないようカテーテルの根本にはデュオアクティブ® CGFをクッションとして使用する。またカテーテルがねじれないよう、弾性テープで包むなどの工夫を行う。

Point!
血液は菌の培地になるため、止血ができていることを確認して固定する。

5. 処置・ケア後の評価

　カテーテル先端が適切な位置に留置されているかを単純X線で確認し、先端が心房内に入らないよう上大静脈、下大静脈に先端位置を固定する。四肢の屈曲、伸展により先端位置が変わることに注意する。主な合併症としては、
- ①静脈炎：局所の腫脹
- ②血管外漏出（心タンポナーデ 0.1〜0.2%、胸水 0.1〜0.2%含む）：呼吸状態の悪化、頻脈などのバイタルサインの変化
- ③感染：挿入時の清潔手技、輸液回路交換、4週以上の留置は可能な限り避ける。
- ④血栓症（症候性 0.4%、無症候性含め 10%）：左右差、皮膚色

などが挙げられ、疑わしい場合には早期抜去を考慮する[4]。

Expert's Eye
中心静脈カテーテル：こんなときどうする!?

●確実にカニュレーションできたはずなのにカテーテルが進まない！

　関節部分でカテーテルが進まない場合には、挿入した四肢のねじれや関節の屈曲を解除したり、挿入した血管を優しくマッサージすることでカテーテルが進むことがある。
また、上肢からアプローチする場合には、正面を向かせて挿入すると、上大静脈へ入りやすい[4]。下肢からアプローチする場合には解剖学的には左より右大伏在静脈からの方が、角度がなく下大静脈へ入りやすい。左大伏在静脈からの挿入では腰静脈へ迷入することがあるため、左下肢から挿入した場合にはPI先端が正中を横切り下大静脈へ向かっていることを確認する。正面単純X線で確認が難しい場合には、側面から撮影し確認する。

●うまく留置できない！

　中心静脈カテーテルの留置が必要な児は体格が小さい、むくみが強いなど挿入が難しいことも多い。長引く処置は赤ちゃんの状態を悪化させてしまうこともある。赤ちゃんのことを思うのであれば、悔しい気持ちをこらえて、ほかの人にお願いする勇気を持つのも大切なことである。

引用・参考文献
1) 山田洋輔. PICC カテーテル, 細静脈確保. Neonatal Care. 31(7), 2018, 689-92.
2) O'Grady, NP. et al. Guidelines for the prevention of intravascular catheter-related infections. Am J Infect Control. 39 (4 suppl 1), 2011, S1-34.
3) 大木康史ほか. NICUにおける末梢穿刺中心静脈カテーテルの管理方法と血流感染の関連. 日本未熟児新生児学会雑誌. 26(2), 2014, 299-303.
4) 大木康史. 末梢からの中心静脈ライン留置. 周産期医学. 42 (12), 2012, 1545-7.

2節　ルート確保と採血

【動・静脈ルートの確保】

11 末梢動脈ラインの挿入とその管理

太田綜合病院附属太田西ノ内病院周産期センター次長　今村　孝（いまむら・たかし）

1. 目的・適応・対象

1）目的

・目的は、Monitoring（モニタリング）（監視）と Sampling（サンプリング）（採血）である[1]。
・何を監視するのか→血圧である。
・採血項目は主に動脈血液ガスであるが、経過（病態）により採取項目を検討する。

　血液ガスでは、主に低酸素血症の有無とその評価を行う。動脈血での paO_2、$paCO_2$ を測定し、具体的には、肺胞気動脈血酸素分圧較差（alveolar-arterial difference oxygen tension；$AaDO_2$）や酸素化係数（oxygenation index；OI）などで評価を行うが、その意義はここでは述べないので成書を参照されたい。

2）適応・対象

　一般的には、血圧変動を来たしやすい病態を有する（もしくは連続的な血圧測定が必要な）場合、繰り返し動脈血採血が必要な場合に動脈ラインを留置する。

　当センターでは、主に下記の疾患もしくは病態を有する場合に動脈ラインの挿入および留置を検討する。

①超低出生体重児のうち、気管チューブ挿入下の人工呼吸管理を要する。
②重度の低酸素血症を有する（肺形成不全や肺高血圧症など）もしくは低酸素血症に対する管理（一酸化窒素吸入療法や低体温療法など）が必要。
③生後早期に手術を要する（横隔膜ヘルニアなどの新生児外科疾患、脊髄髄膜瘤などの新生児脳外科疾患、手術を要する心疾患など）。
④特殊な病態を有する（双胎間輸血症候群に起因する循環管理、高アンモニア血症に対する血液浄化法、重症感染症や早発重症黄疸に対する交換輸血療法など）。

2. タイミング、所要時間の目安

　本管理の開始を検討する際は、比較的急を要する場合が多い。通常は一人での処置が可能だが、穿刺針外筒とライン接続および固定の際、複数の人員を必要とする。円滑な運用ができるように、あらかじめ施設内での準備と意思統一が前提となる。

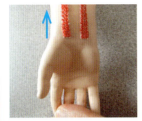 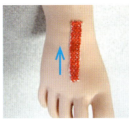 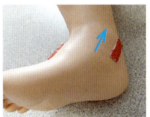

ⓐ橈骨動脈と尺骨動脈　ⓑ足背動脈　ⓒ後脛骨動脈

人形の右手掌～手首を写している。母指側の血管が橈骨動脈。小指側の血管が尺骨動脈。

人形の右下肢を写している。示指の中枢側に走行していることが多い。

図1　主に挿入対象となる動脈

実際に穿刺をする際は、手（足）指側から手（足）首の向きになる（後脛骨動脈も足指側から踵に向けて穿刺する）。

1）主に挿入対象となる動脈

赤いテープで、各末梢動脈のおおよその走行を示している**（図1）**。

2）穿刺開始前の注意

　橈骨動脈は尺骨動脈と交差（側副血行路あり）しているので、穿刺の際は双方の動脈を圧迫した後、片方ずつ圧迫を解除して、5秒以内に皮膚色調が回復するかどうかを見るAllenテスト[2]を行ってから穿刺可能かどうか判断する。10秒以上経過しても皮膚色調が戻らない場合は、Allenテストが陽性なので、閉塞病変が疑われ、この場合、留置してはいけない。

4. 必要物品

- アルコール綿
- 24-gauge サーフロー®（外径0.7mm）
- トランスイルミネータ
- 固定テープ（エラテックス®、優肌絆®、シーネなど）
- シリンジポンプ
- 輸液内容はヘパリン加生理食塩水：生食水18mL＋ヘパリン（100単位）2mL

ナース's Check!

ここで大事なのは、Aライン作成の際に、回路内に空気や気泡が混入しないように回路は緩みなく接続し、輸液内容（ヘパリン生理食塩水）で充填することである。混入は血圧波形の不具合のみならず、空気塞栓などの重大合併症の要因となるからである。

WEB動画

5. 手順

1）手技のコツ

新生児は皮膚が薄いので、トランスイルミネータを用いると[3]動脈の視認（拍動の確認）が比較的容易である。穿刺部位にもよるが、橈骨動脈、尺骨動脈の場合は、関節を軽く伸展させてトランスイルミネータを使用すると、血管の拍動が視認できる（図2）。過伸展させると、見えるものも見えにくくなる。

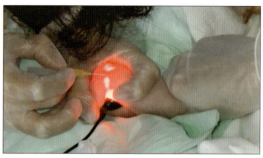

図2　トランスイルミネータを用いて穿刺部位を決める

2）注意点

動脈圧は静脈圧より高いため、静脈穿刺に比し血液の逆流が速やかである。慌てず（まだ穿刺針内筒は血管内腔に達していない可能性があるので）幾分針先を進めて、さらに逆流の有無を確認する。万が一、逆流がなくなった場合は、針先が血管壁を穿通した可能性があるので、緩徐に引き抜く。逆流を認めたら、落ち着いて、穿刺針外筒を愛護的に進めて、再度逆流を確認してから輸液回路と接続する。接続する際は、緩みがないよう（回路外れの要因）に注意する。

3）禁忌事項

モニタリング上、動脈圧波形が出なくなった際は、安易に輸液内容の早送りは行わず、回路内血栓や空気の混入、固定角度の問題などの再確認が必要である。ヘパリンは揮発性なので、マイクロバブルが発生しやすく、特にシリンジや接続部に発生しやすいのが特徴である。一般的には、

ナース's Check!

当センターでは、留置針外筒と回路の接続部の緩みを防止するため、接続時は滅菌コッヘルを用いる（図3）。動脈血の漏出や感染、回路内の空気や気泡の混入防止が主な目的である。

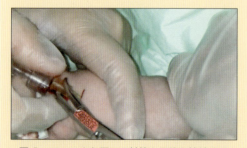

図3　コッヘルを用いて外筒と回路を接続する

Point!

固定の際は、穿刺部位より末梢側の皮膚を常に観察可能な状態とする（図4）。また一定の頻度での観察が重要である。

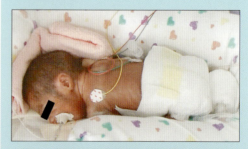

図4　動脈ライン運用後の皮膚観察（日齢5）

静脈採血と異なり、採血者による技量の差が出にくく、検査値は信憑性が高いのが特徴である。ただし、急速に逆流させると、気泡が混入することがあり、緩徐に血液の逆流を行う。最後に回路内の血液を流して（輸液内容を早送りして）、モニタリング再開である。

4）穿刺部位より末梢側の皮膚に異常所見を認めた場合の対応

回路内での早送りの際に白くなる、あるいは持続的に青黒色変化するなどの異常を認めたら、速やかな抜去を検討する必要がある。この場合、不可逆的な経過をたどることがあるため、あらかじめ各施設で、管理上の取り決め（処置同意書の取得などリスクマネジメント）をしておくことがより重要となる。

6. 処置・ケア後の評価

回路内に空気の混入を確認した場合は、回路内を液体で満たすために、逆流などへの対応が必要である。回路を叩くと、気泡がより細かくなり、視認が難しくなる恐れがあり注意を要する。留置期間が長期になればなるほど、カテーテル感染のリスクが高まるため、必要な管理であるかその都度判断する。 ▶WEB動画

7. おわりに

生後早期における末梢動脈ラインと臍帯動脈ラインでの管理上の有益性や不利益性の差はないと考えられるが[4]、今後有用性や危険性を含めた新たな知見が判明するかもしれない。

Expert's Eye
結婚式場に応援要請!?〜血管確保は余裕をもって〜

本管理の開始を検討する際は、重症例かつ比較的急を要する場合が多い。生後早期であれば、末梢静脈路、中心静脈路、そして末梢動脈路の3点管理が必須となると考える。皆さんは、どれから留置するだろうか？

忘れられない苦い経験が一つ。

その日は、スタッフの結婚式で一人留守番。正期産の重症低酸素性虚血性脳症（hypoxic-ischemic encephalopathy；HIE）例が入院し、低体温療法適応ありと判断。冷却導入をしながら血管確保へ。末梢静脈路→中心静脈路確保まではよかったのだが、順調に体温が下がり、四肢が冷たい。でもあとは動脈ラインだけ…。そんな状況で、橈骨動脈失敗、点滴固定を外したが、左右足背動脈も失敗…これを失敗したら、式場に呼び出しか？ということも脳裏をかすめながら、頼みの後脛骨動脈も失敗、ああ…結局、式場から応援を要請して臍帯動脈を確保し、低体温管理を完遂。病態ではなく、医原性の理由で血管確保が難しくなる場合もあるので、これに限らず対応には余裕を持とう！

2節 ルート確保と採血

引用・参考文献
1) Olinger, GN. et al. Direct monitoring of arterial pressure in the newborn and infant : a difficult procedure made easy. Ann. Thorac. Surg. 21（6）, 1976, 557-9.
2) Allen, EV. Thromboangitis obliterans. Methods of diagnosis of chronic occlusive arterial lesions distal to the wrist with illustrative cases. Am. J. Med. Sci. 178, 1929, 237-44.
3) Pearse, RG. Percutaneous catheterisation of the radial artery in newborn babies using transillumination. Arch. Dis. Child. 53（7）, 1978, 549-54.
4) Imamura, T. et al. Evaluation of arterial catheter management in very preterm neonates : Peripheral artery versus umbilical artery. Fukushima. J. Med. Sci. 58（1）, 2012, 1-8.
5) 太田西ノ内病院NICUマニュアルⅢ-10．観血的動脈圧モニターの管理．

【動・静脈ルートの確保】

12 臍動・静脈カテーテル

愛仁会高槻病院新生児科医長　岸上　真（きしがみ・まこと）

1. 目的・適応・対象

臍動・静脈カテーテルは、以下のような症例の場合、有効な点滴確保手段である。

- 末梢点滴・中心静脈カテーテルの点滴確保が困難な児
    - 例）超低出生体重児、低体温療法中の児、著明な皮下浮腫を伴う胎児水腫、末梢循環不良児
- 出生直後の緊急点滴確保が必要な児
    - 例）母児間輸血症候群などの生後早期貧血、生後直後の心臓手術例
- 皮膚脆弱のため皮膚穿刺を避けたい児
    - 例）在胎22～23週の超低出生体重児

2. タイミング、所要時間の目安

　出生後早期のみ挿入可能なカテーテルである。以降挿入が困難となる理由は、臍帯の乾燥、静脈管の閉鎖（臍静脈カテーテル）、臍動脈の狭窄（臍動脈カテーテル）によりカテーテルが通過しないことや、感染のリスクなどから挿入を避けるという理由がある。

　所要時間は、超緊急の際で臍静脈カテーテルのみであれば、清潔操作を最小限にして数分以内で挿入可能な処置である。通常の清潔操作で臍動静脈カテーテルを両方留置した場合、30分～1時間程度が目安であるが、難しい例ではそれ以上の時間を要することもある。

3. 必要物品

- 臍静脈カテーテル：ダブルルーメン（18G）もしくはトリプルルーメン
- 臍動脈カテーテル：アンビリカルベッセルカテーテル 2.5Fr・3.5Fr（2.5Fr は動脈波形が出づらいことも多く、挿入が可能な限り3.5Fr を選択）
- セイフCカニュラ2つ、Aプラグ2つ、Tポート2つ
- 生理食塩水、2.5mL シリンジ3本、23G 針（青）3本（カテーテル水通し用）
- 手袋、ガウン、帽子2人分（清潔操作用）
- 消毒薬、鑷子（消毒時臍帯保持用）
- 清潔覆布（穴開き、患児を覆う用）、清潔覆布（物品を広げる場所用）
- メスもしくはクーパー（臍帯切断用）
- 有鉤鑷子2本、無鉤鑷子2本（挿入時の血管保持用）
- 絹糸、ステリストリップ™（カテーテル固定用）

4. 手順

手技に入る前に、挿入する長さの目安を確認しておくこと。
- 臍静脈カテーテル挿入長（cm）＝（体重 kg × 1.5）+5
- 臍動脈カテーテル挿入長（cm）＝【high position】（体重 kg × 3）+9 [1)]
  　　　　　　　　　　　　　　　【low position】臍静脈カテーテル挿入長程度

※挿入長の推定は、臍から肩までの長さを計測して算出する方法もある。
※臍動脈カテーテル先端の位置は、大動脈からの各種分岐血管を外れた位置に留置する必要があり、頭側を high position、尾側を low position と呼ぶ（図1）。
※超低出生体重児の挿入長は、実際には上記の推定より浅いことも多い。

1）物品の準備

必要物品を清潔に並べる。

2）臍帯の消毒と術野の確保

①臍帯とその周囲の皮膚を広範囲に消毒する。
　注意：超低出生体重児の未熟な皮膚の場合は、消毒薬による皮膚損傷が起こりやすい。脆弱な皮膚には弱い消毒薬に変更して実施。
②穴あき清潔覆布を臍帯に被せて術野を確保する。

3）カテーテル挿入処置の開始：臍帯の切断

①絹糸を臍帯基部周囲に1周緩く結び、切断時の出血に備える。
②臍帯を皮膚から1〜2cmくらいの部位で切断する（図2 ⓐ）。

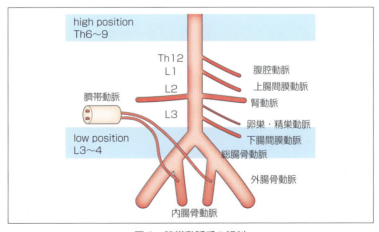

図1　臍帯動脈系の解剖

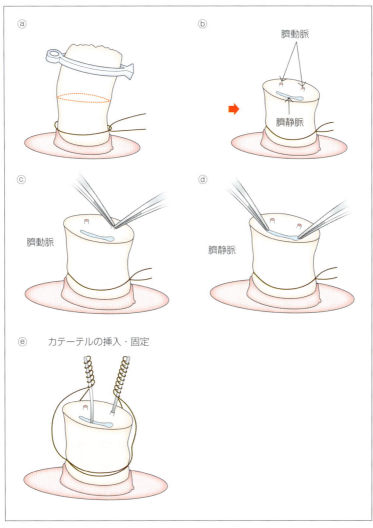

図2 臍動・静脈カテーテルの挿入の流れ

- あまり長く臍帯を残し過ぎると挿入したカテーテルが進みにくい場合がある。臍帯内の血管が螺旋状の走行をしているからである。
- 切断面が綺麗でないと血管を見つけにくくなるので、1回で綺麗に切断することが大切である。
- 切断直後、血液が吹き出す場合があるので、すぐに絹糸で軽く結紮する。
- 強く結紮し過ぎると血管が潰れてしまうので出血しないギリギリの強さで結紮する。

③臍動脈2本、臍静脈1本を確認する（図2ⓑ、 WEB動画 ▶ ）。

4）臍動脈カテーテルの挿入

①術者Aが臍動脈を2本の鑷子でつかむ。術者Bがカテーテルを挿入する（図2ⓒ）。

- 鑷子で挿入しやすいように血管を拡げたり、挿入困難例では1針かけて血管を広げる手法がある[2]。
- カテーテル挿入時の失敗として多いのは、血管がよく見えていないのに挿入を試みて、血管が挫滅し挿入が困難となることである。血管をしっかり認識してから挿入しないと結局時間がかかってしまうことが多い。

②計算した挿入長まで挿入し、逆血を確認する。逆血があれば挿入成功として、絹糸で固定する。

5）臍静脈カテーテルの挿入

①術者Aが臍動脈を2本の鑷子でつかむ。術者Bがカテーテルを挿入する（図2ⓓ）。
②計算した挿入長まで挿入する。可能であればエコー検査で先端位置を確認の上、絹糸で固定する（図2ⓔ、WEB動画 ▶）。

6）臍静・動脈カテーテルをステリストリップ™で最終的に固定する　WEB動画 ▶

Point!

臍静脈カテーテルは、挿入は容易だが正しい位置への挿入が比較的難しい手技である。半数近くが門脈に迷入するという報告が多い。臍静脈カテーテルは逆血があるからといって挿入成功とは限らない。門脈内にカテーテル先端があっても逆血はあるし、反対に正しい位置（静脈管内から下大静脈）にあっても静脈管内であればうまく逆血しないこともあるからである。門脈迷入や心房内への迷入を防止するためには、エコー検査での確認が必要であるとする報告も近年増えている[3,4]。エコー検査での確認方法を後述するWEB動画 ▶。

5. 処置・ケア後の評価

処置後は、X線やエコー検査にて最終的な位置確認を行う必要がある。X線画像上の適正位置の目安は、臍静脈カテーテルはTh9〜10、臍動脈カテーテル（high position）はTh6〜9とされるが、X線の確認のみでは不十分なことも多い。臍静脈カテーテルは、静脈管から下大静脈の間に位置しているかの確認が必要である（図3ⓐ）。また、臍動脈カテーテルは、下行大動脈から分岐する腹腔動脈・上腸間膜動脈・腎動脈・下腸間膜動脈の分岐からカテーテル先端が外れており、狭窄など来さないかのチェックが大切である（図1）。

- 臍動・静脈カテーテル抜去時の注意点

臍動・静脈カテーテル抜去は処置時の出血リスクがあり注意すべきである。抜去時は、臍帯が硬化しており、強引に抜去すると臍帯動脈から血液が吹き出すこともある。臍帯を温生理食塩水などで軟らかくしてから、ゆっくりと抜去することが望ましい。結紮が不十分で止血ができない場合に備えて、止血用のコッヘルなどを備えておくことも大切である。

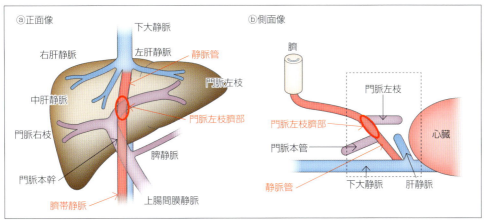

図3 臍帯静脈・門脈・体循環系の解剖

Expert's Eye
エコーガイド下での肝臓の門脈臍部付近の圧迫

　臍静脈カテーテルの門脈迷入や先端位置不良は長年の悩みである。とりわけ門脈迷入は、中心静脈としての使用が困難となるため避けたい状態である。カテーテル先端が門脈内や静脈管より手前に位置した場合、静脈管が閉鎖した後は、点滴内容は直接的に心臓には入らず、門脈循環内にあり肝臓を介することとなる。肝臓内に液体貯留などの所見が出現した後、腹水が出現する場合があるので、エコー検査によるカテーテル先端位置と腹水のチェックが必要である。

　迷入を防ぐ方法として、右側臥位での挿入やカテーテル迷入後にもう1本入れる手法などが世界的に報告されているが、完全な防止には至っていない。

　著者らは、エコーガイド下に肝臓の門脈臍部付近を圧迫することで、臍帯静脈・門脈臍部・静脈管の走行を変化させ、カテーテル先端を静脈管方向へ誘導する方法を報告している[5]。エコー検査での臍静脈カテーテルの確認方法を動画にて示したので参考にしていただきたい（図3ⓑ、WEB動画 ▶）。

　エコー検査を利用することで、カテーテル先端位置の確認や迷入の防止、また腹水・血栓・心タンポナーデなどの合併症の早期発見につながるため、臍動・静脈カテーテルともに先端位置の確認が推奨される。

引用・参考文献
1) Kieran, EA. et al. Estimating umbilical catheter insertion depth in newborns using weight or body measurement : a randomised trial. Arch of Dis Child Fetal Neonatal Ed. 101（1）, 2016, F10-5.
2) Wallenstein, MB. et al. New technique for umbilical artery catheter placement in the neonate. J Pediatr. 166（2）, 2015, 501.
3) Franta, J. et al. Ultrasound assessment of umbilical venous catheter migration in preterm infants: a prospective study. Arch Dis Child Fetal and Neonatal Ed. 102（3）, 2017, F251-5.
4) Fleming, SE. et al. Ultrasound-guided umbilical catheter insertion in neonates. J Perinatol. 31（5）, 2011, 344-9.
5) 岸上真ほか. 超音波ガイドによる臍静脈カテーテル挿入法の門脈迷入防止効果. 日本新生児成育医学会雑誌. 29（3）, 2017, 696.

【採 血】

13 静脈採血

名古屋市立大学病院小児科講師 加藤丈典（かとう・たけのり）

　新生児の状態を評価する方法の一つに血液検査がある。血液検査は、その結果により治療方針が決定される非常に重要な検査の一つであり、必要な情報を確実に得られるように検体を採取するべきである。新生児の場合、静脈、動脈、足底を穿刺することによって血液を採取することができるが、どの採血方法を選択するかは、検査に必要な検体の量、検体の採血・処理条件（例：無菌的に採血する必要の有無、採取した血液の凝固やフィブリン析出、溶血などが許容されるかどうかなど）、患児の状況や治療方針（動静脈ルートの有無や確保の必要性、特に今後も輸液が見込まれるが静脈ルートを確保することが困難な児の採血のために、最良の静脈を穿刺することは血管を温存する観点からは避けたいなど）を考慮して、最適な方法を選択する。

1. 目的・適応・対象

　静脈採血は新生児の末梢静脈に注射針ないしは静脈留置針を刺入して血液を採取する方法である。新生児の静脈は細いので、シリンジを装着して陰圧をかけると血管が閉塞して血液を得られないため、通常はシリンジを装着せずに流出する血液を採取する。静脈採血は、採取に必要な血液量が比較的多い場合、溶血の影響を受けない検体の採取が必要な場合、血液培養などの無菌的に検体を採取する場合などに適応となる。末梢静脈ルート確保と同時に血液を採取する機会も多い。

2. タイミング、所要時間の目安

　血糖値を検査するのであれば授乳前、薬物血中濃度であれば薬物投与直前など、検体採取によって適切なタイミングがあるため、検査の目的に合致するタイミングで血液を採取する。授乳直後に採血をすると、採血による疼痛により激しい啼泣を来して嘔吐を誘発する場合もあることに留意する。穿刺前にショ糖を経口投与するか、あるいはショ糖利用できない場合にはホールディングなどで疼痛を最低限にする試みを考慮するべきである。
　採血に要する時間は、採血量にもよるが数分以内に完了させる。
　当施設では疼痛緩和、採血補助、予期せぬ出来事への対応の役割で、医師と看護師がペアになって採血を行っている。

3. 必要物品

穿刺針（23G注射針、静脈留置針など）、消毒（アルコール綿）、ガーゼ、駆血帯（ゴムバンド、自着性弾力性包帯など）、カット絆、トランスイルミネータ、採血容器、針箱など

4. 手　順

❶ 事前処置：ショ糖24％液を利用できる場合は穿刺前に内服をする。利用できない場合はホールディングなどにて疼痛を最小にできるような体位をとる。

⬇

❷
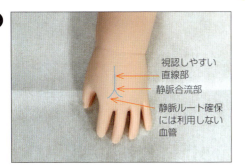
視認しやすい直線部
静脈合流部
静脈ルート確保には利用しない血管

穿刺部位の選定：トランスイルミネータを使用すると静脈を視認しやすい。穿刺する際には、走行を追うことができ、かつ蛇行していない血管を選択すると成功しやすい。静脈が「人」の字のように合流して見える部分は血管も逃げにくく穿刺には好都合である。

Point!
今後の治療において静脈ルートを確保する可能性がある児に対して最適な血管を採血で使用してしまうと、後に静脈ルートを確保するときに穿刺できる血管の選択肢を減らすこととなってしまう。そのような児には、静脈ラインを確保し得ない血管への穿刺を試みた方がよい。

⬇

❸ 消毒：多くの場合はアルコール綿での消毒が選択される。血液培養採取時などにはポビドンヨードを使用する場合もあるが、各施設での取り決めに従った方法で穿刺部位を消毒する。

⬇

❹
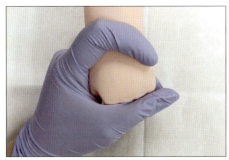

❹駆血：左手（利き手と反対の手）で駆血をする。親指で皮膚の緊張を調節する。

Point!
穿刺部の中枢側を駆血する。当院では自着性弾力包帯を駆血帯代わりに使用している。手背を穿刺する場合は駆血帯を使用せずに、児の手を固定する手（注射針を持たない手）で駆血をしてもよい。

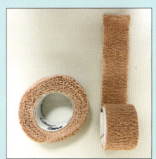

2節 ルート確保と採血

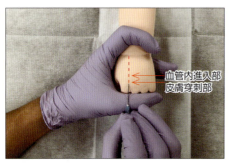
血管内進入部
皮膚穿刺部

> **Point!**
> 皮膚に適度な張りを持たせるようにして固定をする。張り過ぎると血管は虚脱し、張りが弱いと穿刺時に皮膚がたわんでしまい、意図した方向や深さに針が進みにくくなる可能性がある。穿刺する際は、注射針先端が血管に達する部位をイメージして、少し手前から穿刺をする。

❺穿刺：血管の少し手前から穿刺をする。静脈の走行の延長線上に注射針の長軸が一致している。

❻刺入：注射針をゆっくり進める。注射針先端が血管内に入ると血液の逆流を認める。逆流が認められたら針を進めることをやめ、採血容器を用意する。

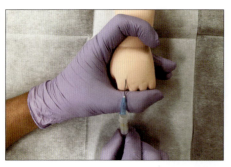

> **Point!**
> 注射針からあふれる血液を、採血容器に入れる。この際、採血容器が注射針に触れないように留意する。自然流出が止まったら、駆血をいったん緩め、血液の流出が得られるように再度駆血をする動作を繰り返す。採血容器は凝固検査や血算など血液が凝固すると正しく検査できない検体採取を優先させる方がよい。

❼採血：採血者の中指と示指で児の手を挟むことによって駆血をする。この状態で採血者の示指と親指をCの字となるように児の手を圧することで血液の流出が得られる。その後、駆血を緩めて繰り返す。

❽抜針：ガーゼなどで圧迫をして注射針を速やかに抜く。誤刺しないように使用した注射針の取り扱いには特に気を付ける。

❾止血：止血のためにガーゼをテープで留めて圧迫するのではなく止血するまで手で圧迫する方が望ましい。

ナース's Check!
十分に圧迫をすれば再度その血管からの採血のみならず、静脈ルート確保も十分可能である。

❿事後処置：採血で使用した物品がベッドサイドに残っていないことを確認する。リネンなどが血液で汚染されている場合は環境を速やかに整備する。

5. 処置・ケア後の評価

　十分な止血が確認できるまで圧迫を行う。圧迫は用手的、ガーゼをテープで固定して圧迫する、ガーゼ等で手を縛るなどの選択があるが、いずれの方法を選択しても、圧迫部より末梢の皮膚の色調の変化に注意して、圧迫の強さや持続時間を調整する。圧迫が適切になされれば、再度同じ血管を利用して採血やルート確保が可能である。

Expert's Eye
採血量が多い場合は静脈留置針を考慮する

　静脈採血で駆血、圧出を繰り返していると、注射針がだんだんと抜けてしまい血液の流出が止まることがある。そのような際に、注射針を回転させると再度流出が得られる場合があるので試みてもよい。採血量が多いような場合には静脈留置針を留置した方が安定して採血をすることができ、結果として新生児への負担が少なく、適切な検体を採取できることもあることを踏まえて穿刺針を選択する。

2節　ルート確保と採血

【採血】
14 動脈採血（Aライン・動脈穿刺）

名古屋市立大学病院小児科講師　加藤丈典

1. 目的・適応・対象

　動脈血では正確な酸素分圧、二酸化炭素分圧などの評価が可能である。ただし、酸素化は多くの場合は酸素飽和度でも代用でき、二酸化炭素も経皮的モニタや呼気二酸化炭素分析で代用できるため、その評価ごとに動脈を穿刺するのは現実的ではなく、動脈血が必要な場面は限定的である。

　そのため動脈ラインの確保は、循環管理のために観血的に血圧を連続モニタリングする場合、凝固検査や電解質などの血液・生化学検査および血液ガスを頻回に検査する場合、交換輸血や部分交換輸血、血液浄化療法などの脱血路を必要とする場合などに適応となる。なお、凝固異常や血小板減少症、四肢循環障害がある際には、動脈採血や動脈ラインの確保が本当に必要かどうかを吟味した上で必要な際に穿刺を行う。

2. タイミング・所要時間の目安

　動脈採血は、動脈を単回穿刺する場合と、動脈ラインを確保した後のラインより採血する場合とがある。注射針で穿刺する場合は、シリンジを付けた注射針で穿刺する。動脈ラインから採血する場合は、患児に最も近い部分（刺入部）から三方活栓までの間にある液体を無菌的に回収し、採血後に気泡を加えることなく、かつ無菌的に返血することが重要である。

3. 必要物品

注射針（23G）、シリンジ（1 mL、2.5 mL など）、採血容器、エタノール綿、カット絆、トランスイルミネータなど

4. 手順

1）シリンジ付き注射針での穿刺（単回動脈穿刺）、動脈ライン確保

①事前処置：24％ショ糖液を利用できる場合は処置前に内服をする。利用できない場合はホールディングなどにて疼痛を最小にできるような体位を取る。

②穿刺部位の選定：単回穿刺の場合は橈骨動脈・尺骨動脈、動脈ライン確保の場合はそれに加えて後脛骨動脈・足背動脈が適応となる。橈骨動脈や尺骨動脈を穿刺する場合は事前にAllenテストを実施し、十分な側副血行が確認された場合のみ同側の橈骨動脈を穿刺する。

　肘部から上腕動脈を穿刺することは避けるべきではあるが、緊急時でかつ臍動脈を含む他の末

梢動脈の穿刺が困難な場合に限って許容される。動脈の走行も末梢静脈と同様、トランスイルミネータを使用すると視認しやすい。動脈の場合、静脈と異なり脈管の拍動を確認できる。

③消毒：多くの場合はアルコール綿での消毒でよいが、ポビドンヨードを使用する場合もある。各施設での取り決めに従った方法で穿刺部位を消毒する。

④穿刺：橈骨動脈ないし尺骨動脈を穿刺する際は、手首を過伸展位とする。穿刺する箇所の皮膚を引き、適度に皮膚を緊張させる。過度にすると血管が虚脱してしまい、緊張が緩いと血管がその弾力によって逃げてしまったり、穿刺時に意図した深さ・方向に注射針を進められなかったりすることがある。注射針先端が血管に刺入する部位をイメージし、拍動を指で確認する場合は、最強の拍動が得られる部位の少し手前から穿刺をする。穿刺する角度は10～15°程度とされる。

⑤刺入：注射針をゆっくり進める。注射針先端が血管内に入ると血液の逆流を認める。逆流が認められたら針を進めることをやめ、注射針先端が動かないように左手（右利きの場合）で固定をする。

⑥採血：シリンジの内筒を右手（右利きの場合）でゆっくりと引いて血液を採取する。採血では強い陰圧をかけ過ぎないように注意する。

⑦抜針：必要十分量の血液を採取できたら、ガーゼなどで圧迫をして注射針を速やかに抜く。注射針を抜く際、誤刺しないように使用した注射針の取り扱いには特に気を付ける。

⑧止血：十分に圧迫をする。通常であれば3～5分以内で止血は完了する。ガーゼをテープで留めて圧迫するのではなく止血するまで手で圧迫をする。

⑨事後の確認：採血で使用した物品がベッドサイドに残っていないか再度確認をする。リネンなどが血液で汚染されている場合などはなるべく速やかに環境を整える。

2）Aライン採血

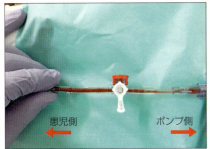

採血前の動脈ルート
採血部の三方活栓を消毒する。

ルート内血液回収

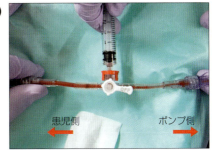

患児に最も近い部分（刺入部）から三方活栓までのルート内にある液体を無菌的にシリンジに回収する。

Point!
事前にルート内の容量を確認しておくとよい。三方活栓にシリンジを装着し、三方活栓の向きを「刺入部↔シリンジ側」にしてルート内の輸液と少量の血液をシリンジ内に回収する。

2節 ルート確保と採血

❸ ルート内血液回収後

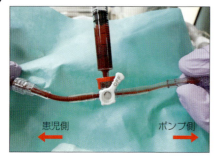

回収し終わったら三方活栓の向きを斜めにし、シリンジを外す。

Point!
回収した溶液は採血後に再度ルート内へ返すため、シリンジを不潔にしないように取り扱いに注意する。

❹ 採血

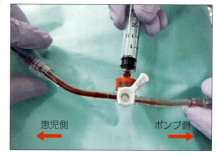

再度三方活栓を消毒し採血用のシリンジを装着する。シリンジを装着したら三方活栓を再度「刺入部↔シリンジ側」に変更する。

Point!
シリンジを強く引いてしまうと容易に血管が虚脱してしまい血液を回収できなくなるため、ゆっくり優しくシリンジ内筒を引くことが重要である。必要な量の血液を採取したら三方活栓を再度斜めに固定し、シリンジを外す。

❺ 採血中

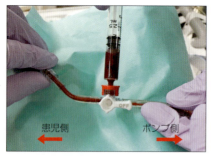

❻ ルート内血液返血

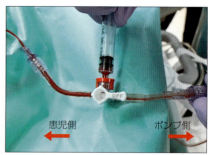

動脈血を採取したシリンジを再度装着し、三方活栓の向きを変えて送血する。

Point!
この際ルート内に空気が入っていないことを確認する。万が一空気が入ったことが判明した場合には、送血を直ちにやめ、再度シリンジ内筒を引き、空気を回収したのち、再度送血する。

❼ ルート内フラッシュ

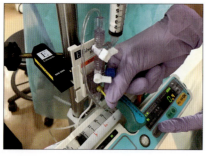

三方活栓を消毒し、ヘパリン加生理食塩水でルート内の血液が見えなくなる程度に注入する。生理食塩水でフラッシュしても良いし、ルートを早送りしてもよい。

Point!
容量負荷となるため、生理食塩水を過量に使用しないように注意する。

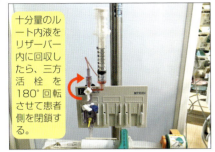

Ⓐ （閉鎖式回路を使用する場合）

十分量のルート内液をリザーバー内に回収したら、三方活栓を180°回転させて患者側を閉鎖する。

閉鎖式回路を使用する場合、手順❷〜❹の代わりにリザーバーにルート内血液を回収する。回収する血液量は採血部に血液が届いた際のリザーバー量の2倍以上とされているが、児の体格を考慮して調整する。十分量をリザーバー内に回収したら、採血に備えて三方活栓を180°回転させて患者側を閉鎖する。

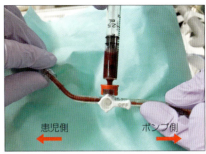

Ⓑ 採血中

患児側　ポンプ側

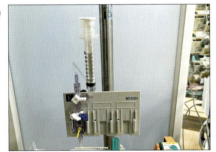

Ⓒ

採血が終了したら、再度、三方活栓を180°回転させてリザーバー内液を返送する。返送を終えたら三方活栓を90°回転させ、リザーバー側を閉鎖する。

5. 処置・ケア後の評価

　採血終了後は生体情報モニタ上で動脈圧波形が適切に得られているかどうかを確認する。波形が得られていない場合は少量の生理食塩水でフラッシュしたり、脱血と送血を繰り返したりすると波形が得られる場合もある。また、刺入部周辺および末梢側の皮膚の色調にも注意をする。どのように調整しても動脈波形が得られなかったり、皮膚の色調に変化がある場合には、Aラインの抜去を検討する。

Expert's Eye
引き抜くときはゆっくりと

　ルート採血時も強い陰圧をかけると血液が回収されにくいため、ゆっくりと注射筒を引くことが大切である。

【採血】

15 毛細管採血（キャピラリー採血、足底採血）

新潟県立中央病院小児科部長 倉辻 言（くらつじ・げん）

1. 目的・適応

　新生児マススクリーニング、血液ガス分析、ビリルビン、血糖測定などの検査として少量検体の採血の際に足底採血が適応となる。

　頻回の採血が可能であること、末梢静脈を温存できることが利点である。児に与える疼痛が静脈採血と比べ大きい[1]ことが欠点である。注射針による採血よりも自動型ランセットを使用した方が、児の痛みの反応が少なく[2]、採血時間が短いこと、深さのコントロールができること、踵の傷や炎症が少ないこと[3]、検査結果が動脈採血の結果に匹敵することなどメリットが大きい[4]。足底採血の痛みは穿刺自体よりも足を絞ることに起因するため外用局所麻酔薬塗布は無効である[5]。

2. タイミング、所要時間の目安

　採血のタイミングは哺乳前の覚醒してきたタイミングが最も適している。嘔吐や誤嚥の危険性があるため、授乳直後は避ける。当然であるが、血糖測定において治療の効果判定以外は授乳前に採血するべきである。新生児マススクリーニングでは、授乳後の採血はガラクトース高値となる。所要時間は1～2分である。

3. 必要物品

①毛細管　②アルコール綿　③穿刺針（23G）　④清潔ガーゼ　⑤自着性弾力包帯（または絆創膏）　⑥手指消毒液　⑦ディスポーザブル手袋　⑧針廃棄容器　⑨ゴミ袋

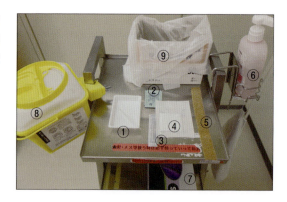

4. 手順

❶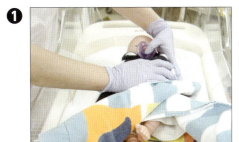
児が自己鎮静を行いやすいよう、手が口元近くに来るようにポジショニング・包み込みを行う。おしゃぶりなどを使用し非薬理学的疼痛緩和を図る。

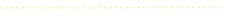

❷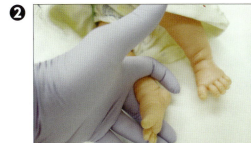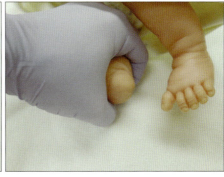

足の持ち方は個人の手の大きさや指の長さにもよるが、示指・中指間もしくは中指・薬指間で足首を挟み、母指と示指で足を包み込むように持つ。

❸ 足を持った手をコットや保育器の一部に固定する。処置中に患者の足を検者側へ引っ張らないように気をつける。

❹ 穿刺部をアルコール綿で消毒する。消毒域を十分に乾燥させる。

2節 ルート確保と採血

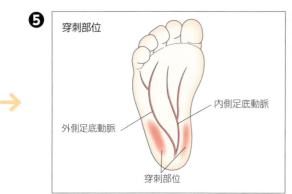

❺ 穿刺部位／外側足底動脈／内側足底動脈／穿刺部位

→ 踵の外側または内側を穿刺する。踵骨と外側足底動脈および内側足底動脈の走行を避ける。

→ ❻手早く穿刺する。注射針を使用する場合は蜂巣炎や踵骨軟骨炎などの合併症の危険性があるため 2.4 mm よりも深くならないようにする[6)]。

→ ❼最初の1滴は組織液が混入するため、清潔なガーゼで拭き取る。

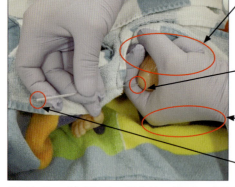

❽❾

- 足全体を把持し、緩やかに圧迫したり弛緩したりする
- 滴状になった血液の先端に毛細管の先端を触れさせれば、血液は毛細管内に吸引される
- 児が動いてもブレないように保育器やコットの面に手をしっかり固定する
- 毛細管の遠位は若干高くする

❽足を持つ手を緩やかに間欠的に握ったり弛緩させたりし、血液を流出させる。
❾滴状になった血液を毛細管で採取する。毛細管は血液の先端に触れさせるだけで毛細管現象により吸引される。気泡の混入を防ぐために毛細管の遠位を少し高くしておく。

↓

❿採血終了後、清潔ガーゼで穿刺部を圧迫止血する。

5. 処置・ケア後の評価

①児が処置前の安定した状態に戻るまでホールディングや抱っこで慰安を図る。
②止血ができていることを確認できるまで、穿刺部を清潔ガーゼで圧迫止血する。

Expert's Eye
児を泣かせないこと：介助者と2人で行う

　頻繁に行う処置であり、1人で完結できてしまうが、正しい血液ガス分析の鍵は児を泣かせないことである。児の鎮静を図る介助者と2人で行うことが望ましい。
　末梢冷感が強いときは血液が出にくく採血に時間を要するため、事前によく温めておくとよい。ただし、足底を温めても疼痛緩和や血流増加の効果はない。穿刺部をつまんで血液を絞り出すとうっ血により皮膚が変色する。足全体を持ち足の長軸方向に力を入れ、ゆっくりと自然な血液流出を促すことがコツである。強く絞らなければ血液の流出が得られないようであれば、粘らずにほかの部位で穿刺を試みた方が結果として児および自分への負担を減らす。

引用・参考文献
1) Shah, VS. et al. Venepuncture versus heel lance for blood sampling in term neonates. Cochrane Database Syst Rev. (10), 2011, CD001452.
2) Shah, VS. et al. Evaluation of a new lancet device (BD QuikHeel) on pain response and success of procedure in term neonates. Arch Pediatr Adlesc Med. 157(11), 2003, 1075-8.
3) Sorrentino, G. et al. The impact of automatic devices for capillary blood collection on efficiency and pain response in newborns：A randomized controlled trial. Int J Nurs Stud. 72, 2017, 24-9.
4) Johnson, KJ. et al. Neonatal laboratory blood sampling：comparison of results from arterial catheters with those from an automated capillary device. Neonatal Netw. 19(1), 2000, 27-34.
5) 照井克生. 薬物的ケア. 周産期医学. (45), 2015, 1781-5.
6) Blumenfeld, TA. et al. Recommended site and depth of newborn heel skin punctures based on anatomical measurements and histopathology. Lancet. 1 (8110), 1979, 230-3.

3節 穿刺

16 腰椎穿刺

東北大学病院周産母子センター新生児室助手 桑名翔大
同副部長 埴田卓志

1. 目的と適応

　腰椎穿刺（髄液検査）の適応としては、①中枢神経感染症が疑われるとき、②くも膜下出血が疑われるとき、③出血後水頭症の減圧を試みるとき、④代謝疾患の診断目的、などが挙げられる。この中でも最も多い適応が、①の中枢神経系感染症（髄膜炎）である。新生児では成人や年長児と違い、特徴的な症状を呈さないことも多く、特に新生児敗血症の30％に細菌性髄膜炎が合併することが知られている。そのため、重篤な感染症が疑われた場合は、血液培養とともに可能な限り腰椎穿刺を行う必要がある[1]。

2. 手　順

1）家族への説明

　腰椎穿刺を行う目的、実際の手技などについて十分な説明を行う。

2）検査前評価

　腰椎穿刺における重篤な合併症を避けるために、禁忌事項の確認は大切である。呼吸循環不全、頭蓋内圧亢進、出血傾向、穿刺部の感染などの症状がある場合は、禁忌のため、エコー検査や採血検査などで事前に評価しておく必要がある。

3）準備、必要物品

　人数は、実施者、介助者2人の最低3人は必要である。準備物品としては、以下のものを用意する。

　清潔物品準備用の台、マスクおよび帽子（実施者および介助者ともに）、清潔ガウン、滅菌手袋、滅菌穴あきシーツ、滅菌ガーゼ、イソジン®液、滅菌綿球、滅菌鑷子、滅菌スピッツ（最低3本）、穿刺針、マノメータ（圧測定を行う場合）、局所麻酔用薬品、モニタ（パルスオキシメータ、心電図モニタ）、蘇生物品（マスクバッグなど）。

　新生児の場合、通常22〜23Gの注射針や翼状針を使用することが多い。新生児では髄液腔までの距離が短いため翼状針でも穿刺可能だが、内筒のない穿刺針を使用することで、合併症として類表皮腫を発症するという報告があり、内筒のついたスパイナル針（スパイナル針PP型：株式会社八光）の使用が推奨されている。

4）体位

　側臥位で行うことが多いが、座位で行う方が椎骨間の開きがよく、穿刺が容易であるという報告や、呼吸悪化のリスクが少ないという報告がある[2]。

　側臥位の場合、まず児を術者側のベッド端まで近づける。介助者が左手で両側大腿を抑えて膝を屈曲させて腹部の方へ引き寄せる。右手で肩を抱き込み、術者側へ腰背部を突き出すように屈曲固定する。この際、首を強く屈曲すると呼吸障害を生じるため注意を要する。術中はパルスオキシメータと心電図モニタを児に装着して、同期音を出しながら穿刺を行う。呼吸状態の悪い児では、酸素濃度や呼吸器設定をあらかじめ上げておくことも考慮する。

5）穿刺位置

　穿刺位置を確認する。脊髄を損傷しないように、脊髄末端より下のレベルを穿刺する（図1）[3]。新生児では、脊髄末端が第3腰椎に存在するので、第3～4脊髄間以下で穿刺する。

　目安としては、左右の腸骨稜の最高点を結ぶ線（Jacoby線）の高さが第4腰椎の高さとなる（図2）[4]。椎棘突起間の位置ばかりでなく水平位置についても、脊椎の正中に位置しているかどうか気を配ることも重要である。

　近年、エコーを用いて穿刺部位を確認する、あるいはエコーガイド下に穿刺を行うことで、成功率が上昇するという報告がなされている。習熟を要するが、非常に有用であると考える[2, 5]。

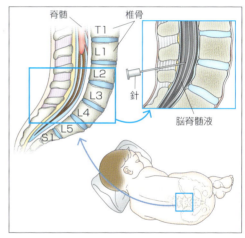

図1　穿刺位置（文献3を参考に作成）

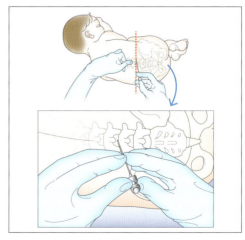

図2　Jacoby線の位置（文献4を参考に作成）

6）局所麻酔

　新生児の腰椎麻酔では局所麻酔を行わないのが一般的であったが、リドカイン皮下注射や外用麻酔薬が腰椎穿刺の成功率を上げるという報告がある[6]。

7）穿刺の実際

　イソジン®を用いて、穿刺部位を中心に同心円状に広く2回消毒する。穿刺針を片手もしくは両手で保持して穿刺するが、片手で保持する場合は左手親指で棘突起を触れながらそのすぐ尾側を穿刺する。穿刺方向は皮膚に対して垂直とし、脊柱正中を穿刺する。新生児では、穿刺針がくも膜下腔に到達する深さは1.0～1.5cmといわれる。体重を用いて皮膚からくも膜下腔までの深さを推定する計算式も提唱されている[2]。穿刺後、硬膜を突き破った感触があったところで髄液が漏出してくるのを待つ。3～4本の滅菌スピッツに髄液を採取し、1本目をグラム染色および細菌培養に提出する。2本目が生化学検査用、3本目は細胞数カウント用に採取する。穿刺針から滴下する髄液量は、おおよそ1滴0.05 mLであり、これを目安に採取量を調整し、採取量は最低限に努める。検体採取後に抜針して再度消毒を行い、滅菌ガーゼや滅菌綿球で穿刺部を圧迫する。

3. 検査のタイミング

1）細菌性髄膜炎

　細菌性髄膜炎は、いかに迅速に治療を開始するかで予後が決まるため、少しでも疑う場合は、静脈路確保、血液培養採取後、すぐにでも腰椎穿刺を行うのが原則である。しかしながら、新生児は髄膜炎や敗血症を疑わせる症状が非特異的であることが多く[7]、全身状態が悪い場合や穿刺困難で髄液採取が実施できない場合などは、まず細菌性髄膜炎としての治療を先行して、全身状態が安定してから腰椎穿刺を行う。

　感染のハイリスクであることを示す出生前情報（早産、18時間以上の前期破水、母親の絨毛膜羊膜炎、分娩中の母親の38℃以上の発熱、母親のB群溶血性連鎖球菌〔Group B *Streptococcus*；GBS〕陽性など）があり、かつ敗血症の初発症状を認める場合は、積極的に腰椎穿刺を含む感染症検査を行うべきである。

2）出血後水頭症

　出血後水頭症の発生機序は、血腫による髄液循環路の閉塞、反応性グリオーシス、脳室上衣からの髄液吸収障害などと考えられている。出血後水頭症の初期治療の目的は、頭蓋内圧亢進により生じる二次的損傷から脳組織を保護することと、永続的シャント設置を回避することである。Ⅱ度以上の脳室内出血後は頭囲測定を連日行い、2.0 cm／週以上の頭囲拡大を認める場合（Volpe分類、急速進行型）、大泉門膨満、骨縫合離開がある場合は腰椎穿刺により交通性／非交通性水頭症の鑑別を行う。交通性水頭症と判断した場合、血液成分の除去と減圧を目的として反復腰椎

穿刺（10〜15 mL/kg/回の排液）を行うが、シャント回避の有効性については明らかではない。非交通性水頭症ではドライタップとなることが多い。

4. 処置・ケア後の評価

検査終了後もモニタリングを続行する。腰椎穿刺後に起こる最も多い合併症は髄液の漏出に伴う頭痛であるが[8]、新生児では評価が困難である。検査後は水平の体位を1時間程度維持することが一般的に行われているが、頭痛の予防に関するエビデンスはない。穿刺部位に出血や血腫の拡大がないか、不機嫌さ、異常な啼泣がないかなど、全身状態の十分な観察を行う。

Expert's Eye
腰椎穿刺のワンポイントアドバイス

①正しい体位が全てである。成功するか否かは介助者によって決まるといっても過言ではない。特に殿部と両肩がベッドに対して垂直になっていることを意識する。

②呼吸器管理の児は、屈曲することで気管チューブ位置が容易に変化するため、呼吸状態が悪化した場合は、手技を中止して確認する。手技に夢中になってはいけない。

③穿刺の際、針の割面を上に向ける（棘間の線維に平行にする）方が、縦走する硬膜の損傷が少なく、穿刺後の髄液漏出が少ないとされる。

④髄液の漏出に時間がかかるときは、穿刺針を90〜180°回転させると漏出がよくなることがある。

⑤血性髄液を認めた場合は、頭蓋内出血と鑑別する必要がある。traumatic tapの場合は、血性髄液が徐々に薄くなり、髄液蛋白も低値である。

⑥髄液中の細胞は溶解するため、検体採取から30分以内に細胞数をカウントすることが望ましい。

⑦起炎菌同定には、髄液を遠心分離した沈査のグラム染色が有用である。

3節 穿刺

表 髄液正常値（文献9より引用、著者訳）

Characteristics of cerebrospinal fluid in term and preterm neonates without bacterial meningitis				
Age	白血球／mm³ (range or 95th percentile)	好中球／mm³ or % PMNs (range)	蛋白 (mg／dL) (range or ±SD)	糖 (mg／dL) (range or ±SD)
満期産児				
生後24時間まで (n=135)	5 (0〜90)	3／mm³ (0〜70)	63 (32〜240)	51 (32〜78)
生後10日まで (n=87)	8.2 (0〜32)	61.3%	90 (20〜170)	52 (34〜119)
極低出生体重児				
生後7日まで (n=88)	7 (0〜30)	NR	144 (51〜270)	50.4 (11〜138)
生後28日まで (n=45)	5 (0〜44)	8% (0〜66)	148 (54〜370)	67 (33〜217)

引用・参考文献

1) 上野康尚．髄液検査．周産期医学 38巻増刊．東京，東京医学社，2008, 393-7.
2) Oulego-Erroz, et al. Ultrasound evaluation of lumbar spine anatomy in newborn infants: implications for optimal performance of lumbar puncture. J. Pediatr. 165 (4), 2014, 862-5.
3) Goldstein, J. "Lumbar Puncture". "Chapter 34: Relative". Current Procedures: Pediatrics. New York, McGraw-Hill Medical, 2007, 148-51.
4) Rebecca, KF. et al. Lumbar puncture: Indications, contraindications, technique, and complications in children. Up To Date. 2019. https://www.uptodate.com/contents/lumbar-puncture-indications-contraindications-technique-and-complications-in-children［2019.7.1］
5) Pierce, DB. et al. Ultrasound-guided lumbar puncture in pediatric patients: technical success and safety. Pediatr Radiol. 48(6), 2018, 875-81.
6) Baxter, AL. et al. Local anesthetic and stylet styles: factors associated with resident lumbar puncture success. Pediatrics. 117(3), 2006, 876-81.
7) 髙橋尚人．"免疫系と感染の基礎と臨床"．新生児学入門．第5版．仁志田博司編．東京，医学書院，2018, 327-8.
8) Lavi, R. et al. Lumbar puncture: it is time to change the needle. Eur Neurol. 64(2), 2010, 108-13.
9) Edwards, MS. et al. Bacterial meningitis in the neonate: Clinical features and diagnosis. Up To Date. 2018. https://www.uptodate.com/contents/bacterial-meningitis-in-the-neonate-clinical-features-and-diagnosis［2019.7.1］
10) 小嶋靖子．腰椎穿刺．骨髄穿刺．小児内科．38(5), 2006, 879-82.

17 胸腔穿刺、胸腔持続ドレナージ

仙台赤十字病院新生児科副部長　三浦雄一郎（みうら・ゆういちろう）

1. 目的・適応・対象

　胸腔穿刺および胸腔持続ドレナージは、胸腔内（肺を覆う臓側胸膜と胸壁を裏打ちする壁側胸膜との間のスペース）に異常に貯留した空気や液体を排泄するために行う。従って、その対象は緊張性気胸を来している児や胸水が貯留している児である。通常、それらの病態の診断には胸部X線写真が有用であるが、気胸の診断にはトランスイルミネーターによる透光試験[1]、胸水の診断には胸部エコー検査もそれぞれ有用である。また近年、気胸の診断にも胸部エコー検査が有用であることが報告されている[2,3]。胸腔穿刺と胸腔持続ドレナージとの違いは、貯留物の排泄後に速やかにドレナージカテーテルを抜去するか、そのままカテーテルを留置してドレナージを継続するかである。Expert's Eye（p.91）で後述するように、緊急性の高い状況では胸腔穿刺のみにとどめることがあるが、胸腔穿刺のみで治療が完結するケースは少なく、胸腔持続ドレナージが必要となるケースが多い[4,5]。従って本項では胸腔持続ドレナージをメインに解説していく。

2. タイミング、所要時間の目安

　胸腔穿刺・胸腔持続ドレナージが必要となるタイミングは、胸腔内に貯留した空気や液体によって呼吸・循環動態に悪影響が生じているときと、胸水貯留の原因を検索するため、その性状を確認したいときである。所要時間は10〜15分である。

3. 必要物品

①児の鎮静・鎮痛のため、鎮静（鎮痛）薬と局所麻酔薬を用意する。
②清潔操作であるため、マスク、キャップ、滅菌手袋、滅菌ガウン、皮膚消毒セット（ポビドンヨードまたはクロルヘキシジン液、綿球、鑷子など）、滅菌穴あき覆い布が必要である。胸膜を鈍的に穿破したり、ドレーンをクランプしたりするため、滅菌処置を行った各種鉗子を準備しておく。
③局所麻酔用に27G程度の細い注射針と1または2.5 mLシリンジを用意する。ドレナージカテーテルは、胸腔穿刺の場合、19〜24Gの血管内留置針または翼状針を、持続ドレナージの場合、8〜12 Frのアスピレーションキットまたはトロッカーカテーテルをそれぞれ用意する。貯留している空気または液体を吸引するため、三方活栓と5〜20 mLのシリンジ、さらに胸水の性状を分析する場合は検体採取用の滅菌スピッツが必要である。また持続ドレナージの場合は延長チューブ、水封式陰圧持続吸引器、カテーテル固定用の絹糸、テープ、トランスペアレントドレッシングも必要となる。

3節 穿刺

4. 手順

❶各種検査を行い気胸または胸水を診断し、さらにカテーテルを挿入する深さを確認する。児に鎮静を行い仰臥位とし、安全のため児の四肢を抑制する。

> **ナース's Check!**
> ナースの介入・補助：四肢を抑制した上で、穿刺時に動かないよう児の体幹をしっかり抑える。

❷穿刺する部位を確認し、必要に応じてマーキングする。
穿刺する側の胸部を広く消毒する。

要：手指消毒

児に滅菌された覆い布を掛けて、清潔野を確保する。

> **Point!**
> 気胸に対して胸腔穿刺を行う場合、鎖骨中線第2または3肋間から穿刺する（図1）。胸水を穿刺する場合と胸腔持続ドレナージの場合には中腋窩線第4または5肋間から穿刺することが一般的である（図2）。ただし、X線検査およびエコー検査の結果によって、穿刺する部位を微調整する必要がある。

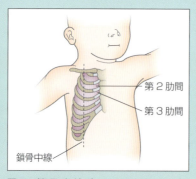

図1 鎖骨中線（midclavicular line）、第2肋間

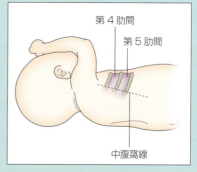

図2 前腋窩線（anterior axillary line）と中腋窩線

> **Point!（禁忌事項）**

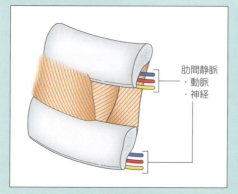

図3 肋間の解剖図

肋骨下縁からは決して穿刺しない。これは肋間動静脈・肋間神経が肋骨下縁を走行しているためである（図3）。それらを損傷しないよう肋骨上縁から穿刺する。

❸ 穿刺する部位周囲に局所麻酔を行う。27Gなどの細い針を用いて穿刺部周囲の皮膚、皮下組織に局所麻酔薬を注入する。陰圧をかけながら少しずつ針を押し進め、血液が引かれないことを確認し麻酔薬を適量ずつ注入していく。

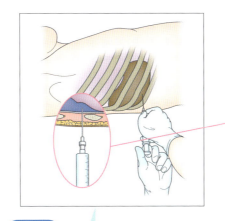

局所麻酔をかけながら胸腔までの長さを計る

Point!
陰圧をかけながら胸腔内に到達すると、空気または胸水が引かれるので、その深さを確認しておく。

❹ 穿刺の準備が整ったら、処置を開始する。ドレナージカテーテルを留置するには、壁側胸膜を穿刺する方法と鈍的に穿破する方法の2種類のやり方があるが、前者は医原性気胸のリスクがやや高く、後者は創部がより大きくなり瘢痕を残しやすい。従って、両方のやり方を熟知し、個々のケースに応じてどちらを選択するか検討することが望ましいと考えられるため、以下にそれぞれの方法を示す。

ⓐ 穿刺法

ドレナージカテーテルを皮膚に対して垂直に穿刺する。胸膜を貫くと、「ブツッ」という手応えを感じるため、胸腔内に進入したことがわかる。刺入した針の内筒を保持したまま、外筒をあらかじめ予定していた深さまで押し進める。その際、気胸の場合は腹側・肺尖部方向に、胸水の場合は背側・肺底部方向にドレナージカテーテルを進める。

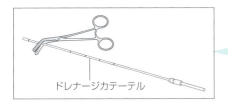

ドレナージカテーテル

Point!
胸膜を貫いた後、勢い余って必要以上に深く挿入され医原性に気胸を引き起こさないよう、前項で確認した深さ以上に挿入されないように工夫しておく。具体的には、曲がりモスキートペアン鉗子などでカテーテルを把持しておくことで、それ以上深く挿入されることを防ぐことができる。

3節 穿刺

ⓑ 鈍的穿破法

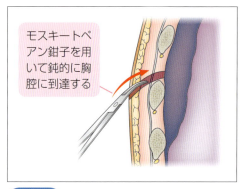

モスキートペアン鉗子を用いて鈍的に胸腔に到達する

肋骨と平行に刺入部位をメスで切開し、そこから曲がりモスキートペアン鉗子などを挿入する。鈍的に肋間筋を剥離し、さらに壁側胸膜を穿破すると、空気の噴出または胸水の流出がみられるため、鉗子で穿破部を開放したまま内筒を抜いたドレナージカテーテルを挿入する。穿刺法同様、気胸の場合は腹側・肺尖部方向に、胸水の場合は背側・肺底部方向にドレナージカテーテルを進める。

> **Point!**
> 鉗子を用いて剥離・穿破を行う際は盲目的な処置にならざるを得ないため、必ず鈍的に処置を行う。すなわち組織の損傷を防ぐため鉗子を閉じた状態で挿入して押し開くようにしながら処置を進め、鉗子を閉じるときは直視下で行うようにする。

❺ ドレナージカテーテルにシリンジを接続して胸腔内の貯留物をゆっくり吸引する。貯留物が胸水の場合、滅菌スピッツに検体を採取し原因検索の検査を行う。

❻ 胸腔穿刺の場合は、貯留物を吸引した後にドレナージカテーテルを抜去し、刺入部を滅菌された綿球で圧迫し、その上からトランスペアレントドレッシングテープを貼付し処置を終了する。胸腔持続ドレナージの場合は、ドレナージカテーテルをペアン鉗子でクランプして、三方活栓、延長チューブを接続した上で水封式陰圧持続吸引器に無菌的に接続する。接続後、クランプを解除し-5 cmH$_2$O程度で持続吸引を開始する。

> **注意!**
> 適切な水封がなされていないと、空気が胸腔内に逆流して肺が圧排されて、呼吸状態が悪化してしまう。

❼ 絹糸を用いてドレナージカテーテルを皮膚に固定した上で、トランスペアレントドレッシングテープで創部を保護する。さらに固定用テープを用いて、ドレナージカテーテルが誤って抜去されないよう、安全に固定する。

5. 処置・ケア後の評価

処置後には胸部X線写真を撮影し、①ドレナージカテーテルが適切な位置に留置されているか、②適切にドレナージされ肺が十分に拡張しているか、を確認する。また酸素飽和度、心拍数、血圧などのバイタルサインをこまめにチェックする必要がある。これは医原性気胸や再膨張性肺水

腫を来した場合に早期発見するためである。前者は穿刺した際に誤って肺組織を損傷することで生じ、後者はドレナージを行うことで虚脱していた肺の再膨張が生じた際、肺血流の再灌流および血管透過性亢進が生じた結果として起こる肺水腫である。虚脱が高度であったり、長期間にわたっていたりした場合に生じやすいとされるため、そのようなケースでは急速に排気／排液せず、ゆっくりと除圧することが有効である。

Expert's Eye
シミュレーションの大切さ

　本項で述べた手順は、呼吸・循環動態がある程度安定しており時間的余裕がある場合を想定しているが、新生児集中治療の現場ではこのような時間的余裕がない場合は少なくない。人工換気中に突然呼吸・循環動態が不安定になり緊張性気胸が強く疑われる場合には、全身状態を速やかに安定させることを優先し、緊急避難的にトランスイルミネーターで病側胸郭の透光性を確認（透光試験）した上で血管内留置針または翼状針を用いて脱気せざるを得ない場合もある。また、重症先天性乳び胸水の児は胸水をドレナージしなくては人工換気が有効に行えない場合があるため、分娩室または手術室でエコー検査を行い、その場でドレナージを行う必要がある。これらのケースでは、手技の迅速さと安全性がトレードオフの関係にあるため、日頃からシミュレーションしておくことが重要である。

引用・参考文献
1) Wyman, ML. et al. Accuracy of transillumination in the recognition of pneumothorax and pneumomediastinum in the neonate. Clin Pediatr (Phila). 16 (4), 1977, 323-4.
2) Raimondi, F. et al. Lung Ultrasound for Diagnosing Pneumothorax in the Critically Ill Neonate. J Pediatr. 175, 2016, 74-8.
3) Liu, J. et al. Lung ultrasonography to diagnose pneumothorax of the newborn. Am J Emerg Med. 35 (9), 2017, 1298-302.
4) Margau, R. et al. Percutaneous thoracic drainage in neonates : catheter drainage versus treatment with aspiration alone. Radiology. 241 (1), 2006, 223-7.
5) Bruschettini, M. et al. Needle aspiration versus intercostal tube drainage for pneumothorax in the newborn. Cochrane Database Syst Rev. 2, 2019, CD011724.

4節 経管栄養と薬剤投与

18 十二指腸チューブの挿入

大阪母子医療センター新生児科 **堀田将志**（ほった・まさし）
同新生児科副部長 **望月成隆**（もちづき・なるたか）

1. 目的・適応・対象

　新生児における十二指腸チューブ（EDチューブ）の適応としては、胃から十二指腸への通過障害、胃食道逆流症、消化管蠕動運動障害などで経胃栄養が困難な児などが挙げられる。また、低出生体重児の慢性肺疾患対策として、silent aspiration（不顕性誤嚥）の予防目的で十二指腸チューブ栄養が適応となることがある。

2. 挿入のタイミング、所要時間の目安

・事前に家族に十二指腸チューブ挿入の必要性と合併症のリスクを説明しておく。合併症としては鼻出血、気管内挿入、消化管損傷・穿孔、壊死性腸炎、腸重積症、ダンピング症候群などがある。
・挿入手技に関しては、基本的には医師が行うことが多い。
・胃管挿入と同様、誤嚥防止のため児の空腹時に行う。また、児の覚醒状態に合わせ、深睡眠時は避ける。
・基本的には5～10分程度で処置を行う。他の処置と共通だが、挿入処置には必要以上に時間をかけないように心掛ける。

3. 必要物品

　十二指腸チューブ（EDチューブ）、固定用テープ、潤滑油（オリーブオイル）もしくはキシロカイン®ゼリー、油性ペン、手袋、メジャー、造影剤、シリンジなど

4. 挿入手技・ケアの手順

　挿入方法としては、透視下、非透視下の2通りがある。
　当院では挿入困難が予想される児、深めに挿入を行いたい児などについては透視下の挿入を行っており、その他の児では非透視下の挿入を行っている。

1）透視下挿入

　十二指腸チューブをガイドワイヤの入った状態で口腔もしくは鼻腔より挿入し、胃内まで進める。必要に応じて造影剤を使用し、幽門入口部の位置と形態を把握する。胃内でいったんたるみをつくり、幽門部へ向けて先端を進めていく。指先の抵抗を確認しながら少しずつ圧を加え、幽

門から十二指腸へと進めていく。留置後ガイドワイヤを抜去する。

透視下挿入では十二指腸チューブ先端が目的位置に留置されたのをその場で確認できる。先端位置の調節もその場で可能である。また、造影剤を使用することで安全かつ確実に挿入することができる。保育器外での処置になることも多いので、室温の調整を行い、児の体温の保持に努める。

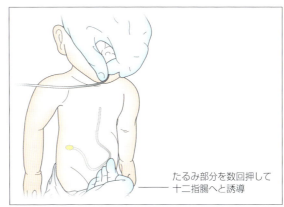

図1　非透視下での挿入のポイント

たるみ部分を数回押して十二指腸へと誘導

2）非透視下挿入

十二指腸チューブをガイドワイヤの入った状態で口腔もしくは鼻腔よりゆっくりと挿入し進めていくと、左季肋部（胃部）にカテーテルの先端を触れる。チューブ先端を幽門側に誘導するように胃内でたるみをつくり、たるみの部分を数回押して十二指腸へと誘導する（図1）。留置後はガイドワイヤを抜去する。

早産児や低出生体重児においては消化管穿孔のリスクも高くなるため、ガイドワイヤを使用することによって高度な圧をかけ過ぎないように特に注意が必要である。

穿孔のリスクが高い児では、チューブ先端のおもりが消化管蠕動運動で進みやすくなっているのを利用し、ガイドワイヤを抜いてまず胃内に先端を留置し、徐々に十二指腸内に進むのを待つ方法をとる。

右側臥位をとると十二指腸内にチューブ先端が進みやすいことがあり、試してみるとよい。また、事前にメジャーなどを用いて、大まかな挿入長の目安を決めておくとよい。

いずれの方法においても、挿入中・挿入前後においては児のバイタルサインの変化に注意を要する。

5. 処置・ケア後の評価

1）挿入後

非透視下での挿入後はX線撮影で十二指腸チューブの先端を確認する。

留置位置としては、トライツ靱帯を越えたところまで挿入すると確実であるが、深く挿入し過ぎると脂肪吸収不良による白色便を認めることもある。挿入の目的によっては、十二指腸下行脚程度でも効果は十分に認められることも多く、症例や目的、効果によって留置位置を決定するのが望ましい。

留置位置を決定した後、テープで固定する。固定時にカテーテルの挿入長の部位にペンで印を付けておくとよい。挿入長を記録しておき、適宜確認を行う。

2）栄養注入時

　注入前にチューブの挿入長が変わっていないかを確認する。児の体位を整え、腹部状態、呼吸状態などを観察する。胃管で胃内容物の確認を行う。異常がある場合は医師に報告を行い対応する。

　患者氏名・ID、投与ルート、栄養の種類、注入量、注入時間をベッドサイドで確認する。

　注入時は、ダンピング症候群を予防するため時間をかけて注入する必要があり、シリンジポンプを使用する。シリンジポンプを指示速度にセットし注入を行う。

　延長チューブにはできるかぎり栄養剤を満たし、十二指腸に余分な空気が入らないようにする。

　注入終了後、蒸留水、または空気でルート内をフラッシュし、チューブ内に栄養剤が残らないようにする。

　チューブ閉塞を予防するため、薬剤投与は原則胃管を用いる。

●ダンピング症候群
・**早期ダンピング症候群**：高張な栄養が直接十二指腸に入ることで、血管内の水分が腸内に引き込まれ、血圧低下を来す現象。
・**晩期ダンピング症候群**：急速な注入により高血糖が生じ、インスリンが分泌されることで反応性の低血糖が引き起こされることをいう。

3）閉塞時

　小容量のシリンジに生理食塩水を入れポンピングすることで閉塞が解除されることがある。また消化管内でチューブが屈曲することで閉塞を来すこともあり、X線で確認し、挿入長を調節して閉塞解除が必要なこともある。

　上記の方法で閉塞が解除されなければ、十二指腸チューブの必要性を再検討した上で、入れ替えを行う。

　ガイドワイヤを再挿入することで再開通を試みることは、側孔やルートの途中からガイドワイヤの先端が飛び出し、消化管を損傷させる恐れがあり危険である。

4）その他の評価

　消化管運動や児の成長に伴いチューブ留置位置が変化することがあるため、X線でチューブ先端位置を定期的に確認する必要がある。また、定期的に十二指腸チューブの必要性を再検討し、不要になれば抜去する。

　silent aspirationを疑い十二指腸チューブを挿入する場合、気管吸引液に脂肪滴が含まれるかどうかオイルレッド液で染色することでsilent aspirationの程度を確認するという方法がある。

　固定テープは皮膚トラブルや表情筋の動きの妨げの原因になることがあるため、日々観察し注意する。

　脂肪と脂溶性ビタミンの吸収には注意を払い、必要であれば補充する。

Expert's Eye
合併症に注意する

- 十二指腸チューブ管理において最も注意が必要なのが腸管合併症である。前述のダンピング症候群に加え、重大な腸管合併症が生じる可能性がある。重大な合併症との関連としては、十二指腸チューブの挿入と壊死性腸炎や、消化管穿孔などが報告されている。

- また、腸重積との関連の報告も散見され、当院においても十二指腸チューブが先進部となった腸重積症で外科的治療を必要とした症例を経験している（図2）。嘔吐や腹部膨満、血便などの症状を認める場合は他の腸管合併症と併せて腸重積症も疑う必要がある。

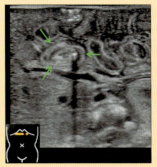

図2 十二指腸チューブによる腸重積を生じた症例の腹部エコー所見

引用・参考文献
1) 佐野博之. 十二指腸チューブ留置. 周産期医学. 42 (12), 2012, 1595-7.
2) 山本美和ほか. 栄養カテーテル管理術. Neonatal Care. 25 (7), 2012, 704-11.
3) 沢田健ほか監訳. "診断や治療における処置". 新生児集中ケアハンドブック. 東京, 医学書院, 2013, 345-6.
4) 大山牧子ほか. "処置". 新生児診療マニュアル. 第5版. 猪谷泰史監修. 東京, 東京医学社, 2010, 136-9.
5) McGuire, W. et al. Transpyloric versus gastric tube feeding for preterm infants. Cochrane Database Syst Rev. (3), 2002, CD003487.
6) 今井憲. 十二指腸栄養チューブ挿入法. 小児外科. 46 (10), 2014, 1033-6.

5節 検査

【ベッドサイドの検査】

19 ステイブルマイクロバブルテスト

北海道大学病院周産母子センター診療教授 長 和俊（ちょう・かずとし）

1. 目的・適応

呼吸窮迫症候群（respiratory distress syndrome；RDS）の本質は肺サーファクタントの欠乏である。RDSは進行性の疾患であるため時間が経過すると症状が顕在化するが、その治療であるサーファクタント補充療法はより早期に行う方が効果的である。ステイブルマイクロバブルテスト（stable microbubble test；SMT）は、RDS発症予知において高い特異度と陽性予測値を持つ。すなわち、SMTで肺サーファクタントが未熟と判定された場合は、ほぼ確実にRDSを発症すると考えられる[1]。

2. タイミングと所要時間の目安

在胎34週未満など出生後にRDS発症リスクがある胎児の羊水が、羊水穿刺や前期破水、帝王切開時の卵膜穿刺により入手された場合に実施する。羊水が入手できない場合は、出生直後の児の胃内容を検体とする。検査は10分以内に終了する。

3. 必要物品

①大判（35 mm × 50 mm）のカバーグラス、②ホールグラス、③パスツールピペット、④ゴムキャップ（2mL）、顕微鏡が必要である。

ホールグラスは市販されていないので、著者に連絡をいただければお分けする。

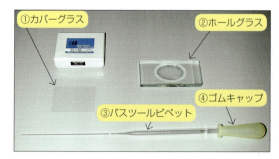

必要物品

4. 手順

❶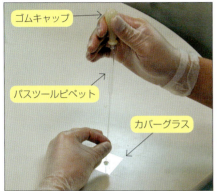

- ゴムキャップ
- パスツールピペット
- カバーグラス

カバーグラスの中央に検体を1滴滴下する。ゴムキャップを付けたパスツールピペットを右手で持ち、ゴムキャップを潰す。検体の中央にパスツールピペットを垂直に立て、テーブル面に置いた左手でパスツールピペットを支える。検体をパスツールピペット内に吸引し、押し出す。6秒間に20回程度の速度でリズミカルに検体を泡立てる。粘液が多い検体の場合はゆっくりした速度から次第に速度を上げるとうまく泡立てることができる。

WEB動画 ▶

❷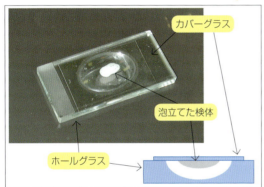

- カバーグラス
- 泡立てた検体
- ホールグラス

カバーグラスを持ち上げて裏返し、検体がホールグラスに触れないようにカバーグラスの上に被せる。ホールグラスのくぼみの中で、カバーグラスの裏面から検体がぶら下がった状態になる。この状態で4分間静置する。静置している間に大きな泡が減って観察がしやすくなり、計数するマイクロバブルが検体の中を浮かんできてカバーグラスの裏面に付着する。

WEB動画 ▶

❸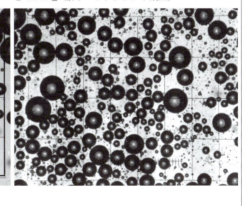

ⓐ Very weak（肺サーファクタント未熟）　ⓑ Strong（肺サーファクタント成熟）

← 15μm →

対物10倍、接眼10倍の100倍の顕微鏡視野で検体を観察する。明るい光源で絞りを絞ると観察しやすい。直径15μm未満の小さな泡で安定しているものを、面積1 mm^{2}当たりで計数する。写真では1 mm^{2}を32分割している。ゲージがない場合は、顕微鏡の視野全体の面積（機種により異なるが2 mm^{2}程度が多い）を参考にする。直径15μmについては、赤血球の直径の倍程度を目安にするが、小さく安定していることで容易に鑑別できる。

5節 検査

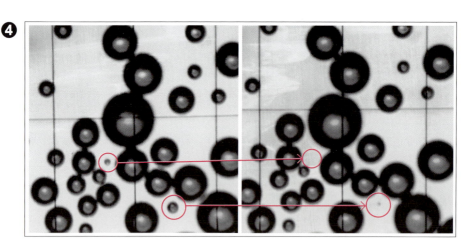

❹ 縮小し消えていく泡はカウントしない。

5. 結果の評価

　マイクロバブルの数が少ない場合は、泡立てた検体の上下左右と中央の5カ所で計数して平均値を求める。マイクロバブルの数が50を超えているような場合は1視野の観察で判断できる。マイクロバブルが観察されない場合はZero、5視野の平均が2未満の場合very weak、2～10未満をweak、10～20未満をmedium、20以上をstrongと評価する。羊水を検体とした場合は5、胃内容を検体とした場合は10をRDS発症予知のカットオフとする[2]。

Expert's Eye
判定の際の注意点

　検体が胎児の肺の状況を反映していることが判定の前提である。骨盤位の前期破水の場合に母体の腟内に流出してくる羊水は胎児の尿であって肺液を含まない可能性がある。5%程度までの血液混入（うっすら赤みがある程度）は判定に影響しない。

引用・参考文献
1) 長 和俊. 胎児肺成熟と羊水検査. 産科と婦人科. 78 (10), 2011, 1223-9.
2) Chida. S. et al. Stable microbubble test for predicting the risk of respiratory distress syndrome : I. Comparisons with other predictors of fetal lung maturity in amniotic fluid. Eur. J. Pediatr. 152 (2), 1993, 148-51.

【ベッドサイドの検査】
20 胎児母体血鑑別法：Apt 試験

国立病院機構仙台医療センター小児科医長 千葉洋夫（ちば・ひろお）

1. 目的

新生児の吐血、下血が新生児自身の出血か母体血混入なのかを鑑別する。

2. 適応・対象

新生児自身の出血の主な原因として急性胃粘膜病変が挙げられ、周産期ストレスによる胃粘膜出血を来す。また、新生児壊死性腸炎、腸重積、中腸軸捻転などの新生児消化器疾患、胃管カテーテル挿入時の食道、胃粘膜損傷や肛門体温計挿入時の直腸粘膜損傷による医原性出血がある。ビタミンK欠乏性新生児出血性疾患はかつて大きな問題であったが、ビタミンK予防投与により非常にまれになっている。最近報告が増加し注目されている疾患として新生児乳児食物蛋白胃腸症（炎）が挙げられる。

母体血混入の原因として胎盤早期剥離、前置胎盤による血性羊水を誤嚥すること、もしくは経腟分娩で産道からの出血を誤嚥することが挙げられ、多くは生後24時間以内に血便を認める。生後24時間以降の母体血混入の原因として母乳栄養で乳頭亀裂からの出血の誤嚥が挙げられる。

3. 原理

新生児の胎児型ヘモグロビン（HbF）の割合は、在胎40週で約80％、在胎32週で約90％であるのに対し、成人では1％以下である。HbFはアルカリに対し安定であるが、成人型ヘモグロビン（HbA）はアルカリにより変性し緑褐色になる。このアルカリに対する抵抗性の違いを利用し真性メレナ（新生児血）か、仮性メレナ（母体血）かの鑑別を行う[1]。

4. 必要物品

①1％（0.25N）水酸化ナトリウム（NaOH）溶液、②蒸留水、③透明スピッツ、④ストップウォッチ

5. 検査方法

吐血、下血などの検体を採取し、10分程度で検査を行うことができる。1％水酸化ナトリウム溶液を加えた検体と加えていない対照とを比較し、検体が黄褐色〜緑色に変化していればApt試験陽性で母体血、検体がピンク色ないし赤色で変化がない場合はApt試験陰性で新生児血となる。

5節 検査

6. 手順

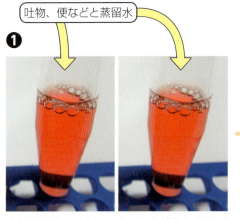
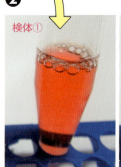
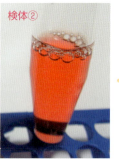

❶ 少量の吐物、胃内吸引物、便を綿棒などで試験管2本に入れ、おのおの5容量の蒸留水を加え、よく振盪混和する。汚濁物の混入があれば遠心分離を行い除去し、上清を検体として採取する。

❷ 試験管の1本（検体①）に5分の1容量の1%NaOH溶液を加え、軽く振盪する。他方（検体②）はそのまま対照とする。成人血が採取できれば、同様に蒸留水に振盪混和後1%NaOH溶液を加え成人血対照とする。

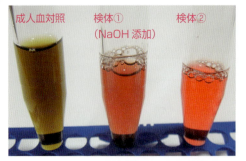

❸ ⓐ Apt試験陰性：真性メレナ（新生児血）

検体①はピンク色ないし赤色のままで変化なし。

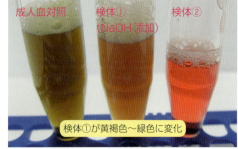

ⓑ Apt試験陽性：仮性メレナ（母体血）

2分静置後、変色具合を肉眼的に判定する。母体血は10秒余りで緑褐色に変色し、新生児血は変色が遅れ2分後もピンク色ないし赤色のままである。

7. 処置、ケア後の評価

　新生児自身の出血と診断されたら、凝固異常の有無と重症度を把握することが次のステップとなる[2,3]。輸液ルートを確保し、凝固検査に加え末梢血、血液生化学、血液ガスを検査し、ビタミンK製剤（ケイツー®Nを1回1mg/kg）の静脈投与を行う。高度の貧血、血小板減少、凝固異常を認めるときは、おのおのに対応した輸血を考慮する。新生児消化器疾患が疑われる場合、

胸腹部 X 線検査を行う。

Expert's Eye
Apt 試験で押さえておきたいポイント

- 胃液で固定され溶血が進まない検体、すでに溶血しヘモグロビンが分解されている検体では Apt 試験ができないことがあるため注意が必要である[1]。
- ワーファリン、抗痙攣薬、抗結核薬の母体投与例など特殊なケースを除き、ビタミン K 予防投与によりビタミン K 欠乏性新生児出血性疾患は非常にまれな疾患になっている。吐血の主な原因である急性胃粘膜病変の多くは禁乳、輸液、制酸剤投与で改善する。血便を来す疾患として新生児消化器疾患は DIC やショックを来すことがあり、凝固障害、循環障害に対処しつつ、小児外科医に直ちにコンサルトを行う。哺乳開始後に嘔吐、血便を来す場合は新生児乳児食物蛋白胃腸症（炎）も想定しなくてはならない[4]。
- 母体血混入の場合、新生児の全身状態は比較的良好なことが多く、周産期情報や哺乳方法から原因が絞られることも少なくない。

引用・参考文献
1) 和田芳直. "胎児母体血鑑別法 アルカリ変性法（Apt 試験など）". 新生児医療の臨床手技 改訂版. 藤村正哲編著. 大阪, メディカ出版, 1995, 170-1.
2) 沢田健. Apt 試験. 小児科診療. 75 (suppl), 2012, 462-4.
3) 高橋幸博. 新生児メレナ. 小児科診療. 77 (suppl), 2014, 950-2.
4) 厚生労働省好酸球性消化管疾患研究班, 日本小児アレルギー学会, 日本小児栄養消化器肝臓病学会. 新生児・乳児食物蛋白誘発胃腸症 Minds 準拠診療ガイドライン. 2018.

5節 検査

【ベッドサイドの検査】

21 エコー検査の基本（頭部・心臓・腹部）

大阪市立大学医学部附属病院新生児科講師、医局長、NICU主任　大西　聡

1. なぜ行うのか（目的）、適応・対象、タイミング

1）目的

　NICUでは、超未熟児管理での安静の必要性や人工呼吸などの重症管理のために、検査室への移動が困難である。エコー検査は痛みを伴わず、かつオンタイムで各部位の情報を得ることができるため、新生児科医がベッドサイドで反復してできる非常に重要な検査である。エコー検査によって得られる情報には、脳実質および脳室の構造的異常、頭蓋内出血や脳室周囲白質軟化症などの脳血管性病変、低酸素性虚血性脳症における脳血流の評価などがあり、児の神経学的予後を予測する一助となる。心臓では、先天性心疾患の区分診断、新生児遷延性肺高血圧症、早産児の心機能評価や未熟児動脈管開存症、晩期循環不全などの即時的評価を行うことができる。腹部では、臓器血流評価や胆道閉鎖、腸回転異常、腹部腫瘍などの評価が可能である。

2）適応・対象・タイミング

Ⓐ **早産児、特に超早産児の急性期（生後1週）**：出生後早期に脳室内出血（intraventricular hemorrhage；IVH）、動脈管開存症（patent ductus arteriosus；PDA）、心機能、臓器血流評価目的に検査を施行する。施設間の差はあるが、IVH発症のリスクの高い生後72時間以内には8～12時間ごとの頭部・心臓・腹部エコーを実施する。生後1週間まではPDAや心機能が不安定ならば8～24時間ごとに検査を行う。

Ⓑ **早産児、特に超早産児の慢性期（およそ生後1週以後）**：頭部エコーでは、脳室周囲白質軟化症（periventricular leukomalacia；PVL）、手術後などの偶発的IVH、心エコーでは、動脈管再開通や晩期循環不全や敗血症などのときに検査が必要である。PVLは出生前の感染や胎児機能不全、出生後の晩期循環不全や敗血症などで発症し、生後より脳室周囲高輝度エコー域（periventricular echodensities；PVE）を評価する。囊胞性PVLは受傷後2～3週後に囊胞化するため、定期的なエコー評価が重要である。

Ⓒ **上記Ⓐ、Ⓑ以外**：先天性疾患の鑑別や低酸素性虚血性脳症、胆道閉鎖などにも随時施行する。

2. 所要時間

　頭部エコーは数分で評価を行う。心臓エコーは区分診断には時間を要することもあるが、早産児の心機能やPDAの評価は10分程度で行うことを目標とする。

3. 必要物品

エコー機器、プローブ（頭部：7.5〜12MHz セクタ型、心臓：5〜12MHz セクタ型、腹部：3.5〜7.5MHz コンベックス型）、エコーゼリー、環境除菌用クロス

　プローブは3タイプあり、セクタ型は心臓で多く用いられ、肋間のように狭い所から内部を広く観察できる。短所としては深い部分ではビームが広がってしまうため、画像がほかに比べ悪い。リニア型は体表臓器や腹部で多く用いられる最も古くからある型である。コンベックス型は、腹部で最も用いられ、先の2つを合わせたようなタイプである。

　一般的に周波数が高いほど分解能が良いが（細かいものがわかる）、体深部に届かず、低いほど分解能は落ちるが、体深部の描出に優れている。

4. 手順

1）頭部画像①（正常児の冠状断〔側脳室前角部〕）

　大泉門よりプローブを当て、冠状断や矢状断を描出し、側脳室前角・第3脳室の連続性、脳梁膝部、視床、大脳縦裂、Sylvius 裂などを評価する（**図1**）。

注意点：冷えたエコーゼリーは超早産児のバイタルサインに影響するので、温めて使用する。また細菌の水平伝播を防ぐためにプローブやコード、操作キーを環境除菌クロスで清拭する。

ポイント：頭蓋骨直下や外側部にはエコービームが届き難いため、硬膜下血腫やクモ膜下血腫などの評価は困難なことが多い。

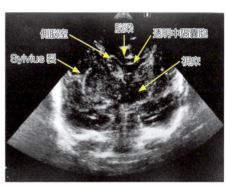

図1　正常児頭部冠状断面像

2）頭部画像②（早産児 IVH の傍矢状断面）

　Papile/Volpe 分類2度（**図2**）：脳室拡大のない IVH/IVH は脳室腔の 15〜50% である。

ポイント：IVH の診断は、矢状断面だけでなく、冠状断（左右の比較がしやすい）との総合評価で判断する。

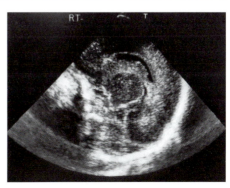

図2　脳室内出血　Papile/Volpe 分類2度（傍矢状断面像）

3) 頭部画像③ (早産児嚢胞性 PVL の傍矢状断面)

矢状断面で側脳室三角部周囲の PVE2～3 度が遷延するときは、PVL のリスクが高い。

手技のコツ：脈絡叢の見える側脳室三角部よりさらに外側にプローブを傾けると PVL が描出されやすいことがある（図3）。

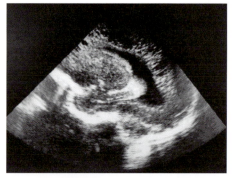

図3　嚢胞性 PVL（傍矢状断面像）

4) 心臓画像① (心室長軸断面像)

左室の長軸をイメージして、胸骨左縁第4肋間付近でプローブマークを患児の右上（右肩）に向け、長軸が最も長く描出される断面を探す（図4）。

手技のコツ：長軸が立ってしまうと、M モードで正しく垂直に切ることができないため、1～2肋間上げて、大動脈流出路方向にプローブを少し移動させ、胸骨に近づける。患児を軽い左側臥位にすると、心臓を胸壁に近づけ間の肺を遠ざけるため、画像が鮮明になる。

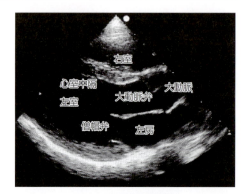

図4　心室長軸断面像

5) 心臓画像② (心室短軸断面像)

前述の心室長軸断面像を描出できたプローブ位置をずらさずに、時計方向に約90°回転し、プローブマークが患児の左肩を向くようにし、プローブを頭方向に少し傾ける（図5）。

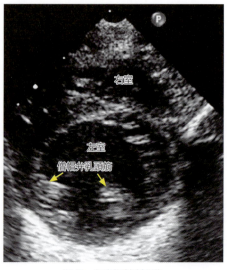

図5　心室短軸断面像

6）心臓画像③（四腔断面像）

心尖部からプローブマークを患児の左側に向け、尾側方向に傾け、左右の心房・心室を描出する（図6）。

> **ナース's Check!**
> エコー時間が長くなると児の負担になる恐れがあるため、検査中はバイタルサインを確認しながら、できるだけ短時間で切り上げる。検査者が検査に集中しているときは注意を促す。

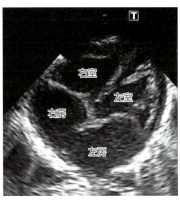

図6　四腔断面像

5. 処置・ケア後の評価

最新のエコー機器では静止画や動画を各断面像で撮影しておき、撮影後に心機能評価の計測を行うこともできるので短時間の検査とするのに有用である。処置後はエコーゼリーを温めたタオルで拭き取り、バイタルサインを確認してから検査終了とする。使用したプローブやコードは環境除菌クロスで清拭する。

> **Expert's Eye**
> ### 頭部・心エコーの注意
> - 頭部エコーでは、大泉門にプローブを当てるが、力が入り過ぎてしまうと前大脳動脈拡張期血流が途絶することがあり、心エコーでも強く圧迫することで酸素化不良や血圧低下を引き起こすこともあるので注意する。
> - 心エコーでは人工呼吸、特に高頻度振動換気中は肺が被って描出が困難になることがあり、胸骨下からアプローチしたり、一時的に間欠的人工呼吸に戻してから行うと描出できることがある。

引用・参考文献

1) Papile, LA. et al. Incidence and evolution of subependymal and intraventricular hemorrhage : a study of infants with birth weights less than 1,500 gm. J. Periatr. 92 (4), 1978, 529-34.
2) Volpe JJ. "Intracranial Hemorrhage : Germinal matrix intraventricular hemorrhage of the preterm infant". Neurology of the Newborn. 5th ed. Philadelphia, W.B.Saunders, 2008, 517-88.
3) Volpe, JJ. "Hypoxic ischemic encephalopathy", 前掲書2. 347-99.
4) Resch, B. et al. Correlation of grading and duration of periventricular echodensities with neurodevelopmental outcome in preterm infants. Pediatr. Radiol. 36 (8), 2006, 810-15.
5) 兵藤玲奈ほか. 新生児頭部エコー. 周産期医学. 41 (11), 2011, 1435-40.
6) 与田仁志. "心臓超音波診断の基本（手技と正常像）". 周産期の画像診断. 第2版. 周産期医学43巻増刊. 東京, 東京医学社, 2013, 382-90.
7) 豊島勝昭. "心臓超音波による心機能評価". 前掲書6. 391-8.
8) 丸山憲一. 超音波：腹部. 周産期医学. 42 (12), 2012, 1665-8.

5節 検査

【エコー、生理機能検査】

22 新生児の呼吸機能検査

埼玉医科大学病院新生児科講師 **本多正和**（ほんだ・まさかず）

1. 何を知れば呼吸機能がわかる？

そもそも呼吸とは、どうなれば楽な呼吸ができるのか、どうなると呼吸困難に陥るのかを考えてみよう。呼吸を規定する要素は大きく分けると、①気道抵抗（気道の太さとも関係）、②コンプライアンス（肺そのものの膨らみやすさ）の2つである。

1) 気道抵抗

気道抵抗とは、肺胞まで空気を届ける通り道である気道の通りやすさの指標で、低いほど良好な結果であるといえるものである。臨床的観点からみて、気道分泌が多かったりすると不安定で、挿管チューブが細いと数値が高そうなイメージがあると思う。しかし、その抵抗の強さがどれほどのものかは今一つ理解できていない人も多いのではないだろうか？ ポアズイユの法則というものがある。詳細は省略するが、換気量は、気道の長さ（具体的には長すぎる挿管チューブなど）や気道の粘性に比例し、気道半径の4乗と反比例することを示す法則である。挿管チューブがワンサイズ違うだけで2〜3倍換気がしやすくなるということになる。現在はリーク率を教えてくれる呼吸器も多くなってきている。挿管チューブが細く、高いリーク率を示した場合は、特にSIMVやA/Cモードにおいて管理しにくいというだけでなく、患児にとってもなかなかに非効率的で苦しい呼吸を強いているのだということも忘れてはならない[1]。

2) コンプライアンス

肺そのものの膨らみやすさを規定する指標である。NICUで働く皆さんであれば、コンプライアンスが低い早産児に人工肺サーファクタント気管内投与を行って、劇的に呼吸状態が改善した経験があるのではないだろうか？ 肺が膨らみやすくなれば少ない仕事量で換気することができるわけで、コンプライアンスが高くなるほど安定した呼吸であるといえる。フローセンサーの搭載されている人工呼吸器では、感知した自発呼吸に対して目標の吸気圧（peak inspiratory pressure；PIP）に到達するために必要な圧をサポートするわけだが、当然コンプライアンスが正常な肺では少ない圧で目標を達成でき、コンプライアンスが低い肺ではより高圧を要することになっているはずである。このことは、用手で人工呼吸を行っている際に皆さんが経験していることではないだろうか。

2. 呼吸機能検査を実施する

　この呼吸機能を評価していく具体的な方法について解説する。小児や大人でいう呼吸機能検査と呼ばれている検査は、なぜ新生児にはできないのだろうか？　それは、患者が新生児であるために、児自身が意志をもって呼吸を自在にコントロールすることができないからである。コミュニケーションが取れる成人などであれば「大きく息を吸って」「一気に吐いて」など、自在に指示を出しそのデータを得ることができる。しかし、新生児ではそれを行うことができない。それが呼吸機能検査の一番の妨げになっていたが、ここ10数年の間に患児の吸気終末で気道を閉塞し、一定の圧と容量に肺を保った後に気道を開放し受動呼気を得ることで、呼吸抵抗（respiratory system resistance；Rrs）、静肺コンプライアンス（respiratory system compliance；Crs）を解析するという passive flow-volume technique という手法を用いての新生児呼吸機能検査が定着しつつある。これを実施できる機器としてよく紹介されているものが、アイビジョン社の呼吸機能測定装置である[1, 2]（図1）。

　この機器は持ち運びが簡便で、患児自身がどこかへ移動することなく、ベッドサイドに持っていって超低出生体重児から成熟児まで幅広い大きさの新生児に実施することが可能となっている。基本的にはマスクでも可能だが、挿管管理下で行うのが通例である。呼吸条件は各患者児でさまざまだと思うが、検査のときは吸気圧を 20 cmH$_2$O、呼吸回数を 40 回/分程度に設定し、患児の呼吸が呼吸器に同調する状況を作り出し、同調を確認したら検査を行う。具体的には同調した

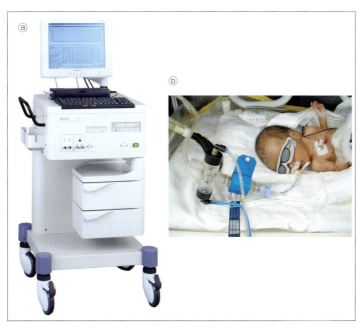

図1　呼吸機能測定装置（アイビジョン社製）
画像ご提供
ⓐ：株式会社アイビジョン、ⓑ：山田洋輔先生（東京女子医科大学東医療センター）

5節 検査

ら、吸気終末のタイミングで気道を閉塞し、気道内圧の波形がプラトーであることを確認した後に閉塞を解除し受動呼気を得る。また、細くてリークの多い挿管患児では正確性を欠く検査結果となってしまうため注意が必要である。不正確な結果もそのまま表示されるので、うまくいけば1分少々で終了する検査だが、再現性があるか何度か実施して確かめることが重要といえる。さらにその後、気道を大気圧に開放し、啼泣していればその時に測定できるが、していなければ足底刺激などを行い、啼泣時肺活量（crying vital capacity；CVC）と最大吸気圧（maximum inspiratory pressure；MIP）を得ることができる。

　この結果からCrs、Rrs、CVCを得ることができる。グラフィックモニタが搭載されている人工呼吸器では日常的に表示されているかもしれないが、1回換気量、時定数も同時に表示される。長谷川らはこの結果から表[3]のように各病態によって数値の変動があると報告している。同時に、チューブが細いせいでRrsが高く出ている可能性があるのならば、挿管チューブのサイズアップを検討し、サーファクタントの気管内投与から1週間前後の時間が経過して以降、肺野の透過性の悪化とともにCrsの低下をみれば、サーファクタントの再投与も検討する契機となることもある。疾患の同定だけでなく、呼吸管理中の呼吸状態、さらに抜管に耐え得るかの確認としても有用であるとされている。具体的な抜管基準としては① Crs：0.6 mL/cmH₂O/kg 以上かつ、② CVC：15 mL/kg 以上とされているが、無呼吸に関する評価が不足しているので、注意が必要である[2]。先に算出したMIPが気道閉塞解除後どれだけの時間続くのかを（%prolongation）中枢性の無呼吸の指標としている報告もあり、持続的陽圧呼吸（continous postive airway pressure；CPAP）モードにして無呼吸が誘発されるか確認している施設もある。最近では、無呼吸時に自動で補助換気をしてくれる人工呼吸器が増えてきていて、20秒間呼吸を止めてしまったら換気が切り替わるようにしておいて、無呼吸の存在を確認する方法も行われている。最近よくみられる注意が必要な状況は、CPAPモードのつもりが無呼吸時の換気サポートが入るモードにしていることに気付かないまま、CPAPに耐え得ると判断されてしまうことである。抜管前だからといって、カフェインを盲目的に投与することは望ましくないが、実際このタイミングで使用されているケースは少なくない。

3. 専用機器を持たない施設の場合の対応：グラフィックモニタを活用しよう

　では、呼吸機能検査のための専用機器を持たない施設は、購入しなければならないのだろうか？

表　疾患別肺機能の特徴

	RDS	TTN	MAS	肺炎	BPD	WMS
Crs	↓	↓	↓	↘	↓	→
Rrs	↓	↓	↑	↑	↑	↗
CVC	↓	→	↓	↘	↓	↘

（文献3より引用）

呼吸機能を推測することができる、より身近な機器がもう1つある。それはグラフィックモニタが搭載された人工呼吸器である。各社の人工呼吸器によってフローセンサーの精度が違うため、その精度は一定とは現状では言い難いが、当院ではドレーゲル社製のBabylog®VN500を用いてコンプライアンスと気道抵抗を確認しながら、その評価を行いながら呼吸管理を行っている。

　グラフィックモニタは、主に時系列表示とループ表示との2つに分けられる（**図2**）。時系列表示では、一般的には気道内圧、流量、換気量の3つの波形が表示され、換気状態の変化を経時的に把握することができる。横軸に時間、縦軸にはそれぞれ気道内圧、気道を流れるガスの流量、肺容量の変化（換気量）を示すため、結果として、その波形の変化により気道分泌物などによる換気不全やリークの多い呼吸管理に気付くこともできる。気道内圧の波形では、吸気時に上昇、呼気時に下降し、呼気時の圧が人工呼吸器設定の呼気終末持続陽圧（positive end-expiratory pressure；PEEP）、吸気時の圧が最大吸気圧（peak inspiratory pressure；PIP）になるが、従量式の換気管理を行っている場合は、直近の1回換気量を元にPIPが細かく変動することになる。流量波形では吸気時に上昇、呼気時には下降を示す。先述のリークの多い換気を行っているときは、換気量波形が呼気時に途中で連続性を欠いたり、急な下降線を示すことなどで気付くことができる。一方でループ表示は、1回の呼吸からループ波形を作り出し、呼吸状態からより詳細な

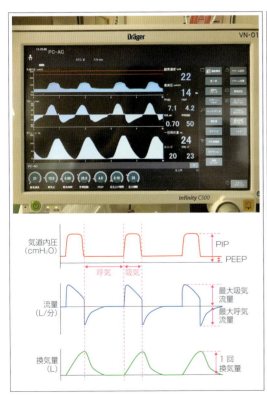
ⓐ時系列表示

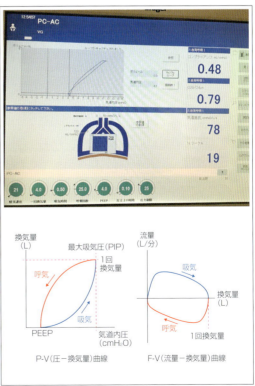
ⓑループ表示（P-V曲線、F-V曲線）

図2　グラフィックモニタの表示

5節 検査

情報を得ることができるものである。気道内圧、流量、換気量のうち2つの指標をX・Y軸として組み合わせてループを表示する。P（気道圧）-V（換気量）曲線、F（流量）-V（換気量）曲線などが以前よりよく使用されるが（**図2ⓑ**）、機種によっては気道抵抗やコンプライアンスの様子をその壁の厚さでイメージした表示方法（P-V曲線の下のグラフィック）も近年は搭載されている。苦手な人でもイメージしやすいので、ぜひ活用してみてほしい[4]。

　この場合でも呼吸機能検査機器で検査を行うときと同程度の呼吸器設定にして、自発呼吸が消失し、同調した状態でコンプライアンスを確認することで正確性が高くなる。そもそもこのときに算出されるコンプライアンスは先述した静肺コンプライアンスとは違い、動肺コンプライアンスという。基準となる正確な数値は設けられていないが、静肺コンプライアンスの基準値を暫定的に評価基準にしているのが現状である。また高いリーク率のままで表示される気道抵抗は正確とはいえず、リーク率が20％以下になる程度の挿管チューブで換気されていない場合は、不正確に高い値が出ることが想定できるので注意が必要である。気道内の分泌が多いときも同様に十分に吸引した上でデータをとるべきである。なお、人工呼吸器に表示されるP-V曲線などが呼吸のたびに違う形に変形しているところをよく見かけると思う。ここから演算されているのでコンプライアンスも気道抵抗もかなり細かく数値が動き続ける。環境を安定させないと、どの数値が正しいのかが分かりづらくなる。しかしながら、少なくとも検査のために一時的とはいえ、気道を閉塞させる必要がなく安定した呼吸管理の中でこのデータが取れるのはかなり簡便かつ愛護的（もしくは低侵襲）で、呼吸状態の改善、増悪がリアルタイムで確認できる利点がある。夜勤中にタッチパネル操作だけで呼吸機能の確認ができるのは、その正確性が少々乏しくても価値があると考えている。

　最後になるが、呼吸機能検査は直接肺の状態を評価できる有用な検査ではあるが、生理機能検査であるため測定の条件によっては実際と合致しない数値だけが出てしまい、実際の呼吸状態を反映していないために、結果として呼吸管理をさらに混迷に導くこともある。原理を理解して適切な測定を行うことにより、臨床により役立つ呼吸機能検査を行いたいものである。

引用・参考文献
1) 河井昌彦. "呼吸：換気のメカニズム". 新生児医学. 京都, 金芳堂, 2015, 184-9.
2) 長谷川久弥. 新生児の呼吸機能評価. 小児科診療. 73（10）, 2010, 1709-15.
3) 長谷川久弥. "呼吸機能検査." 周産期医学必修知識. 第8版. 周産期医学46巻増刊. 東京, 東京医学社, 2016, 954-5.
4) 上田和利. 換気モニタリング：グラフィックモニターを活用しよう！. Neonatal Care. 28（5）, 2015, 452-9.

【エコー、生理機能検査】
23 聴性脳幹反応：ABR と aABR

神戸大学医学部附属病院小児科助教　西田浩輔
同 NICU、新生児集中ケア認定看護師　森本紗代
同小児科講師　藤岡一路

1. 目的・適応・対象

1）目 的

　新生児に聴力検査を行う目的は先天性難聴児を早期に発見することである。先天性難聴の頻度は1,000人に1〜2人とされており、生後早期に診断できなかった場合は言語発達に影響が出る可能性がある。しかし、難聴を早期に発見し適切な機関で治療を行えば、言語発達・コミュニケーションの面で大きな効果が得られることがわかっている。予防可能な障害を持つ児を一人でも減らすために、聴性脳幹反応（auditory brainstem response；ABR）および自動聴性脳幹反応（automated ABR；aABR）を適切に用いて先天性難聴児を早期診断することはとても重要である。

2）検査の仕組み

　新生児聴覚スクリーニングに用いる検査は大きく分けて、aABR、自動耳音響放射（OAE）の2種類があるが、ここでは当院で採用しているaABRの解説を行う。aABRは基本的に全新生児が対象となる。aABRで異常が疑われる場合には、精密検査である聴性脳幹反応（ABR）を施行する。ただし、早産児を含むハイリスク新生児に関しては、aABR検査は行わず、退院前に精密検査であるABR検査のみを行うこともある。

●aABR

　aABRは脳波の誘発電位の一つであるABRを利用して、自動判定機能を持たせたもので、与える音量を35 dBに固定してあり、結果は「passパス（反応あり）」あるいは「refer要再検（反応なし）」で示される。

●ABR

　ABRは、音を聞かせた際の脳幹からの脳波をコンピュータで解析・記録するものであり、1〜7個の山のある波形が表示される。音の大きさを変えてそれぞれの音量での反応を記録する（当院では30〜90dB）。また、それぞれの波が出現するまでの時間（潜時）も記録される。反応が悪ければ波が出現しないか、潜時が長くなる。小さな音では反応が弱く、波も少なくなるが、5番目の波（V波）が識別可能であれば反応ありと判定する。

3）適応・対象

　当院におけるABR検査の適応は、初回の新生児聴覚スクリーニング検査でreferであった場合と、以下の難聴のハイリスク児を対象としている[1]。

①早産児：在胎週数 33 週未満
②極低出生体重児：出生体重 1,500 g 未満
③重症黄疸児：血清総ビリルビン値およびアンバウンドビリルビン値が交換輸血基準を超えた児、または入院経過中にアンバウンドビリルビン値が 1.0 以上となった児
④先天性サイトメガロウイルス（CMV）感染児：当院で出生した児は全例尿 CMV スクリーニングを実施しており、陽性例は聴覚異常リスクがあるため ABR を行っている。
⑤染色体異常および奇形症候群の児
⑥重症仮死児および新生児低酸素性虚血性脳症の児：Apgar スコア 5 分値 7 点未満

2. タイミング、所要時間の目安

aABR に関しては、正期産新生児で状態が安定していれば、出生してから数日間で退院までに行う。状態が安定しておらず、NICU に入院が必要な児であれば、保育器から出た後、退院までに実施する。哺乳後など児が自然睡眠した後に、ベッドサイドにて 10 分程度で行うことができる。

ABR に関しては、修正週数ごとに脳幹反応閾値が異なるため、週数が成熟してから行う。また、人工呼吸器、DPAP、HFNC などの機器を装着している場合や、保育器に入っている場合はノイズが多く入るため、原則的に修正 36 週以降で全身状態が安定している児を静かな検査室に移動させて検査を行う。所要時間は 30 分程度であり、aABR よりは時間がかかるため、自然睡眠ではなくトリクロホスナトリウムシロップなどの睡眠薬を使用し、しっかりと入眠した後に検査を行う。

3. ケアの手順

1）aABR

① 電極を装着する皮膚の清拭をする。
② 電極を 3 カ所（前額部中央、項部中央、肩または頬部）に貼った後、両耳にイヤホンを装着する（電極とイヤホンが一体化し、耳後部と頭頂部に装置を当てるだけの機種もある）。
③ 検査を開始する。
④ 結果の判定「pass」or「refer」（**図 1**）

2）ABR

① 検査 30 分〜1 時間前に鎮静薬を投与し、新生児を入眠させる。当院ではトリクロール®シロップ投与量は 0.6〜0.8 mL/kg としており、しっかり入眠し検査ができるように授乳を調節する。

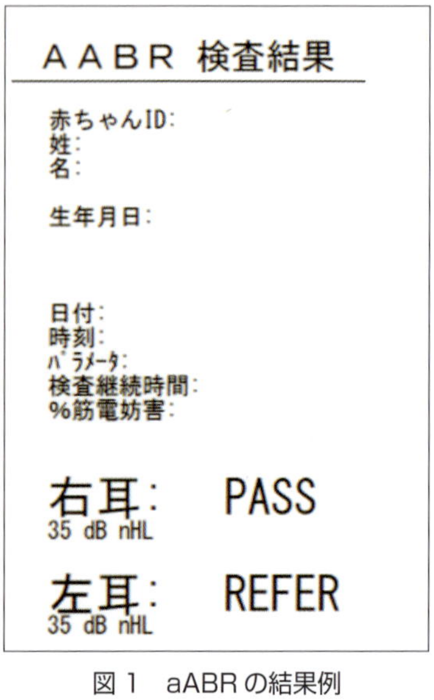
AABR 検査結果
赤ちゃんID:
姓:
名:
生年月日:
日付:
時刻:
ﾊﾟﾗﾒｰﾀ:
検査継続時間:
%筋電妨害:
右耳: PASS
35 dB nHL
左耳: REFER
35 dB nHL

図 1　aABR の結果例

② 比較的広い防音室へ連れていく。病棟外に連れ出す場合は体温に気を付け、必要時は保温・体温測定を実施する。
③ 電極を4カ所（前額部、頭頂部、両耳介）に貼る。
④ 両耳にイヤホンを装着する。
⑤ 90 dBの音から開始する。反応があれば、60、30 dBとより小さな音に移行し閾値を決める。90 dBで反応が悪ければ105 dBまで音量を上げて検査を行う。
⑥ 検査中モニタリングを行い、アラームが鳴った際は速やかに対応する。蘇生できる準備（アンビューバッグまたはジャクソンリースと酸素ボンベ、吸引器）をしておく。
⑦ 結果の判定（図2）

4. 処置・ケア後の評価

- aABRやOAEでは検査の準備として耳栓を入れたり、電極のシールを顔に貼るためにガーゼで軽く皮膚を清拭したりするが、検査中の痛みや不快感などはない。検査後にシール貼付部分の発赤がないかなどに気を付ける。
- ABRは鎮静薬を使用し入眠させた後20～30分間かけて静かな空間で行う必要があるため、検査終了後に鎮静薬使用に伴う無呼吸発作や哺乳不良などのリスクに注意を払う。特に検査後の初回哺乳は覚醒度を確認し、哺乳中・哺乳後の呼吸状態に注意する。
- 鎮静薬により、その後の哺乳量が低下する恐れがあるため、検査の日は、あらかじめ哺乳量が確保できるよう授乳を配分するか、医師と哺乳量に関して相談することが望ましい。安易に哺

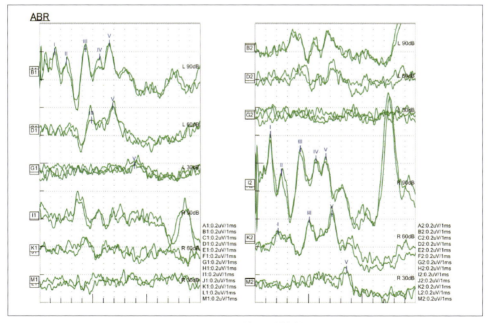

図2　ABR結果の判定例

5節 検査

乳しやすいように乳首を変更すると、むせる恐れもある。
・検査で鎮静薬を使用するため、家族に事前に伝え、直接授乳などのケアは時間・日程調整を行う。

Expert's Eye
気をつけたいシチュエーションと知っておくべき注意点

① 実際には聴覚異常のない児において、聴覚検査で異常が出るシチュエーション

・生後間もない時期：羊水が外耳道に残存している場合にaABRがreferとなることがある。正期産児などリスクのない児において生後早期のaABRがreferの場合は、退院までは数回検査を行う必要がある。
・早産児：修正週数によって聴覚の閾値が異なるため、退院時のABRで異常を認めた場合でも、外来フォローの経過中に再検すれば改善していることがある。言語発達への介入の観点から、われわれは退院後3カ月までには再検することにしている。
・中耳炎：外来フォローの際に時折経験するのは、急性中耳炎がある際に検査結果が異常となることである。特に児が感冒に罹患している際などは、中耳炎を合併することが多いため注意が必要である。

② 先天性 CMV 感染児

先天性CMV感染は、日本において、全出生の300人中1人に生じ、そのうち20%（1,500人に1人）が難聴を発症するとされており、先天性難聴児の原因の一部を占める。欧米の臨床研究では、生後30日以内に抗CMV薬であるバルガンシクロビル治療を行うことで、症候性先天性CMV感染児の聴力・中枢神経予後を改善させることが明らかにされており[2]、当院では合併症を有する先天性CMV感染児に対するガンシクロビルおよびバルガンシクロビル治療を行っており、現在まで良好な成績を報告している[3,4]。

先天性CMV感染児においては症候が難聴のみの場合も少なからず存在し、その場合は聴力検査結果が抗CMV治療の適否を決定する因子となるため、生後30日以内に聴力検査を施行することが極めて重要である。

③ NICU 内での ABR 検査

当院では胎児期から腹水などの症状を呈する結果、重度の肺低形成を合併する症候性先天性CMV感染児に対して早期治療を行うため[5]、早産期や人工呼吸管理下でもABR検査を行わなければならないことがある。従来は、人工呼吸管理下の保育器内では騒音などのため正確な検査が困難であると考えられていたが、近年は開放可能な閉鎖型保育器（Dräger Babyleo® TN500）を開放して使用することで、NICU内で人工呼吸器装着下にABR検査を施行することができている（図3 ⓐ、ⓑ）。

今後は重症例に対して、より積極的にNICU内でのABR検査を施行していく予定である。

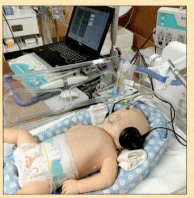

図3 人工呼吸管理下でのABR検査の側面像

④新生児黄疸

　新生児期に重症黄疸を来すことにより、ビリルビン毒性により難聴をはじめとした神経学的後障害を残すことがあり、慢性ビリルビン脳症と呼ばれている。近年、経皮黄疸計や光線療法などの管理・治療が進むことで、正期産児では慢性ビリルビン脳症はほとんど発症しなくなった。しかし、早産児においては、いまだに慢性ビリルビン脳症がみられるため、注意が必要である[6]。

　慢性ビリルビン脳症による難聴の特徴としてauditory neuropathy型聴覚障害が指摘されており、ABR検査では90dB以上で無反応〜高度異常を呈するが、耳音響放射検査は正常となる。ABR検査は異常だが、音への反応を示す聴性行動反応、言語理解や発語が可能となる点が特徴的であり、早産児・重症黄疸児においてはルーチンでABR検査を行うべきであると考えている。

引用・参考文献
1) 西田浩輔ほか. 聴覚検査（ABR、OAEなど）. Neonatal Care. 31 (11), 2018, 1061-6.
2) Kimberlin, DW. et al. Valganciclovir for symptomatic congenital cytomegalovirus disease. N Engl J Med. 372 (10), 2015, 933-43.
3) Nishida, K. et al. Neurological outcomes in symptomatic congenital cytomegalovirus-infected infants after introduction of newborn urine screening and antiviral treatment. Brain Dev. 38 (2), 2016, 209-16.
4) Ohyama, S. et al. Efficacy of Valganciclovir Treatment Depends on the Severity of Hearing Dysfunction in Symptomatic Infants with Congenital Cytomegalovirus Infection. Int J Mol Sci. 20 (6), 2019, pii : E1338.
5) Fujioka, K. et al. Pulmonary Hypoplasia Caused by Fetal Ascites in Congenital Cytomegalovirus Infection Despite Fetal Therapy. Front Pediatr. 5, 2017, 241.
6) Morioka, I. et al. Current incidence of clinical kernicterus in preterm infants in Japan. Pediatr Int. 57 (3), 2015, 494-7.

5節 検査

24 喉頭・気管・気管支ファイバー検査

東京女子医科大学東医療センター新生児科准講師 山田洋輔（やまだ・ようすけ）

1. なぜ行うのか、適応・対象

1) なぜ行うのか

　喉頭・気管・気管支ファイバー（bronchofiberscopy；BF）検査は、鼻腔、咽頭、喉頭、気管、気管支を直接観察する検査である。気道病変が疑われる場合は、直接観察することが正確な診断につながる。胸部CTなどの画像検査も行われるが、被曝の問題や、画像を撮影する瞬間のみの評価であるため、確定診断に至らないことも少なくない。BFではリアルタイムに観察することができることも、呼吸や啼泣で変形する気道の観察に優れている点であるといえる。

2) 適応・対象

●①気道病変が疑われる児

　喘鳴、遷延する低酸素発作、哺乳時のむせ、他の疾患で説明のつかない努力呼吸などは気道病変を疑わせるサインである。また、気管挿管からの抜管が困難な児では、気道病変が原因となっている例が少なくない。その際は、挿管した状態と抜管後の両方を1回の検査で観察する。画像検査で先天性の呼吸器疾患が疑われる際にもBFが行われる。

●②気管切開、気管挿管中の児

　気管切開の児では、症状を認めるとき以外にも定期的に気道病変のスクリーニングとして気管切開チューブ以下の気管・気管支を観察する。気管の肉芽形成や、気管切開チューブの位置や種類（太さ、材質など）の適切さの確認をする。
　気管挿管、人工換気が必要な児では、挿管チューブ閉塞、壁当たりなどの位置異常が疑われる場合に行うと呼吸管理に有用な情報が得られる。

2. タイミング、所要時間の目安

1) 気道病変が疑われる児

　初回は気道病変が疑われるときに行い、当科では喘鳴などがある場合は随時、低酸素発作の場合は正期産児では生後2週間以降まで遷延した場合を目安に行っている。診断後は月に1回程度は経過や治療効果、治療変更を検討するために行う。
　所要時間は検者の習熟と病態に影響するが、鼻腔から気管支までのfull studyで、経験を積んだ検者では5分程度で終わることが多く、検査前後の準備などを入れても15分程度である。

2）気管切開、気管挿管中の児

各施設の検査のしやすさなどによるが、気管切開の定期スクリーニングとしては1年に1度ぐらいは行えるとよい。検査が簡単にできるところでは月に1回行う施設もある。気管挿管中の児では、前述の異常が疑われたときに随時行う。

所要時間としては、長くても数分程度、挿管中の児では1分以内に収まるとバイタルサインなどへの影響は少なく済む。

3. 必要物品

- 細径軟性気管支鏡セット（正期産児は外径2.4 mm、超低出生体重児は外径1.8 mm）
- 末梢静脈ライン、ミダゾラム、アトロピン硫酸塩
- 酸素配管、アンビューバッグまたはジャクソンリースバッグ、吸引チューブ、体位固定用タオル
- SpO_2、心電図モニタ
- 救急カート

4. 手 順

本項では鼻腔から気管支までを観察するfull studyについて主に解説する。full studyでは気管挿管などは行わず自然気道で全てを設定する。

① 輸液ラインを確保、モニタ装着し前投薬を投与する（図1）

検査には、検者、気道の管理を行う者、体位を管理する者、バイタルサインなど児の観察を行う者が最低限必要である。看護師は児の観察や外回りの担当になることが多い。前投薬はミダゾラムとアトロピン硫酸塩を使用する。気管切開の児でスクリーニング目的などの場合には鎮静薬を使わないこともある。輸液ラインを確保し、心電図、SpO_2モニタを装着し、モニタの脈拍との同期音をオンにして、前投薬を投与する。

② 検査時体位（気道確保、体の固定）をとる、呼吸補助と吸引の準備をする（図2）

気道の管理を行う者は肩枕などで体位を整え、頂部後屈を行い気道確保する。検査中は、酸素投与が禁忌でない児では、口元に100％酸素を8〜10 L/分吹き流しておく。呼吸補助（バッグバルブマスクなど）と分泌物の吸引ができる準備をしておく。体位を管理する者はタオルなどで児をくるみ体動を抑制し、安全に検査を行えるようにする。

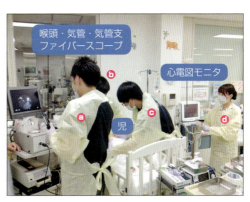

図1　BF検査時の様子
ⓐ：検者、ⓑ：気道管理、ⓒ：体位管理、ⓓ：観察（外回り）

5節 検査

③ 喉頭・気管・気管支ファイバースコープを行う

WEB動画 ▶

検者がファイバーを経鼻的に挿入し、鼻腔、咽頭、喉頭、声門部、気管、気管分岐部、右気管支S1～10、左気管支 S1～6、S8～10、声門下の順に観察していく。このWEB動画は咽頭狭窄を認めた児で、治療後に改善したことを確認した際の動画であり、おおむね正常所見である。異常所見は気道病変によりさまざまであり、代表的なものでは喉頭軟化症、気管軟化症、気管狭窄などがある。その他の疾患については、所見などにおいては参考文献や成書を参照されたい。

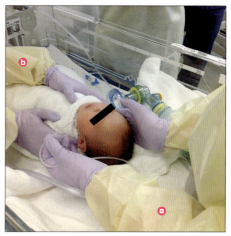

図2　BF検査時の様子
ⓐ：気道管理（周囲にアンビューバッグ、吸引チューブを置いておく）
ⓑ：体位管理

気管切開や挿管の児では、初めに気管切開チューブから下気道の検査を行い、その後に必要があれば経鼻的に上気道を調べる。

1) 手技のコツ、注意点

気道の軟化症や狭窄症は、ある程度の鎮静がなされていないと評価が難しい。泣いたり、努責していると、正常児でも気道は軟らかく見えたり、狭くなっているように見える。吸気と呼気時の比較により、または吸気時、呼気時にのみ所見が明らかになることもある。

病変が疑われる部位では、その位置にとどまって時間をかけてしっかり観察を行うことが重要である。気道の軟化症や狭窄は、安静時にも所見を認めることを確認する必要がある。体位によって所見が変化することもあるため、項部後屈の程度の調節や腹臥位などを適宜行う。

気管切開や気管挿管の児において呼吸補助がないと換気が保てない場合には、処置孔のついたL字コネクタを使用し呼吸器を装着しながら検査を行う。

2) 処置・ケア中の赤ちゃんの観察ポイント

児の観察の担当者は児の顔色やモニタの値をチェックし、SpO_2 低下や徐脈などのバイタルサインの異常を認めた場合には検者らに声を掛けることや、検者の指示があれば口腔内や気管内の吸引を行う。モニタだけを見るのではなく、検査の進み具合を見ながら児の状況全体を把握することに努める。鼻腔から喉頭までの観察中にバイタルサインが変化することは少ないが、声門を越えて気管に入るときが、最も狭いところをファイバーが通過するため SpO_2 低下が起こる頻度が高い。SpO_2 が低下した場合には、検者らに報告する。

SpO_2 が変化している際には、実際の値を読み上げると、検者らに伝わりやすい。検者は必要があれば喉頭の手前で回復を待つことになるため、SpO_2 が回復してきたらそのことを伝える。

気管にファイバーが入った後も、狭い声門部にファイバーが通ったままであり、気道は気管・

気管支と末梢に進むにつれて細くなるため、SpO_2 が下がりやすいので引き続き慎重に観察する。

3) 検査中に SpO_2 が低下し回復しない場合の対応

　SpO_2 が低下した場合は検査を進めず、声門部や気管支などの細い気道以外のところにファイバーを移動して、酸素吹き流しで回復するか待つ。足底刺激などを行い自発呼吸を促すことも有効である。それでも SpO_2 が回復しない場合はファイバーを一度抜いて、マスク&バッグなどで呼吸補助を行う。気道が開通し SpO_2 が安定したら、再度ファイバーを挿入し検査を行う。呼吸状態が不安定な児では、ラリンゲアルマスクを入れて、そこから検査することもある。

5. 処置・ケア後の評価

　検査後は検者たちはその場を離れるため、担当ナースの観察の重要性が増す。検査後は鎮静の影響が残っている児が多いため、肩枕などで気道確保し安静を保つ。使用する薬剤による鎮静度は高くないが、閉塞性の気道病変がある児ではわずかな鎮静が加わることで気道閉塞が生じ、SpO_2 の低下、徐脈などが起きることがある。SpO_2 の値を見て酸素吹き流しを行い、必要時は CPAP（持続気道陽圧）などを行うこともある。

　定期的にバイタルサインの確認を行い、児がはっきり覚醒したら哺乳させ、哺乳良好であることが確認できれば抜針する。気管切開の児では、バイタルサインなどが検査前の状態に戻っているかを目安に観察を行う。

Expert's Eye
適切なトレーニングを受けること

　本項ではファイバー検査の概要と検者以外の役割について主に述べた。BFは専門性の高い手技であり、全新生児科医ができなければいけないような検査では決してない。しかし、できるようになれば確実に診療の幅が広がる。これまでの診療の中でファイバー検査の必要性を感じ、自身もやってみたいという皆さんには、ぜひ専門施設での研修を勧める。上手になるコツは「適切なトレーニングを受けること」である。きちんとしたトレーニングを積めば、特別な器用さなどはいらず、検査の実施や評価を一通りできる、という域には必ず到達できる。

引用・参考文献
1) 山田洋輔. 喉頭気管支ファイバー検査. Neonatal Care. 31（11），2018，1075-80.
2) 山田洋輔. 喘鳴. with Neo. 32（4），2019，534-43.
3) 長谷川久弥. 新生児期からの咳と喘鳴. 小児科. 56（8），2015，1047-54.

5節 検査

25 X線検査

倉敷中央病院放射線診断科　原　裕子

1. 目的、適応、対象

　単純X線写真（単純写真）は、エコー検査とともにNICUのベッドサイドで簡便かつ非侵襲的に施行される基本的な画像検査である。単純写真は呼吸障害やチアノーゼ、腹部膨満や嘔吐の原因検索、骨異常や石灰化の有無、挿入されているチューブの走行や先端の位置確認のために撮影される。

　呼吸器や循環器症状、消化管や腹部症状のある新生児は、全例単純写真の対象となる。NICUに入院する児の大多数を占める早産児では、呼吸障害や腹部の異常を呈することが多いので、NICUに入院する児のほぼ全例が単純写真の対象である。

　胸部正面像は仰臥位で撮影し（図1ⓐ）、側面像は心臓が撮影面に近くなるよう左下側臥位で撮影する（図1ⓑ）。側面像はエアリークやカテーテルの走行、肺炎、嚢胞性病変や腫瘤の評価などのために撮影する。

　児を側臥位にして、イメージングプレートやフラットパネル（以下：カセッテ）を児の背部と平行に置き、X線が床と平行方向で撮影する正面像をデクビタス撮影（側臥位正面撮影）と呼び、胸水や腹腔内遊離ガスの評価に有用である。胸水は患側を下にして撮影、遊離ガスは左下でデクビタス撮影し、遊離ガスは肝右葉外側縁と側腹壁との間に貯留する。

　児が仰臥位でカセッテを児の横に垂直に立てて、X線が床と平行方向で撮影する側面像をクロステーブル側面撮影と呼び、イレウスや少量の遊離ガスの確認に役立つ。

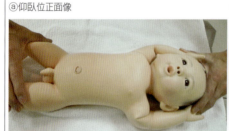 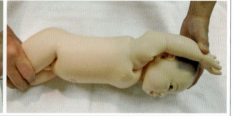

図1　撮影体位

胸部や胸腹部撮影の基本は、仰臥位正面像（ⓐ）である。胸部撮影の仰臥位正面像では、介助ナースは児の両腕を挙上してバンザイの姿勢をとり（ⓐ）、頭と両手を一方の手で固定、他方の手で児の大腿や骨盤（胸腹部撮影では膝や下肢）を固定する。この時、身体が反らないように注意する。側面像（ⓑ）は、通常、左下側臥位で撮影する。

Point!
新生児の身体は丸いので、身体全体がねじれないで正面を向くように注意深く固定することは、介助ナースの重要な役割である。

2. 単純写真の撮影タイミング

　初回は、NICU入室直後に撮影する。腹部症状がなくても初回は原則として胸部から腹部骨盤、大腿骨近位部まで含めた胸腹部撮影を、正面・側面の2方向で撮影する。新生児は身体が小さく各臓器が近接しているので、照射野を必要な部位に限ることが大切であり、初回以降は、腹部膨満や嘔吐などの腹部症状がなければ、上腹部を含めた胸部正面撮影で症状に応じて経過観察し、無用に胸腹部撮影を繰り返さない。

　気管チューブや種々のカテーテル挿入直後の撮影も、走行や先端を確認するためには正面・側面の2方向撮影が望ましい。

　全身骨撮影は、診断を急ぐ場合を除き、児が保育器から出た後に放射線科撮影室での撮影が望ましい。これは、保育器内の全身骨撮影では体位や角度、撮影条件に制限が多く、放射線科で撮影する方がより良好な画像が得られるためである。

3. 必要物品

- X線撮影に必要なポータブルX線装置、カセッテ、撮影を介助するナースが着用する防護服や鉛防護板は放射線科で準備する。
- ベッド下にX線カセッテトレイ（以下：トレイ）が付属している保育器では、ベッドが水平であれば患児の身体を持ち上げてカセッテを挿入する必要はなく、カセッテカバーも不要であるが、感染を防ぐためカセッテをトレイ挿入前に患児別に除菌ペーパーで拭って清拭することが望ましい。
- 児固定のための滅菌した砂嚢、滅菌カバー、ガーゼ、ペアンなどは必要に応じて準備する。

4. 撮影手順

　感染症対策として、手指の消毒などを行う。

　撮影前にまず、患児名と検査内容を確認する。撮影を介助するナースは、放射線技師と反対側に立って清潔操作を心掛ける。

　放射線技師は吸気での撮影を心掛けるため、呼吸相が見やすいように胸腹部を覆っている着衣や掛け物は取り外す。水分を含むオムツは画像に写り込むので、胸腹部や腹部骨盤撮影では、オムツも取り外す。撮影部位にあるモニタや電極、点滴チューブやクリップなども照射野に含まれないよう、可能な限り移動する。背部や殿部の後ろを通るチューブや、保育器上に置いてある物品で照射野に重なるものも忘れず取り除く。

　撮影中の児の状態は、パルスオキシメータと目視で観察する。

　ベッド下にトレイが付属している保育器で、ベッドが水平な状態では、カセッテはそのまま挿入して撮影する。ヘッドアップされている患児を主治医の指示でベッドが傾斜した状態で撮影する場合、保育器により異なるが、アトムメディカル株式会社の保育器ではカセッテをトレイに挿

5節 検査

入できない構造なので、児を持ち上げて滅菌カバーに入れたカセッテを児の下に直接挿入して撮影する。カセッテ挿入時の保育器の開放時間はできるだけ短くし、内部の温度が低下しないように留意する。放射線技師はベッドの角度に合わせて、X線管球も角度をつけて固定する。

いずれの撮影でも撮影の瞬間に動かないことと、身体が斜めにならないことが良好な画像を得るために大切である。

胸部撮影の仰臥位正面像では、介助ナースは児の両腕を挙上してバンザイの姿勢を取り（図1 ⓐ）、頭と両手を一方の手で固定、他方の手で児の大腿や骨盤（胸腹部撮影では膝や下肢）を固定する。この時身体が反らないように注意する。バンザイの姿勢を取ることにより肩甲骨の重なりを避け、肺の観察が容易となる。照射野に介助者の手指が含まれないよう、十分に注意する。力の強い児で頭部の固定が難しい場合は、滅菌カバーで被った砂嚢で頭部や腕を固定したり、腕はペアンを使用してベッド面に固定して抑制する（図2）。腹部撮影では手を挙上する必要はないので、下ろした状態で撮影する。

児の頭部や頸部は、原則正面向きで固定する。この時、頸部に細心の注意を払う。なぜなら気管チューブの先端は、屈曲すると下降（深くなる）し、頸を伸展すると挙上（浅くなる）し、2椎体程度上下動する（図3）ので、抜管の危険性が高くなるためである。後頭部が突出した児が正面を向くと頸部が屈曲し、気管チューブが深くなりやすいので、肩下にタオルを入れるなど頸部が屈曲しないよう工夫する。このほか、各児の状況に応じた体位で撮影する。

胸腹部撮影では、X線管球の位置を胸部撮影と同じ位置で撮影する（図4ⓐ、ⓑ）と胸部を評価しやすい写真となる（図4ⓒ）。この場合、撮影時の照射野が頭尾方向に長くなり水晶体が被曝するので、保育器の上に鉛板を置き、水晶体被曝を避ける工夫をする（図4ⓓ）。これは、胸腹部撮影時に放射線技師に工夫してほしいポイントである。

5. 処置、ケア後の評価

撮影が終了したら、撮影前に外したモニタや電極を戻し、児が撮影前と同じ状態であることを

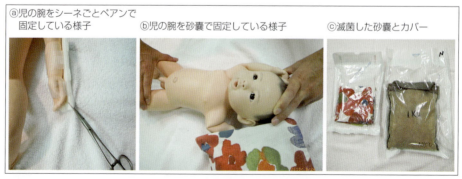

図2　砂嚢やペアンによる固定
力の強い児で、頭部と腕をナースが同時に固定することが難しい場合、頭部をナースが固定し、腕をシーネごとタオルにペアンで固定（ⓐ）したり、砂嚢で抑制（ⓑ）、あるいは頭部を砂嚢で固定し、ナースが児の腕を押さえ抑制する方法もある。砂嚢やカバーは、あらかじめ滅菌（ⓒ）したものを使用する。

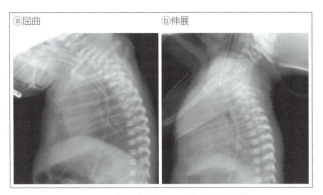

▶図3 頸部と気管チューブの位置関係
気管チューブの先端は、頸部を屈曲（ⓐ）すると下降（深くなる）、伸展（ⓑ）すると挙上（浅くなる）し、2椎体程度上下動するので、撮影介助では頭部と頸部の位置が動かないよう、細心の注意を払い抜管を防ぐ。

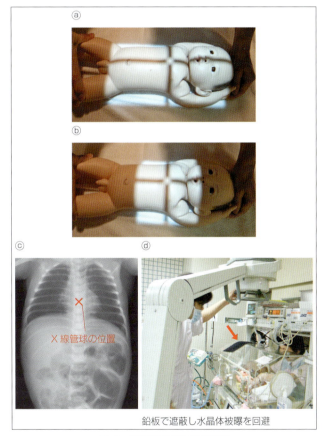

▶図4 胸腹部撮影と胸部撮影
ライトで明るく照らされた範囲が、実際の撮影範囲である。胸腹部撮影（ⓐ）でも、X線管球の位置を胸部撮影（ⓑ）と同じ位置（乳頭の高さ）で撮影すると、胸部を評価しやすい写真（ⓒ）となる。この場合、撮影時の照射野が頭尾方向に長くなり水晶体が被曝するので、保育器の上に鉛板を置き（ⓓの→）、水晶体被曝を避ける工夫をする（ⓓ）。

5節 検査

> **Expert's Eye**
> ### 良い画像を撮影するために…
>
> いずれの撮影でも、撮影の瞬間に動かないことと身体が斜めにならないことが良好な画像を得るために大切である（**図5**）。介助者の手指の直接被曝は、厳重に慎まなければならない。
>
>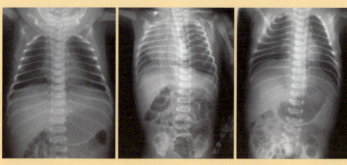
>
> ⓐ胸部正面像　　　ⓑ胸腹部撮影　　　ⓒ胸腹部撮影
>
> **図5**
> ⓐ：仰臥位正面でねじれなく撮影されている。上腹部が十分含まれると、経鼻胃管の走行や先端を確認しやすい。ⓑ：胸部は斜位で撮影され、胸部の読影は困難である。身体全体がねじれないで、正面を向くように注意深く固定する。ⓒ：図4ⓒと比べて、X線管球の位置が照射野の中央で撮影されると肋骨の先端が頭側を向き、横隔膜の位置もやや高く、胸部は読影しにくい。胸腹部撮影時にⓐのX線管球の位置は、放射線技師に注目してほしいポイントである。

モニタの波形でも確認する。最近は、ポータブル撮影装置に搭載されたモニタで画像を撮影直後に確認できる。

6. 被曝の心配

地球には宇宙や大地、空気、食物などに由来する自然放射線と呼ばれる放射線が行き交っており、これを避けることはできない。日本では1人当たり年間 2.1 mSv 被曝する。新生児の胸部撮影や胸腹部撮影での被曝は、0.02〜0.03 mSv 程度であり[1, 2]、最近のフラットパネル検出器ではこれよりさらに低下し[3]、自然放射線と比べても十分低く、X線感受性の高い新生児であるが単純写真撮影による発癌の心配はない。

撮影時に介助者が間接的に受ける散乱線は、距離の2乗に反比例して低下する。撮影部位から30 cm 程度離れれば、介助者への影響は非常に小さくなる。X線防護服を着ることにより撮影介助者の被曝は測定限度以下となり、被曝の影響は無視でき、心配は無用である。また隣の保育器の児や面会の家族にも影響はない。

引用・参考文献
1) 草間朋子ほか. "乳幼児に対する単純X線撮影検査". 放射線防護マニュアル. 第3版. 東京, 日本医事新報社, 2013, 62-4.
2) 青山隆彦ほか. 診断X線検査による乳幼児, 小児, 成人の被ばく線量：X線単純撮影の場合. Jpn. J. Health Phys. 47 (2), 2012, 130-40.
3) 原裕子. X線検査. Neonatal Care. 31 (11), 2018, 1030-6.

26 aEEGと脳波検査

東京女子医科大学母子総合医療センター新生児医学科助教　今井　憲(いまい・けん)

　amplitude integrated EEG（aEEG）ならびに脳波は、児の中枢神経の状態を把握するのに有用な検査である。判読は本稿の範囲を超えるので成書に譲るが[1〜3]、検査を行うために知っておきたい基本的事項を簡潔に述べる。

　新生児脳波の特徴として、①週数により波形は異なり、早産児では2週ごとに変化する、②正期産児では、動睡眠（active sleep：AS）と静睡眠（quiet sleep：QS）のパターンに分けられるが、早産児では不定睡眠（indeterminate sleep：IS）を取り得る、③脳波で捉えられる異常パターンには、ⓐ急性期異常、ⓑ慢性期異常、ⓒ脳形成異常などを疑うその他の異常がある。

　aEEGは脳波をベースとした脳機能モニタで、脳波の2〜15 Hzの成分を、15秒間における最小振幅値と最大振幅値を1本のバンドとして経時的にプロットしたもので、横軸（時間）は6 cm/1時間に圧縮表示される。背景脳波活動のパターンは、大きく5つに分けられる。睡眠周期（sleep-wake cycling）が容易に判別可能であるほか、新生児発作は最小振幅の突然の一過性の上昇として観察される。通常の脳波検査とaEEGとの比較を**表1**にまとめる。

1. 目的・適応・対象

　適応は、全ての早産児（特に在胎32週以下）と、正期産児も含め、以下の脳傷害が疑われる場合である。

- 低酸素性虚血性脳症、脳梗塞、静脈血栓症
- 子宮内発育不全
- 新生児発作が疑われるとき（臨床徴候出現時のほか、治療開始前後）
- 中枢神経合併症を認めたとき（髄膜炎、HSV、GBS感染症、水頭症など）
- 全身状態の悪化を認めたとき（敗血症や晩期循環不全など）
- 神経症状や神経学的異常を認めたとき（筋緊張低下、全身強直など）

表1　脳波検査とaEEGの比較

	通常の脳波検査	aEEG
長所	・背景脳波の詳細な把握が可能である。 ・発作波の見落としが少ない。	・操作が簡便である。 ・長時間モニタリングに適する。 ・判読が比較的容易である。
短所	・電極の装着が煩雑である。 ・判読に一定の習熟を要する。	・部位により発作波を捉えられない可能性がある。 ・アーチファクトの判別が困難な場合がある。 ・背景脳波活動の評価は限られる。

5節 検査

・多発奇形や何らかの先天異常（先天性代謝異常含む）を疑うとき

急性期はaEEGでモニタリングを行いつつ、必要時にポイントで通常脳波を行うとよい。基本的には急性期異常（脳傷害を起こし得るイベントの発生時）と慢性期異常（状態が回復したタイミング）の有無を確認するよう心掛けると病態を捉えやすい（**図1**）。

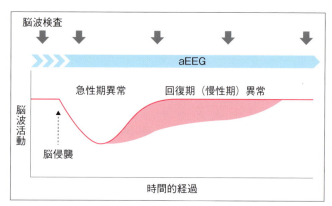

図1　脳傷害のタイミングと脳波検査（文献4より引用改変、著者訳）

予後予測としての背景波の評価や、神経症状を有する児の評価には通常脳波を用いる。早産児の場合には生後1週間以内に1回、その後は2週ごとに予定日周囲まで繰り返し行う。新生児発作のハイリスク児のモニタリングや、発作に対する抗痙攣薬の効果判定はaEEGで連続記録を行う。

所要時間として、通常脳波では1時間でASとQSの睡眠周期1サイクルを記録できることが多いが、眠りが浅いとQSの記録に2時間程度を要することもある。aEEGでは、数日間連続してモニタリングを行う、24時間の連続記録を週に1度行う、などの方法がある。

> **Point!**
> トリクロリール®シロップなどの睡眠誘導薬は原則的に使用しない。また抗痙攣薬や鎮静薬は脳波へ影響し得るので、使用中の場合は薬剤を記録しておく。

2. 必要物品

必要物品は以下の通りである。

1) 必須なもの

※脳波計
①カット綿
②テープ
③心電図モニタ用電極
　（aEEGの場合）
④アルコール綿
⑤ペースト
⑥電極リード

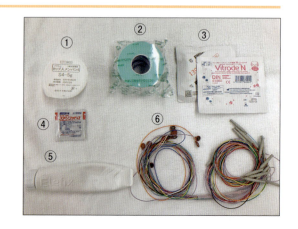

2）あれば便利なもの

・電極を束ねるバンド
・児の頭部を覆うメッシュやキャップ

3. 手　順

1）脳波検査

●電極装着の手順　WEB動画 ▶

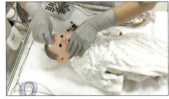

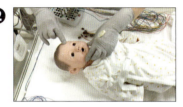

装着部位をアルコール綿、もしくは生理食塩水に浸したカット綿で拭いて皮脂を落とす。

髪の毛をかき分け、電極を付ける位置にペーストを塗る。

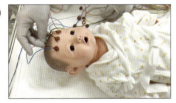

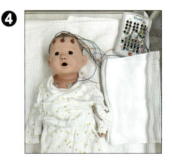

電極にペーストを塗り、皮膚のペーストと合わせるように装着する。上からカット綿を貼ると外れにくい。

心電図は、胸から肩にテープで付ける。両上肢は電極が剥がれやすい。装着後、脳波計でインピーダンスを確認する。10〜20kΩ以内が理想である。電極リードはまとめてタオルなどを掛けておく。

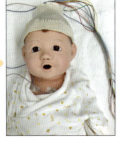

リード線を結束バンドなどで束ね、頭部はキャップやネットで覆うとよい。

> **Point!**
> 正期産児では、髪の毛をよくかき分けて地肌の露出を心掛ける。

> **注意！**
> 抵抗を下げることは重要だが、児の皮膚障害の回避が第一である。正期産児では①の過程の後に、生体信号モニタ用皮膚前処理剤（スキンピュア［日本光電］）で拭くこともあるが、決して頭皮を擦り過ぎない。また早産児は皮膚が未熟なため用いない。

5節 検査

●ポリグラフ

新生児脳波では、AS と QS の区別のため、ポリグラフの装着が望ましい。呼吸（胸郭）を捉える方法は、電極装着によるインピーダンス法、ストレインゲージ法などがある。また、眼球運動の記録に両側眼窩外側への電極装着、オトガイ筋電図の記録に下顎の先と二腹筋への電極装着を行うが、早産児では省略することも多い。

●記録条件

記録条件を表2にまとめる。

●脳波モンタージュの例（表3）

新生児脳波は双極誘導での判読が一般的である。国際10-20法に基づき、Fp：前頭極（front polar）、C：中心部（central）、O：後頭部（occipital）、T：側頭部（temporal）、Cz：正中中心部（vertex）、AF（anterior frontal：Fp と F の中間点）に電極を装着する（図1）。基本は8電極で、さらに Cz（・Pz）にも装着する。A1、A2の耳朶に装着することもある。リファレンス電極（Fz など）は脳波計に沿って装着する。

表2 脳波計の記録条件

	時定数（ローカットフィルタ）	ハイカットフィルタ	ゲイン
基本条件	0.3秒（0.5または0.53Hz）	60Hz（もしくは120Hz）	10μV/mm

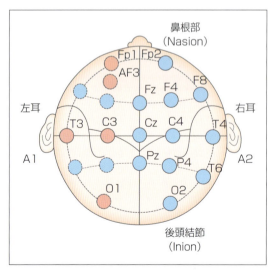

図1 国際10-20法に基づく電極装着部位
AF4 は AF3 の対側である。

表3 脳波モンタージュの例

	双極導出
1	Fp1-C3（もしくは AF3-C3）
2	C3-O1
3	Fp2-C4（もしくは AF4-C4）
4	C4-O2
5	Fp1-T3（もしくは AF3-T3）
6	T3-O1
7	Fp2-T4（もしくは AF4-T4）
8	T4-O2
9	T3-C3
10	C3-Cz
11	Cz-C4
12	C4-T4
13：眼球運動、14：心電図、15：オトガイ筋電図、16：呼吸（胸郭）	

2) aEEG

装着方法は脳波検査に準ずる。通常の皿電極のほか、心電図モニタ用電極（または心電図用ディスポーザブル電極）を用いると簡便である。心電図モニタ用電極はそのまま貼付可能だが、ペーストやエコー検査用ゼリーを使用するとインピーダンスを下げるのに役立つ。

電極装着は、特に正期産児では2チャンネルに比べ、1チャンネルでは新生児発作の見落としの可能性が高い[5]。

当院ではFzにリファレンス電極を、アースとして前額側面にアース電極を装着している（表4、図2）。

表4　電極の装着例（aEEG）

	装着電極
早産児	両側中心部（C3-C4）（もしくは両側頭頂部［P3-P4］）リファレンス電極、アース電極
正期産児	①両側中心部（C3-C4）（もしくは両側頭頂部［P3-P4］） ②両側前頭極部（Fp1-Fp2）（もしくは両側前頭前部［AF3-AF4］） ③①と②の組み合わせとリファレンス電極、アース電極

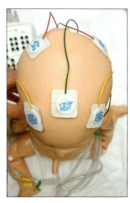

図2　正期産児に心電図モニタ用電極を装着した様子

> **注意！**
> 数日にわたる連続装着の場合は皮膚の状態に注意し、最低24時間に1度は電極装着部位を変更する。

Expert's Eye
aEEGと脳波：こんなときどうする？

①交流ノイズが入ってしまう！
対策
・電極ボックスの位置を工夫して、輸液ポンプやその他の機器との距離をなるべく離す。
・ACフィルタがONになっていることを確認する。
・電極リードは纏めて、モニタ類のコードと接しないようにする。

②インピーダンスが10～20Ω以下に抑えられない！
対策
・電極を一旦剥がして、皮膚をアルコール綿などで拭いた後に再装着する。
・ペーストやエコーゼリーを十分量使用する。
・インピーダンスの数字にこだわらず、判読可能であれば20Ω以上でも許容する。

③予想外に発作波が得られたが、明らかに病状と脳波所見がかけ離れている！
対策
・可能な限りビデオを併用する。授乳後やあやす目的でのトントンにより発作波類似の波形を呈し得るため、特にaEEGではビデオがないと判別困難なことが多い。

5節 検査

④ aEEG を記録したが、後で見返すときに見失ってしまった！

対策
- 長時間記録では、何らかのイベント時（発作を疑う動作が出現したとき、抗痙攣薬を投与したときなど）には必ずマーキングをする。可能であれば、看護師もマーキングの方法を知っておくと非常に助けになる。
- 脳波計の時間を、電子カルテの時間などに合わせておくと記録の振り返りが容易である。

⑤ 禁忌事項

皮膚障害を起こすことは禁忌である。超早産児、非常に状態の悪い児ほどリスクが高い。

対策
- 必要最低限の記録時間に留めるのが第一であり、場合によっては延期も考慮する。
- 特に後頭部電極は頭部の重さが掛かることが多く、皮膚のチェックを怠らない。また、早産児の長時間記録では後頭部を避ける。
- 心電図モニタ用電極でも粘着により損傷を来し得るため、ペーストやエコー検査用のゼリーを使用することも有用である。

⑥ ナースに知っておいてもらいたいこと

波形が大幅に乱れてしまった場合、電極の外れが疑われるため、電極を装着し直す必要がある。また、アーチファクトの対策を行っても改善がない場合には、検査技師や医師へ報告して装着し直してもらう。

*　　　　　　　*　　　　　　　*

謝辞

動画撮影と内容の校正にご協力いただいた、臨床検査技師である伊藤雅子に心より御礼申し上げます。

引用・参考文献
1) 奥村彰久ほか編. 誰でも読める新生児脳波. 東京, 診断と治療社, 2008, 248p.
2) 渡辺一功. 新生児脳波入門. 東京, 新興医学出版社, 2002, 212p.
3) Hellström-Westas, L. et al. Amplitude-integrated EEG Classification and Interpretation in Preterm and Term Infants. NeoReviews. 7, 2006, e77-87.
4) Watanabe, K. et al. Neonatal EEG : a powerful tool in the assessment of brain damage in preterm infants. Brain and Development. 21(6), 1999, 361-72.
5) Kidokoro, H. et al. Neonatal seizure identification on reduced channel EEG. Arch Dis Child Fetal Neonatal Ed. 98(4), 2013, F359-61.
*上記以外に新生児脳波モニタリングについて知りたい場合は文献6や7をご参照いただきたい。
6) Shellhaas, RA. et al. The American clinical Neurophysiology Society's Guideline on Continuous Electroencephalography Monitoring in Neonates. J Clin Neurophysiol. 28(6), 2011, 611-7.
7) McCoy, B. et al. Continuous EEG Monitoring in the Neonatal intensive care unit. J Clin Neurophysiol. 30(2), 2013, 106-14.

27 輸血

東京女子医科大学母子総合医療センター新生児医学科准講師 **大野秀子**

2017年3月に厚生労働省医薬・生活衛生局「血液製剤の使用指針」が改定され、出生後4カ月までに限定した指針が第Ⅶ項「新生児・小児に対する輸血療法」に示された。母親のサイトメガロウイルス（CMV）抗体の有無が確認されていないときに胎児や新生児へ輸血用血液製剤を投与する場合は、可能であればCMV抗体陰性の輸血用血液製剤を投与することが推奨された。しかし、対象児は多様な病態を示すため個々の症例に応じた配慮が必要とも記載されており、この指針を基に各施設で取り決めを作成しておき、必要時に速やかに施行できるように準備しておく。改定された使用指針とともに当院での取り決めも記載したので参考にしてもらいたい。

1. 赤血球液

●なぜ行うのか？

急性または慢性貧血による組織の低酸素状態の改善のために行う。

●適応、対象

表1　赤血球液輸液の適応

児の状態	輸血を考慮するヘモグロビン値
全身状態が安定している児	Hb 7g/dL 以下
慢性的な酸素依存症の児	Hb 11g/dL 以下
生後24時間未満の新生児、もしくは集中治療を受けている新生児	Hb 12g/dL 以下

●投与方法と注意点

表2　赤血球液の投与方法と注意点

使用血液	なるべく採血後2週間未満の赤血球液を使用する。 ※当院では採血後1週間以内、照射後3日以内（なるべく当日照射）の血液を依頼するが、入手困難な場合はカリウム除去フィルターを使用する。
投与量	1回輸血量：10〜20mL/kg 理論的には、赤血球液（Ht50〜55%）15〜20mL/kg投与でHt10%上昇が期待できる。
速度	1〜2mL/kg/時間（うっ血性心不全がある場合は程度に応じて対応）
1単位の量	140mL
注意	・溶血の防止 　24Gより細い注射針を用いない。輸血速度を遅くし、溶血の出現に十分な注意を払う。血液バッグ開封後は6時間以内に輸血を完了し、残余分は破棄する。6時間を超える場合には、使用血液を無菌的に分割して輸血し、未使用の分割分は使用時まで2〜6℃で保存する。

2. 血小板濃厚液

● **なぜ行うのか？**

血小板数低下による出血傾向の改善、出血予防のために行う。

● **適応、対象**

表3 血小板濃厚液輸液の適応

児の状態	血小板濃厚液の投与を考慮する血小板数
全身状態が安定しており出血症状がない	2～3万/μL 未満 早産児で、生後数日以内の児はより高い血小板数を維持することを推奨する
新生児同種免疫性血小板減少症（neonatal alloimmune thrombocytopenia；NAIT）	3万/μL 未満
①生後1週間以内の極低出生体重児 ②出血症状を認める ③侵襲的処置を行う場合	5万/μL 以上に維持
①播種性血管内凝固 ②大手術を受ける場合	5～10万/μL に維持

● **投与方法と注意**

表4 血小板濃厚液の投与方法と注意点

投与量	1回輸血量：10～20mL/kg
	理論的には血小板濃厚液 10mL/kg の輸血で血小板数が $7～8 \times 10^4$/μL 増加。 計算式： 予測血小板増加数（/μL） 　　　＝輸血血小板総数[*1] ÷ 循環血液量[*2]（mL）÷ 10^3 × 2/3[*3] [*1] わが国の血小板濃厚液：1単位は 0.2×10^{11} 個以上を含む [*2] 新生児の循環血液量：体重の9～10% [*3] 輸血された血小板が脾臓に捕捉されるための補正係数
速度	1～2mL/kg/時間（うっ血性心不全がある場合は程度に応じて対応）
1単位の量	約20mL
注意	・血小板機能低下の防止 　シリンジ内では酸素供給が絶たれるため血小板機能が低下する。シリンジに分注後は3～4時間以内に投与を完了することが望ましいが、難しい場合は分離バッグに無菌的に分割し、室温下、振盪器上で保管する。

3. 新鮮凍結血漿

●なぜ行うのか？
複数の凝固因子の不足による出血傾向の改善のために行う。

●適応、対象

表5 新鮮凍結血漿の適応

児の状態	目的
①ビタミンKの投与にもかかわらずPTおよび／またはAPTTの著明な延長があり出血症状を認めるか侵襲的処置を行う場合	凝固因子の補充
②循環血液量の2分の1を超える赤血球液輸血時	大量輸血時の希釈性凝固障害による止血困難防止
③Upshaw-Schulman症候群（先天性血栓性血小板減少性紫斑病）	ADAMTS13補充

●投与方法と注意

表6 新鮮凍結血漿の適応

投与量	表5の①、②に対し：10～20mL/kg以上を必要に応じて12～24時間ごとに繰り返し投与する。
	表5の③に対し：10mL/kg以上を2～3週間ごとに繰り返し投与する。
速度	速度：1～2mL/kg/時間（うっ血性心不全がある場合は程度に応じて対応）
特徴と注意	・凝固因子失活の防止 使用時には30～37℃の恒温槽中で融解し、融解後3時間以内の使用が望ましい。それ以上保存する場合には4℃の保冷庫内に保管する。（不安定な第Ⅴ・Ⅷ因子は急速に失活するが、それ以外の凝固因子の活性は比較的長い期間保たれる。） ・新生児多血症に対する部分交換輸血 ほとんどの症例で生理食塩水が代替可能。 ※指針での新鮮凍結血漿の適応は表5の①②③のみだが、未熟性の強い児や胎児水腫など血管透過性が亢進した児では血管内浸透圧維持に効果がある可能性があるため、当院では、重症感染症、脳室内出血を認めた児、循環状態の悪い低体温療法中の児においてはvolume expanderとして新鮮凍結血漿を使用することがある。

4. 輸血手順

1）製剤の外観確認

血液バッグ内の色調変化、凝固、異物混入がないこと、血液バッグの破損がないことを確認する。

2）患者と製剤の照合

電子照合、紙媒体など各施設の運営規則に従う。

表7　使用する輸液製剤と患児のチェック

タイミング	製剤の受け渡し時、輸血準備時、輸血実施時
チェック項目	患者氏名、血液型、製剤名、製造番号、有効期限、交差適合試験の検査結果、放射線照射の有無
チェック資材	交差適性試験票の記載事項、製剤本体および添付伝票

3）輸血用器具の接続

新生児には輸血バッグからシリンジに分注して投与する施設が多いが、輸血バッグからシリンジに分注する際には各輸血に合った輸血用器具を用いる。 要：手指消毒

4）バイタルチェックと患者観察

輸血開始前、開始5分後、開始15分後、終了時にバイタルチェックおよび患者観察を行う。

①バイタルサイン

血圧、脈拍数、体温、経皮的動脈血酸素飽和濃度。

②患者観察

新生児の場合は患者からの訴えがないためバイタルサインのみならず、観察による変化（機嫌が悪い、無呼吸の増加、哺乳不良、尿の色など）に気づくことによる早期発見が重要となる。また、薬剤の点滴漏れ同様、輸血の点滴漏れも炎症や壊死の原因になるため注意深く観察する。輸血終了後に症状が現れることもあるため終了後も引き続き注意を要する。

5. 輸血後の評価

投与した輸血により予測値程度まで上昇したかどうか、低血糖、電解質異常が起きていないかを血液検査で、循環の不安定な児においては循環負荷がないかをエコー検査などを用い確認する。

輸血から3カ月以降で輸血後感染症の検査を行う。当院では、繰り返し輸血を必要とする児の場合には症状および定期検査時の検査値に異常がなければ最終輸血から3カ月で検査を施行している。

厚生労働省の推奨はHBV（NAT）、HCVコア抗原、HIV抗体の検査だが、当院ではHBs抗原・抗体とHCV抗体およびHIV抗体を検査し、次いで感染が疑われる際にHBV（NAT）とHCVコア抗原を施行することとしている。

Expert's Eye
輸血の際の注意3点

①混注禁忌
- 本来輸血は単独ルートでの投与が原則である。しかし、輸血を要する新生児ほどルート確保困難なことが多く、やむを得ない場合はある。輸血ルートでの薬剤投与時には、投与前後に生理食塩水でフラッシュするなどの注意が必要である。配合禁忌として報告されている薬剤を表8に挙げたが、報告されていない薬剤、抗菌薬など希釈液にブドウ糖液を使用している薬剤などを考えると、基本的には生理食塩水前後フラッシュが安全と思われる。

表8 混注禁忌薬

種類	NICUで使用されやすい薬剤名
カルシウム含有薬剤	カルチコール、フィジオ®35、ハイカリック®NC-L など
ブドウ糖含有薬剤	5%ブドウ糖液、10%ブドウ糖液、フィジオ®35、ハイカリック®NC-L など
ビタミン剤	ケイツー®
グロブリン製剤	ベニロン®など

(文献2を元に作成)

②シリンジ分注時の注意
- 患者の体重により輸血投与速度は異なる。分注する際のシリンジサイズを間違え、頻回に交換が必要になってしまったことがある。体重3kgの児に6mL/時で輸血、20mLシリンジで用意したため3時間ごとに交換が必要になった。頻回の交換は看護師の手間が増えるだけでなく、患者間違え、感染などのリスクも増すため投与速度と必要量を考えてシリンジサイズを決定する。
- NICUでは輸血量が少ないため輸血バッグからシリンジに分注して輸血する施設が多いと思われる。同時期に複数人のシリンジを病棟内の冷蔵庫で保管することにより患者間違えのリスクが高まること、また病棟冷蔵庫保管での感染リスクも考慮し、当院では赤血球液に関しては輸血部での分注、管理とし、シリンジ1本ごとに払い出しとしている。

③ABO血液型不適合
- 母がO型の場合、児がA型であっても児の血清中に母体由来の抗A・抗B IgG抗体が存在しクロスマッチの裏試験はA型と一致しないことがある。児がB型の場合も同様に起こり得る、いわゆるABO血液型不適合であり、新生児では珍しくはない。しかし、この児に輸血するとなると頭が混乱することがある。必要な赤血球液はO型、血小板濃厚液はAB型（血小板濃厚液は血漿を含むため血漿と同様の扱いになる）、新鮮凍結血漿はAB型である。

引用・参考文献
1) 厚生労働省医薬・生活衛生局. "新生児・小児に対する輸血療法". 血液製剤の使用指針. 2017, 42-4. https://www.mhlw.go.jp/file/06-Seisakujouhou-11120000-Iyakushokuhinkyoku/0000161115.pdf ［2019. 6. 13］
2) 日本赤十字中央血液センター医薬情報部. 輸血用血液製剤と薬剤の混注は避けてください（一部改変）. https://www.uoeh-u.ac.jp/kouza/yuketu/info/center/ci_960929.html ［2019. 6. 13］

28 交換輸血

福島県立医科大学附属病院講師　郷　勇人（こう・はやと）
同　助手　柏原祥曜（かしわばら・のぞみ）

1. 目的・適応、対象

交換輸血は、1925年にHart[1]が重症黄疸の児に対する治療として用いて以来、重症黄疸以外の疾患にも用いられるようになった。交換輸血は血中の有害物質の除去を目的としており、対象となり得る疾患として、高ビリルビン血症、重症感染症、播種性血管内凝固、心不全を伴うような重症貧血、著明な白血球増多症、高カリウム血症、薬物中毒、心不全などが挙げられる。

2. タイミング、所要時間の目安

1) 各疾患における交換輸血のタイミング

①重症黄疸

・重症黄疸の合併症は核黄疸であり、重篤な後遺症を残すため、血清総ビリルビン値もしくは血清アンバウンドビリルビン値が光線療法やアルブミン投与[2,3]などで改善しない場合や、血液型不適合において、γグロブリン投与[4]で改善がみられない場合、核黄疸の症状がある場合は、過剰なビリルビンの除去や溶血性黄疸での感作赤血球や抗体の除去目的に交換輸血を行う場合がある。血液型不適合に伴う黄疸では、臍帯血のヘモグロビン値が10g/dL以下でビリルビン値が5mg/dL以上であれば重度の溶血性黄疸が示唆される。このような場合でも必ずしも交換輸血が必要となるわけではないが、児の兄または姉に重度の黄疸の既往がある場合や網状赤血球数が15%を上回る場合などは、早期に交換輸血を決定する一助となると考える場合もある[5]。

②心不全を伴う重症貧血

・循環への容量負荷を回避し、貧血の改善や心不全の改善が見込める。

③DIC

・敗血症に伴う播種性血管内凝固症候群（disseminated intravascular coagulation；DIC）では、基礎疾患の治療や抗凝固療法などの治療でも病状の改善が認められない場合に、原因物質の除去と血小板や血液凝固因子の補充目的に行うことがあるが確立したエビデンスはない。

④重症感染症

・一般的な治療のみでは救命し難い場合に適応となる。エンドトキシンやサイトカインなどを除去することで、改善が得られる場合がある。

2) 所要時間

疾患に限らず、所要時間は1～2時間である。交換輸血量は160～180mL/kgを目安とする。

3. 必要物品

①使用血液製剤
- 照射合成血液LR「日赤」：合成血は、ヒト血液200mL（もしくは400mL）から白血球および血漿の大部分を除去し、洗浄したO型の赤血球層に、白血球の大部分を除去したAB型のヒト血漿を一定量加えて調整した血液製剤である[6]。院内で合成血を作成できる施設もあり、当院でも可能となっている。
- 混合血：赤血球濃厚液－LRと新鮮凍結血漿、濃厚血小板を混合して作成する。混合比は赤血球濃厚液：新鮮凍結血漿：濃厚血小板＝4：2：1とされる[7]が、赤血球濃厚液：新鮮凍結血漿：1：1や、2：1など、児の状況や入手にかかる時間などを考慮して割合を調節する。
- ABO不適合による重症黄疸の場合
  O型の濃厚赤血球とAB型血漿からなる合成血液を用いる。
- 他の特殊な血液型不適合
  不適合抗原を持たない濃厚赤血球の入手に努めなければならないが、緊急時には不適合血液を用いて交換輸血を開始することもできる。不適合血液を用いた場合には、交換輸血後に再度ビリルビンが上昇する恐れがあるため、院内の輸血部もしくは血液センターに不適合抗原をもたない濃厚赤血球をオーダーしておく[8]。
- 血液型不適合溶血性疾患以外の症例
  Rh適合、ABO適合の血液を用いる。

②末梢動・静脈確保用24Gサーフロー®留置針もしくは臍カテーテル
③接続のためのロック式延長チューブ
④三方活栓
⑤加温装置
⑥輸血セット
⑦輸血用シリンジ（50mL）と瀉血用シリンジ（10mL、50mL）、排液用シリンジ
⑧自動交換輸血器（当院では手動で行うことが多い）
⑨カルチコール（当院ではPIカテーテルルートから投与）
⑩ストップウォッチ
⑪交換輸血モニタリングシート

4. 手順

①One-Site法：臍静脈にカテーテルを挿入し、そこから瀉血と輸血を交互に繰り返す方法で、Diamond[9]により開発された。臍静脈を確保する場合は、厳密な無菌操作によって7cmを超えない距離まで臍カテーテルを挿入する。
②Two-Site法：末梢動脈から瀉血し、末梢静脈に同量の輸血を行う方法であり（図）、Weiner

6節 輸液、血液製剤

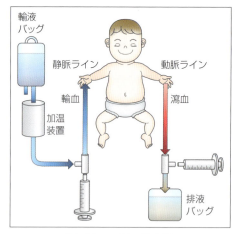

図　Two-Site法の例

法とも呼ばれる。交換率が83.6%/173mL/kgと高く[10]、一般的に使用されている方法である[8]。

血管確保：瀉血ルート（臍動脈、末梢動脈）、輸血ルート（末梢静脈、臍静脈、大腿静脈、中心静脈）

血液製剤の準備：使用する血液は合成血もしくは混合血を用いることが多い。当院では、入手にかかる時間を鑑みて、混合血を使用することが多い。通常1時間かけて交換輸血を行う。

5. 処置・ケア後の評価

　バイタルチェック：交換輸血の合併症としては、頭蓋内出血、肺出血、消化管出血、血小板減少、高カリウム血症、高血糖、低血糖、アシドーシス、心不全、腎不全、カルシウムの注入の有無に関わらない一過性徐脈、チアノーゼ、血栓症、無呼吸などがある。また、CMV、HIV、肝炎の感染リスクがある[5]。そのため、交換輸血中、心拍、呼吸、酸素飽和度、体温ならびに血液ガスをモニタリングする。当院では、添付したシートに5分おきにモニタリング結果をチェックしている。特に、イオン化カルシウムが低下する場合は、交換輸血用のルート以外のPIカテーテルルートなどからカルチコール（当院ではハーフカルチコールを使用）を1分以上かけて静注している。モニタリングの補助、交換輸血量の集計、緊急処置時の対応、血液ガス検査など多くのアシスタントが必要となるため、人員の確保が重要である。

　当院では、交換輸血終了時には必ず、中央検査部で末梢血液検査と生化学検査を実施し、検査結果に変化がないかをチェックする。後期合併症としては臍静脈カテーテルを使用した場合は、門脈血栓症がある。

Expert's Eye

自施設の経験をもとに：交換輸液のコツ

- 当院での過去10年の交換輸血症例の詳細を表に示す。合併症は血小板減少を1例認め、翌日血小板輸血を行った。血液製剤はいずれの症例も混合血を使用していた。合成血を使用するのが望ましいが、輸血オーダーから開始までの時間が早くなることから混合血を選択していた。表に示したように、輸血オーダーから交換輸血開始までに、少なくとも1時間30分以上経過していることがわかる。交換輸血を施行しなければならない児は、全身状態が不良な児も多く、できるだけ早く治療を開始したい。治療開始までの時間を考慮すると、交換輸血が必要かどうかの判断が非常に重要になってくる。

表　当院で過去10年間に施行した交換輸血症例の内訳

週数	出生体重	疾患名	施行日齢	輸血オーダーから開始までの時間	送血	脱血	合併症
38週0日	2,284g	血液型不適合溶血性貧血	2	2時間54分	末梢動脈	末梢静脈	なし
38週4日	2,500g	重度貧血（母児間輸血症候群）	0	4時間44分	臍動脈	末梢静脈	なし
39週4日	3,128g	重度貧血（帽状腱膜下血腫）	1	1時間44分	末梢動脈	末梢静脈	なし
40週0日	3,364g	高ビリルビン血症	1回目3 2回目4	2時間00分 5時間12分	末梢動脈	末梢静脈	なし
30週6日	2,512g	重度貧血、胎児水腫	0	3時間53分	臍動脈	臍静脈	なし
24週5日	6.42g	高ビリルビン血症	20	2時間43分	末梢動脈	末梢静脈	血小板減少
32週0日	1,752g	血液型不適合溶血性貧血	0	3時間3分	臍動脈	臍静脈	なし
37週0日	2,542g	重度貧血（母児間輸血症候群）	1	3時間45分	末梢動脈	末梢静脈	なし
29週2日	1,382g	高ビリルビン血症	4	5時間49分	末梢動脈	末梢静脈	なし
32週0日	1,786g	一過性骨髄増殖症	1回目0 2回目1	1時間58分 2時間25分	末梢動脈	末梢静脈	なし
40週6日	2,626g	一過性骨髄増殖症	2	1時間55分	末梢動脈	末梢静脈	なし
23週3日	588g	SIRS、DIC	2	2時間23分	末梢動脈	末梢静脈	なし

第2章　6節　輸液、血液製剤

㉘ 交換輸血

6節 輸液、血液製剤

- 交換輸血は、1970年代は盛んに行われていたが、光線療法の普及や感作の予防などのために高ビリルビン血症に対しての施行が少なくなり、交換輸血を経験する機会は減っていると考えられる。このため、交換輸血は経験が豊富な新生児医療センターで実施するのが望ましい。

- また、濃厚赤血球液は保存期間が長くなるとカリウム濃度が高くなることから、高カリウム血症予防のために、「カワスミ カリウム吸着フィルター」を使用することもある[11]。当院では交換輸血にかかわらず、濃厚赤血球輸血をする場合でも、保存期間ができるだけ短いものを使用することとしている。しかしながら、院内に血液製剤の準備ができていないような場合は、可及的速やかに血液製剤の取り寄せを行うか、保存期間の長いものでも使用する場合がある。

引用・参考文献
1) Hart, AP. Familial Icterus Gravis of the New-Born and its Treatment. Can Med Assoc J. 15 (10), 1925, 1008-11.
2) 五百蔵智明ほか. 出生体重1,500g以上の低出生体重児の高アンバウンドビリルビン血症に対する交換輸血を回避するためのアルブミン静脈投与の試み. 日本周産期・新生児医学会雑誌. 41 (3), 2005, 569-75.
3) Hosono, S. et al. Effects of albumin infusion therapy on total and unbound bilirubin values in term infants with intensive phototherapy. Pediatr Int. 43 (1), 2001, 8-11.
4) 片山義規ほか. 新生児溶血性疾患におけるガンマグロブリン療法の適応. 日本未熟児新生児学会雑誌. 20 (2), 2008, 248-54.
5) Robert, MK. et al. ネルソン小児科学. 原著第19版. 東京, エルゼビア・ジャパン, 2015, 3000p.
6) 小山典久. 交換輸血：製剤のファーストチョイス, セカンドチョイスを含めて. 周産期医学. 49 (2), 2019, 195-8.
7) 白川嘉継ほか. 輸血および交換輸血. 周産期医学. 29 (6), 1999, 677-81.
8) 氏豪二郎. "交換輸血". 小児輸血学. 大戸斉ほか編. 東京, 中外医学社, 2006, 33-42.
9) Diamond, LK. Erythroblastosis foetalis or haemolytic disease of the newborn. Proc R Soc Med. 40 (9), 1947, 546-50.
10) 川村眞由美ほか. 安定同位元素 ^{50}Cr を用いた新生児における交換輸血率の検討. 日本新生児学会雑誌. 31 (3), 1995, 428-31.
11) Fujita, H. et al. Use of potassium adsorption filter for the removal of ammonia and potassium from red blood cell solution for neonates. Transfusion. 58 (10), 2018, 2383-7.

29 ガストログラフイン®投与（注腸と胃内投与）

大阪赤十字病院小児外科部長 大野耕一（おおの・こういち）

1. 目的・適応・対象

　本稿では超低出生体重児（extremely low birth weight infant；ELBWI）に発症した胎便関連性腸閉塞（meconium related ileus；MRI）に対するガストログラフイン®（gastrografin；GG）治療に関して記述する。

　MRIは胎便排泄障害を特徴とする機能的腸閉塞症であり、壊死性腸炎（necrotizing enterocolitis；NEC）と消化管穿孔が否定され、小腸閉鎖などの器質的異常を含めない[1,2]。MRIのうちグリセリン浣腸で排便がなく、症状が改善しない症例がGG治療の適応となる。ELBWIの約7～13％にMRIが発症し[2,3]、出生体重400g以上でGGが投与されている[4,5]。

　GGの作用機序は浸透圧差による水分の漏出と刺激による蠕動亢進と考えられている[1]。さらに界面活性剤（polysorbate）が粘稠な胎便栓と腸管との間を剥離することが期待される[6]。

2. タイミング、所要時間の目安

　MRIは出生早期から発症するため、多くは日齢0～8にGGの注腸が行われる[1,5,7]。またMRIが疑われた時点でGGを胃内に注入する予防投与も行われている[1,5]。

ナース's Check!

GG注腸では体温、血圧、酸素飽和度、尿量などに十分注意する。特に透視室で行う場合は搬送中もバイタルサインを厳重に監視し、異常があればすぐに新生児科医に伝える。

3. 必要物品

　GG、蒸留水、5～8Fr栄養カテーテルまたはネラトンカテーテル、2.5mL・5mL・10mLシリンジ、延長チューブ、三方活栓、ガーゼ、テープ、潤滑剤。

　透視室に移動する場合は温枕、保温用タオル、緊急蘇生セット、ジャクソンリースバッグまたはアンビューバッグ、酸素ボンベ、ポータブルモニター。

4. 手順

1）ガストログラフイン®（GG）注腸を行う場所の決定

　透視下では造影剤の先進部がリアルタイムに観察できる。しかし患児の多くは気管挿管され輸液と薬剤が持続投与されており、透視室へ移動するだけで危険を伴う。非透視下（NICU）で行

7節 排泄

う場合は効率が悪く、消化管穿孔の危険が大きくなる[1]。患児の全身状態を十分に勘案して場所を決定する。

2）造影剤をシリンジから手押しで注入する方法

栄養カテーテルの先端から約1～2cmにガーゼを巻く（図1）。蒸留水でGGを3～6倍に希釈する[3,6]。カテーテルに造影剤を吸引させた2.5または5mLシリンジを接続して先端まで満たす。カテーテルの先に潤滑剤を塗り肛門から挿入して、カテーテルに巻いたガーゼで軽く肛門を圧迫する。手押しで緩徐に造影剤を注入し抵抗があれば止める[7]。1回の注入量は2～3mL/kgとし[7]、必要に応じて5～8mL/kgまで増量する[8]。拡張した回腸まで造影剤が到達することを目標とする（図2）。

腸管内に過剰な圧がかからない工夫：直腸内に挿入したカテーテルとシリンジの間に三方活栓を挟む。三方活栓に延長チューブを接続し、40～50cmの高さに固定して先端を開放する（図3）。手押しで注入した際に腸管内圧は延長チューブの高さ以上には上がらない[9]。

3）造影剤を水柱圧で注入する方法

前述と同様にガーゼを巻いた栄養カテーテル、希釈したGG、10mLシリンジを準備する。シリンジに三方活栓、栄養カテーテルの順に接続して、カテーテルの先端まで造影剤を満たし、三方活栓で3方向ともロックする。カテーテルを肛門に挿入し、カテーテルに巻いたガーゼで軽く肛門を圧迫する。シリンジを患児より30～40cm高く持ち上げ[4,9]、三方活栓を操作してシリンジの内筒を抜く。水柱圧で造影剤が直腸に注入される。単純X線写真で造影剤の先進部を確認する。回腸まで到達していないときはこれを繰り返す[6]。

4）ガストログラフイン®（GG）胃内投与

蒸留水でGGを3～5倍に希釈する[1,4,5]。経鼻胃管から造影剤を1回2～5mL/kg注入する[1,5,8]。8～12時間ごとに腹部症状とX線写真を確認し、造影剤の排泄が遅延する場合は胃内投与を追加する[5]。予防投与の場合はグリセリン浣腸と少量の経管栄養を継続する[1,5]（図4）。

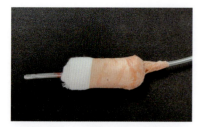

図1　注腸用カテーテル
6Fr栄養カテーテルの先端から1.5cmに約3cm幅のガーゼを巻き、テープで固定する。

> **Point!**
> カテーテルに巻いたガーゼは肛門からの造影剤の漏れを少なくするだけでなく、漏れた造影剤を吸収して低体温と透視野のアーチファクトを防ぐ効果がある。
> MRI発症に関わる母体側因子として妊娠中毒症、高血圧、胎盤機能障害、ステロイド・マグネシウム・リトドリン投与、患児側因子として子宮内発育不全、多胎、モルヒネ投与、低血糖が報告されている[2,3,5,10]。

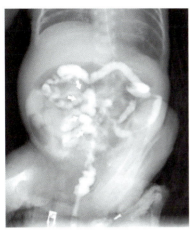

図2　ガストログラフイン®注腸
在胎27週、出生体重544g。結腸が細く（microcolon）、造影剤は拡張した回腸まで達している（矢印）。注腸後に胎便が排泄され、経管栄養を再開できた。

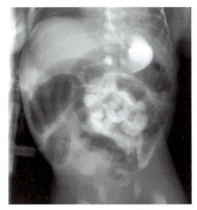

図4　ガストログラフイン®胃内投与
在胎26週、出生体重474g。3倍希釈のGGを1.2mL胃内に注入した。8時間後のX線写真で造影剤は小腸に流れているが、まだ拡張腸管に到達していない。

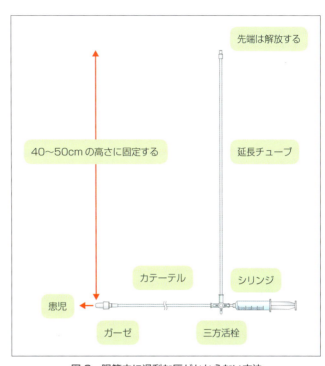

図3　腸管内に過剰な圧がかからない方法
カテーテルとシリンジの間に三方活栓を挟み、三方活栓に延長チューブを接続して40〜50cmの高さに固定する。シリンジで加圧したときにチューブの高さ以上の圧が直腸にかからない。

> **注意！**
> GGの浸透圧は1,700 mOsm/Lと生理食塩水の約9倍である。4倍希釈でも460mOsm／Lになる。
> NECや消化管穿孔ではGG投与は禁忌であり、治療前の鑑別は非常に重要である[1]。
> GGにはヨードが含まれているため甲状腺機能が抑制される可能性がある[1]。

5. 処置・ケア後の評価

　胎便が排泄されて腸閉塞症状が改善し、経腸栄養が進む場合を効果ありとする[5]。報告によって、注腸の奏効率は43%[4]、60%[7]、82%[3]、胃内注入の奏効率は77%[5]、100%[4]と幅がみられる。これはMRIの重症度が一定しておらず、予防投与も含まれているためと考えられる。

　奏効しない場合は注腸、胃内投与または同時に行う"挟み撃ち治療[10]"を繰り返すが、その間は経腸栄養が進まず消化管穿孔の可能性が高くなる。また小腸閉鎖やヒルシュスプルング病などの可能性がある。そこで1週間の保存的治療を限界とし、手術を考慮すべきである[10]。さらにGG投与後も著しい腸管拡張が続く症例では72時間以内に手術を考慮する[4]。

7節 排泄

Expert's Eye
ガストログラフイン®投与で注意すべきリスク4点

①医原性消化管穿孔
　注腸では過剰な加圧を掛けると消化管穿孔を来すことがある[3]。バルーンカテーテルで肛門からの漏れを完全にブロックすることは望ましくない。

②低体温
　ELBWIは透視室の室温や漏れた造影剤の気化熱で容易に体温が低下する。あらかじめ室温を上げ、温枕や保温用タオルを準備する。

③脱水、低血圧
　水分が腸管内に漏出して脱水となり、血圧が下がる可能性がある[5]。

④誤嚥
　胃内投与では嘔吐による誤嚥から肺水腫に陥るリスクがあり[5,7]、人工呼吸管理中の場合はsilent aspirationの可能性もある[1]。

引用・参考文献
1) 寺田明佳ほか．胎便関連性腸閉塞症に対するガストログラフイン胃内投与法の検討．日本周産期・新生児医学会雑誌．44（4），2008，935-8．
2) 孫田みゆきほか．外科的介入を要した胎便関連性腸閉塞についての臨床学的検討．前掲書1, 939-42．
3) 武浩志ほか．胎便関連性腸閉塞症に対する治療法と治療成績．前掲書1, 948-52．
4) 今治玲助ほか．超低出生体重児における胎便関連性腸閉塞症の検討．日本小児外科学会雑誌．50（6），2014，1005-10．
5) 山本正仁ほか．超低出生体重児の胎便関連性腸閉塞症の予防を目指した，塩酸モルヒネ持続静注症例における胃内ガストログラフイン注入の効果について．日本周産期・新生児医学会雑誌．51（4），2015，1199-203．
6) 大橋研介ほか．下部消化管造影：胎便関連性腸閉塞症に対するガストログラフイン注腸．周産期医学．42（12），2012，1603-6．
7) 越永従道ほか．外科からみた胎便関連性腸閉塞．前掲書1, 943-7．
8) 鈴木完ほか．極低出生体重児に発症した胎便排泄遅延に対する造影剤治療の検討（早期に治療することの有効性について）．日本周産期・新生児医学会雑誌．43（1），2007，56-61．
9) 中原さおり．当院における胎便関連腸閉塞解除の工夫：NICU内で透視下のようなガストログラフイン注腸が可能に．日本小児放射線学会雑誌．33（1），2017，14-8．
10) 浜野志穂ほか．胎便関連性腸閉塞症．小児外科．39（3），2007，287-91．

30 導尿（尿道留置カテーテル）

新潟市民病院新生児内科副センター長　佐藤　尚（さとう・たかし）

1. なぜ行うのか

膀胱内の尿を排泄させることが目的である。①後部尿道弁などの尿路奇形や脊髄疾患などによる神経因性膀胱に伴う尿閉、②手術や急性期治療時の鎮静に伴う尿閉、③厳重な水分管理が必要な場合などが適応となる。

2. 所要時間の目安

約10分。

3. 必要物品

尿道留置カテーテル（6〜8Fr バルーンカテーテルあるいは 4〜6Fr 栄養カテーテル）、滅菌手袋、滅菌鑷子、消毒薬（0.02％クロルヘキシジンが望ましい）、消毒綿球、潤滑剤（リドカインゼリーなど）、バルーン用蒸留水、注射器、固定用テープ、蓄尿用としての排液バッグや注射器など

4. 手順【要：清潔操作】

1) 尿道口の消毒

- 女児の場合：小陰唇を開き、滅菌鑷子を使って、消毒綿球で前から後ろに向けて消毒する。
- 男児の場合：陰茎を持ち上げ、包皮を下げて亀頭を露出させて、尿道口から周囲に向けて消毒綿球で消毒する。

2) カテーテルの挿入　痛みのケア

①カテーテルの先端に潤滑剤を塗布する。
②カテーテル先端付近を滅菌鑷子でつまみ、尿道口から挿入する。
③カテーテルからの尿の流出を確認する。
④バルーンカテーテルの場合、バルーンに 1〜3mL の注射用水を注入する。

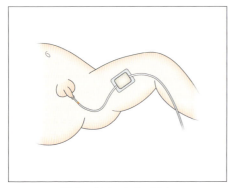
図1　カテーテルの固定

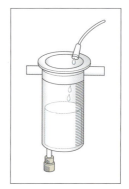
図2　蓄尿、尿量の測定（文献3を参考に作成）

3）カテーテルの固定

　テープを用いてカテーテルを固定する（**図1**）。大腿内側に固定するのが容易である。2枚のテープを用意する。1枚目は皮膚に直接固定するため、刺激の少ないものを使用する。足の動きでカテーテルが引っ張られるので、余裕をもって固定する。

4）蓄尿、尿量の測定

　バルーンカテーテルの場合は、専用の排液バッグに接続する。栄養カテーテルの場合、延長チューブと注射器を利用する（**図2**）。

5．処置・ケア後の評価

　定期的に尿量を確認する。尿量の増加がない場合、カテーテルの閉塞の可能性を考慮する。また、尿路感染症の合併には常に注意を要する。発熱などの全身状態や、尿の性状などに注意し、必要に応じて尿検査を行う。栄養カテーテルの場合、計画外抜去が起こりやすいので、位置をマーキングし、定期的に確認する。

Expert's Eye
導尿の注意点とコツ

- カテーテルの太さ：成熟児であれば、6Frバルーンカテーテルが挿入可能であることが多い。低出生体重児の場合は、栄養カテーテルを用いる。
- バルーンを膨らませる際の注意点：尿道でバルーンを膨らませると、尿道損傷を起こす危険性がある。カテーテルが適正な位置まで挿入されていればカテーテルから尿が流出するので、それを確認してからバルーンを膨らませる。しかし、出生直後や全身状態が悪い場合などは、膀胱に尿が貯留していない場合がある。その場合は、バルーンカテー

テルではなく、栄養カテーテルを用いる方が安全である。
- 尿道口の位置が分からない場合：男児の場合、包皮が十分に反転できないことがある。陰茎を 90°に持ち上げ、包皮輪からカテーテルを挿入し、やや足側から進めるとよい（図3）。女児の場合、腟開口部の頭側を、外縁に沿って進めるとよい（図4）。
- チューブが抜けかかっている場合：押し戻すのではなく、いったん抜いて、新しいカテーテルを挿入する。

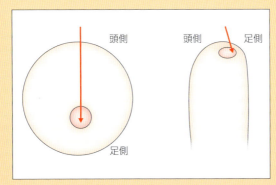

図3　男児の場合の挿入の注意点
包皮輪からカテーテルを挿入し、やや足側に進める

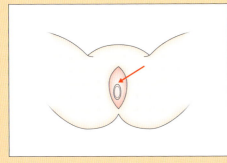 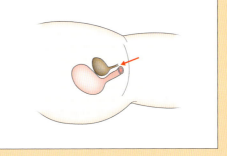

図4　女児の場合の挿入の注意点
腟開口部の頭側を、外縁に沿って進める

引用・参考文献
1) 和田佳子. 尿道カテーテル留置と膀胱穿刺. 周産期医学. 42（12）, 2012, 1611-3.
2) 依田卓. "導尿（尿道留置カテーテル）". 新生児医療と看護の臨床手技 70. 堺武男編. Neonatal Care 春季増刊. 大阪, メディカ出版, 2007, 144-7.
3) 根本典子ほか. 排泄のケア. Neonatal Care. 15（8）, 2002, 705-10.

31 腹膜透析

東京都立小児総合医療センター新生児科　青木良則　同新生児科医長　岡崎　薫
同腎臓内科医長　濱田　陸　同泌尿器科医長　佐藤裕之

1. 目的・適応・対象

　血液浄化療法の目的は、体液の是正と病因物質の除去である。腹膜透析（peritoneal dialysis；PD）は、腹膜を半透膜として行う透析で、自動腹膜透析システム（APD）・手動により貯留を行うシステム（CAPD）・持続腹膜灌流（CFPD）がある。PDのメリットは、循環動態への影響が少ない、特別な機器や熟練が不要、出血リスクが少ない、抗凝固剤不要である。除去可能な分子量サイズもPDと持続的血液ろ過透析（CHDF）ではほとんど同じである[1]。

　腹膜透析の最適なタイミングや基準に関するエビデンスはない。Alparslanらの新生児PD基準は以下である[2]。
①膀胱充満がなく0.5mL/kg/時以下の突然の乏尿
②薬物療法に反応しない著明な浮腫
③尿毒症の徴候（心機能障害や痙攣）・難治性高カリウム（K）血症・代謝性アシドーシス
④呼吸不全を伴う体液過剰
⑤薬物療法に抵抗性の遷延性高アンモニア血症（血中アンモニア200mg/dL以上）

　超低出生体重児でもPDは可能である[3,4]。重篤な肺合併症や多発奇形症候群を伴う場合は、予後不良のため、家族と十分に情報を共有した上で透析の適応を吟味する必要がある。

2. タイミング、所要時間の目安

　腹膜透析は腎機能が回復するまで必要であるため、原疾患によってその期間は異なる。腎機能の回復が望めない場合は、一時的でなく腎移植まで離脱できないことが予想され、導入に当たっては小児腎臓専門医との連携が必要である[5]。成人領域ではより早い段階での導入が予後改善につながるという報告もあるが、新生児領域においては不明である[6]。

　APDもしくはCFPDで行う。APDは自動腹膜透析器（サイクラー）を用いて貯留と排液を繰り返す。当院では1～1.5サイクル／時間で開始し、除水量や溶質除去効率を評価して適宜調整している。CFPDは、2本のカテーテルまたはダブルルーメンカテーテルを用いて腹腔

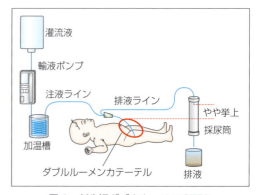

図1　新生児ダブルルーメンCFPD

内灌流を持続して行う。安定した循環動態を得ることができる（図1・2、表1）。

3. 必要物品

① PDカテーテル

テンコフ腹膜灌流カテーテル、「JI（ノンカフ）、JI2：CAPDカテーテル：新生児用」、緊急用腹膜透析セット、などがある。極低出生体重児では、適応外使用ではあるが血管造影用カテーテル、栄養チューブなどを用いることもある[7]。

② 透析液

市販の透析液には、糖濃度1.35〜4.0%があり（メーカーにより多少異なる）、糖濃度の選択で除水量を調整する（低糖濃度：除水量少、高糖濃度：除水量多）。新生児は腹膜透過性が良好であり、容易に高血糖となるため血糖測定を併用する。また、除水が不十分な際には、透析液へのアミノ酸もしくは50%糖液の添加により浸透圧の上昇を図る。

③ PD回路（図1、2）

注液ライン、排液ライン、患者へのPDチューブ接続ラインから構成される。

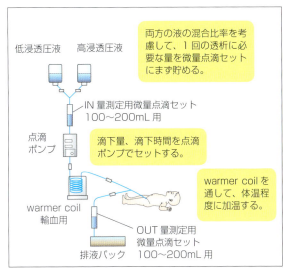

図2　新生児CAPD

表1　新生児急性腎障害に対するAPDとCFPDの比較

	APD	CFPDカテーテル1本	CFPDカテーテル2本
除水	△〜○ 注液量に依存	△	△〜○
溶質除去	△〜○ 注液量に依存	△ 再循環	○
簡便性	△〜○ 慣れていれば容易	△	△ 24時間観察
呼吸への影響	(+) 透析液貯留中	(±) 少ない	(±) 少ない
リーク	○ 注液量に依存	△	○
死腔	○	○	(−)
カテーテルトラブルへの対応	△	△	○ 容易

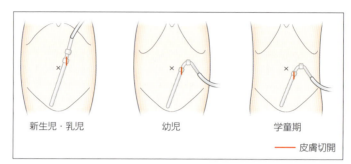

図3　体格によるカテーテル留置部位の違い（文献8より引用）

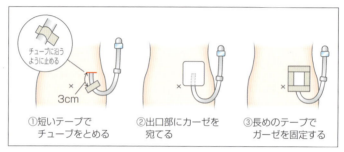

図4　出口部固定（文献8より引用）

4. 手技の手順

1）カテーテル挿入のコツ

挿入は小児泌尿器科または小児外科に依頼する。カテーテル挿入は生後1週間以降が望ましく、挿入後1日以上経過してからPDを開始する。生後1週間以内に挿入すると、皮膚が軟らかいため刺入部からのリークの危険が高くなる。また、カテーテル挿入後数日経過すると、刺入部が安定するため透析液リーク防止につながる。カテーテルの"カフ"により、新生児の薄い皮膚が壊死することがあり、挿入するカテーテルはカフ有りにこだわる必要はない。また、皮下トンネルも不要である。カテーテル挿入時は、腹膜を損傷しないように気を付ける。体格（新生児・乳児・幼児・学童期）によるカテーテル留置部位と皮膚切開部位を示す（図3）。抜去しないように出口部のチューブをしっかりと固定する（図4）。

2）透析液の準備

感染リスクから市販の腹膜透析液をベースとして用いる。除水が必要な場合は透析液の浸透圧を血清浸透圧＋70〜100mOsm/L、除水が不要な場合には血清浸透圧＋30〜50mOsm/Lとなるように調整する。

3）透析指示（APD）

透析液量は、10mL/kg/ 回で開始し、液漏れやバイタルサインの変化がないことを確認しながら増量する。体重は dry weight で計算し、初回排液量、1 回注液量、貯留時間、総サイクル数を決定する。

5. 処置・ケア後の評価

記録用紙に in-out を記載する（**図 5**）。カテーテルトラブル（閉塞、リーク）による排液不良、感染症：腹膜炎、除水不良、高血糖、低体温など有害事象が予想される。透析液排液の混濁の有無（腹膜炎）、カテーテル刺入部（出口部感染）の観察を行う。呼吸、循環動態の変化を伴うこ

腹膜透析記録用紙

氏名　　　　　　様

Dwt　2.3　kg

前　2.3　kg
後　　kg
2.3　kg

液選択
☐ダイアニール N
☑ミッドペリック L
250%　2　L　1　本
%　L　本
最終注液なし
%　L　本
☐エクストラニール
ヒータバック　%
☐空バック

時間
11 ： 15 →
14 ： 40

備考
☐ヘパリン
☐マニフォールド使用

サイン　岡崎

	時間	液濃度	注液	排液	降水量	混濁 / フィブリン	血圧 / 脈	記事
1	:				/ 0	/	/ .	
2	:				/ 0	/	/ .	
3	:				/ 0	/	/ .	
4	:				/ 0	/	/ .	
5	:				/ 0	/	/ .	
6	:				/ 0	/	/ .	

	貯留時間	除水量	血圧 / 脈	混濁 / フィブリン	水分	排泄	記事
前	:	0 / 0	80/49, ##				啼泣中
1	0 : 30	9 / 9	78/41, ##		ミルク 50mL		KT36.9°
2	0 : 29	6 / 15	76/47, ##				
3	0 : 29	2 / 17	74/44, ##				KT36.8°
4	0 : 28	11 / 28	80/48, ##				
5	0 : 28	16 / 44	84/44, ##	－　＋	ミルク 40mL		岡崎
6	:	/ 44		4～5mm　3 個			
7	:	/ 44					
8	:	/ 44					
9	:	/ 44					
10	:	/ 44					
11	:	/ 44					
12	:	/ 44					
13	:	/ 44					
14	:	/ 44					
15	:	/ 44					
		強制排液↓					
平均	0 : 29	/					

記事詳細：
・6 サイクル目の注液中（注液 22mL 入ったところで）で停止したため、Y セット排液する。排液量は、20mL あり。
・
・
・
・
・
・

図 5　腹膜透析記録用紙（記録例）

とがあるので、バイタルサインの変化に注意する。

長期的管理については小児PD・HD研究会により作成された「小児PD治療マニュアル」に、家族への説明については「親と子のPDマニュアル（http://jsped.kenkyuukai.jp/special/?id=15084）」に、それぞれ詳細に記載されており無料でダウンロードできる。

Expert's Eye
実際のシーンを想定したコツ

●PDかCHD（CHDF）か？（表3）
表2 新生児急性腎障害に対するPDとCHD（CHDF）の比較

	PD	CHD（CHDF）
利点	・バスキュラーアクセスが不要 ・必要機器が少なく手技が容易 ・慢性透析への移行が容易 ・心疾患では腹水ドレナージも可能 ・全身ヘパリン化が不要	・透析量が正確 ・エンドトキシン吸着の併用が可能 ・クエン酸による抗凝固が可能
欠点	・透析量が不正確 ・腹部膨満による呼吸障害 ・高血糖、高乳酸血症に注意が必要	・バスキュラーアクセスが必要 ・体外循環が必要

●PDとCFPDの注意点[8]
①腹膜透析（PD）
・除水のためには貯留時間を30〜40分程度に短く設定する。
・除水のためには高糖濃度液を必要とすることが多く、高血糖の出現に注意する。

実際のAPD（3kgの児）
・マイホームぴこ®、ミッドペリック®L250、1回30mL
　Ⓐ（治療優先）モード：貯留時間30分、9サイクル→透析時間6時間程度
　Ⓑ（時間優先）モード：透析時間6時間→9サイクル程度
　（初回10mL/kgで開始、リークがなければ徐々に50mL/kgまで増量、除水不十分なら、高張糖液〔ダイアニールPD-4 4.25/ミッドペリック®L450〕を使用した。手動でも可能〔注液10分、貯留35分、排液15分、計1時間を1サイクル〕）

②持続腹膜灌流（CFPD）
・カテーテル2本の場合（カフなし腹膜透析カテーテル）と、カテーテル1本の場合（中心静脈用のダブルルーメンカテーテル）がある。
・患児の体温低下を防ぐために、注液側は加温槽を通す。
・高血糖予防のために、灌流液にアミノ酸を1〜2%加えて、浸透圧を調節してもよい。

実際のCFPD（3kgの児）
　ダイアニールN® PD-4 2.5腹膜透析液2.5L1袋、30mL/時（初回10m/kg/時）で開始し、30〜50mL/kg/時まで増量する。

引用・参考文献
1) 長尾尋智. Q15 血液浄化法にはどんな種類があるの？. 透析ケア. 24（4），2018, 318-9.
2) Alparslan, C. et al. The performance of acute peritoneal dialysis treatment in neonatal period. Ren Fail. 34（8），2012, 1015-20.
3) Harshman, LA. et al. Peritoneal dialysis in an extremely low-birth-weight infant with acute kidney injury. Clin Kidney J. 7（6），2014, 582-5.
4) 北山浩嗣ほか. 低出生体重児の血液浄化療法. 小児内科. 49（4），2017, 578-85.
5) 黒田淳平ほか. 両側腎静脈血栓症による急性腎不全に対し腹膜透析を行った1例. 日本新生児成育医学会雑誌. 30（2），2018, 332-7.
6) Up to date. Pediatric acute kidney injury: Indications, timing, and choice of modality for renal replacement therapy（RRT）.
7) Modi, N. et al. "Disorders of the kidney and urinary tract". Rennie & Roberton's Textbook of Neonatology, 5th edn. Rennie, J. er al eds., , London, Churchill Livingstone, 2012, 927-52.
8) 東京都立小児総合医療センター腎臓内科 編. "Chapter 4 AKIの血液浄化療法 3. 新生児・乳児のAKI". 小児のCKD/AKI実践マニュアル：透析・移植まで. 東京，診断と治療社. 2013, 103-7.

エレクトロニクスで病魔に挑戦

NIHON KOHDEN

ちいさな息づかいも見守りたい

低出生体重児を含む新生児に対応
赤ちゃんの治療・ケアに必要な機能を備えた多機能モニタ

GOOD DESIGN AWARD 2018

Life Scope G7　　Life Scope G5

ベッドサイドモニタ CSM-1000シリーズ ライフスコープ G7/G5
CSM-1702/CSM-1701（入力部分離型）

ベッドサイドモニタ CSM-1000シリーズ ライフスコープ G7/G5
CSM-1502/CSM-1501（入力部一体型）

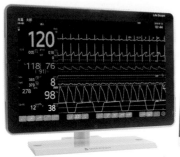
CSM-1702（19型）

Life Scope PT

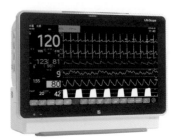
CSM-1502（15.6型）

シーンに応じて最適化を実現

19型／15.6型の入力部分離型、15.6型／12.1型の入力部一体型から選択可能。出生室・蘇生室から
NICU、GCUまで、シーンに応じて最適化を実現します。

※Life Scope PTの写真は、ベッドサイドモニタ BSM-1700シリーズ ライフスコープ PTと
　データアクイジションユニット JA-170Pの組合せです。

販売名：ベッドサイドモニタ CSM-1000シリーズ ライフスコープ G7/G5

商品コード：CSM-1702/CSM-1701
　　　　　　CSM-1502/CSM-1501

医療機器認証番号　229ADBZX00128000

日本光電 NICU 向けサイトはこちら
[光電 nicu] 検索

〈製造販売〉
日本光電　東京都新宿区西落合1-31-4
〒161-8560　℡03(5996)8000

＊カタログをご希望の方は当社までご請求ください。
https://www.nihonkohden.co.jp/

68A-0083

第3章

新生児ケアの手技

1節 日常生活援助のケア

32 体重測定・身体測定

熊本大学病院 NICU、新生児集中ケア認定看護師 斉藤祐子（さいとう・ゆうこ）

1. 目的・適応・対象

　出生時の身体測定は、発育基準を知り、その後の発育を評価する指標となる。出生時に測定した体重・身長・頭囲は、在胎週数に応じた胎児発育曲線に記入し標準値と比較し発育を評価する。測定値と標準値の比較によって異常の早期発見につながる。

　体重は栄養や輸液管理の情報となり、状態の指標にもなるため、医師と情報共有し測定値の推移を評価する。

　急性期にある新生児の場合は、出生時は体重測定のみを優先し、できるだけ他の測定は呼吸・循環状態が安定してから行うようにする。その後は出生届に必要な身長のみをまずは計測し、胸囲や頭囲は状態が安定するまで計測しないこともある。

● ケア前の注意点

測定時の快適さ ▶ 前回の値を把握して比較できるようにし、できるだけ再測定により負担を掛けないようにする。使用するリネン類や物品は温めておく。環境温度、空調の調節を行い、対流による熱喪失を防ぐ。

観察の強化 ▶ 体重測定はモニタを外して行うため、普段以上に表情や皮膚色、胸郭の動きなど全身状態の観察を意識する。上下移動はゆっくりと、循環変動を最小限に抑えるように行う。

感染予防策 ▶ 医療機器（モニタや保育器）や物品の操作を頻回に行うケアであるため、交差感染を防止するためにスタンダードプリコーションを徹底する。環境クロスを使用し直接物品に触れないようにする。

安全性 ▶ 測定中の挿管チューブや、胃管、輸液の誤抜去に注意する。急変時に対応できるように物品を準備、作動確認しておく。測定中に胃管などを敷き込んで物理的刺激を与えないように配慮する。測定後は、チューブ類の固定位置、固定テープの緩み、輸液の刺入部の漏れや出血がないか確認する。

2. タイミング、所要時間の目安

● 体　重

　医師の診療において大切な情報である一方で、急性期にある新生児の場合には体重測定が循環や呼吸へ影響することもあるため、前もって医師と看護師で連携し体重測定の頻度やタイミングは個別に判断する。早産児の場合はStateを評価してケアのタイミングを調整し、状態の安定してきた児の場合には、沐浴時に測定し、何度も肌着を脱がせないようにする。逆流や嘔吐の可能

性があるため、哺乳後の体重測定は避ける。

3. 必要物品

体重計、メジャー、アルコール綿、擦式手指消毒薬や環境クロス、リネン類、急変時の対応物品

4. 手順

1) 体重

体重計の目盛りをゼロにセットする。オムツを着用し、ハンドタオルを掛けて体重計の中央に児を乗せる。静止した目盛りを読む。単位は1gまで計る。

● **体重計での測定：保育器の外で体重を測定する場合**

A：コットの新生児

❶肌着を脱がせて測定するため、沐浴の前に一緒に測定する。体重計にリネンを敷き、ハンドタオルを乗せて体重計の目盛りをゼロにする。 → ❷脱衣し、ハンドタオルを掛けて測定する。泣いているときは、落ち着かせてから測定する。

B：閉鎖式保育器内で吊り下げ式では体重が測定できない場合

温度と空調を調整し対流による熱喪失を予防する。体重測定時に、突然の動きによって転落しないよう安全を確保する。二人で行い、一人が上肢でガードし見守る。

❶温かいリネンを体重計に敷き、オムツや移動の際に使用するハンドタオルをはじめに測定する。保育器のベッドで上体挙上している場合は、ベッドを水平に戻しておき、移動時の安全に配慮する。 → ❷保育器内でハンドタオルを掛け、落ち着いた状態で測定できるように愛護的に保育器の外へ移動する。

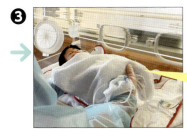

安全に配慮し体重を測定する。

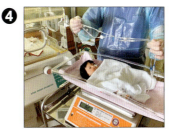

測定後は愛護的に保育器へ戻る。

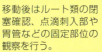

移動、測定中は掛け物をして快適性に配慮する。

Point!

輸液中の場合には、誤抜去に注意し輸液ルートを引っ張らないようにする。一人が児を移動させ、もう一人が輸液や胃管などの安全管理を行う。挿管している場合は、二人以上で行い、呼吸状態の悪化と計画外抜管に注意し、流量膨張式バッグやマスクを準備しておく。

移動後はルート類の閉塞確認、点滴刺入部や胃管などの固定部位の観察を行う。

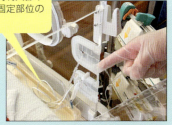

1節 日常生活援助のケア

●吊り下げ式での体重測定

❶二人で行う。体重計を保育器上部に設置する。風袋とオムツを体重計に吊り下げ、目盛りをゼロに設定する。 → ❷ゆっくりと児を抱き上げて、隙間に敷き込んだ風袋に児を移動させる。

❸ 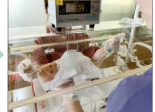　一人が挿管チューブや胃管、輸液ルートを持ち上げ、もう一人が風袋ごと児を抱き上げて体重計のフックに吊り下げ、揺れないように手を放す。風袋にチューブ類が接触すると誤差が出るため接触しないように注意する。

●保育器内蔵の体重計での測定

❶二人で行う。スムーズに測定できるように体重計の範囲内の環境を整理する。風袋を風引きした後にチューブ類が体重計に接触していると誤差につながるため、事前に持ち上げる輸液ルートやチューブ類の打ち合わせを行う。 → ❷内蔵の体重計の風引きボタンを押して、一人が児を、もう一人が輸液ルートやチューブ類を持ち上げる。目盛りがゼロに設定されたことを確認する。タッチパネル操作は環境クロスを用いて感染予防。 → ❸輸液ルートなどは持ち上げたまま、児だけを体重計に寝かせる。体重が表示されたら前回の測定値と比較する。増減幅が大きい場合はルート類の重さが影響している可能性を考慮し、再測定を検討する。

2）身長

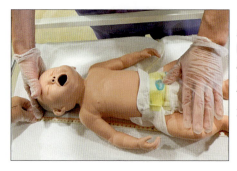

仰臥位で、二人で測定する。児の眼窩点と耳珠点を結んだ直線が寝台（水平面）に垂直になるよう顔は正面を向かせる。新生児の両膝を軽く寝台に押さえて下肢を伸展させ、足底は寝台に垂直にする。頭頂から踵部の長さを計測する。1mm単位まで計測する。新生児はO脚で下肢を十分に伸展できないこともあるので計測値に誤差がみられる。

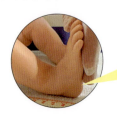
足底は寝台に垂直に

3）胸　囲

上半身を裸にして仰臥位で計測する。メジャーを背部に優しく回し両肩甲骨のすぐ下を通るようにし、前は左右の乳頭を通る周囲径を測定する。泣いているときを避けて安静時の呼気と吸気の中間で計測する。1mm単位まで測定する。

4）頭　囲

仰臥位で前方の左右の眉の直上（眼窩上縁）、後方は後頭部の一番突出している点（後頭結節）を通る周径をメジャーで計測する。前方は額の最突出部を通らないように留意する。1mm単位まで計測する。

> **注意！**
> メジャーは毎回消毒し、使用物品による感染を予防する。

5. 処置・ケア後の評価

体重測定後は愛護的に寝かせ、呼吸循環に影響が出ることもあるため全身状態の確認と、挿管チューブや輸液の安全確認を行う。体重測定値は、前回値との増減と測定値の推移をみていく。体重の増減の確認と呼吸状態や血圧・浮腫・尿量などの循環状態も観察し評価する。医師と体重測定値を共有し、栄養や輸液管理の指示内容を確認する。

Expert's Eye
赤ちゃんにとってビックリするケアにならないように

　保育器外で体重を測定する際に掛け物を使用せずに移動・測定していたとき、低出生体重の赤ちゃんが手足を挙上し、わなわなと体を震わせ泣いていた。測定後は掛け物でくるんでいた。広島大学の認定看護師教育課程で学んだときに、教官から「みんな優しい看護をいろいろ考えているのに、体重測るときにはなんでオムツ1枚なん？」と問われてハッとしたことがある。体重は当たり前のように裸で測り、そのうち倫理的配慮からオムツを着用しようというところまで到達したが、体重計への移動中と測定中は何も覆っていなかった。掛け物をしても誤差が出ないように調整はできる。1週間に何度も行われる体重測定が赤ちゃんにとってビックリするケアにならないよう、温かくて心地よいケアになるよう今後も心掛けていきたい。

引用・参考文献
1) 横尾京子．"身体計測"．新生児の診療・ケアQ&A（正期産編）．Perinatal Care／Neonatal Care 2014年合同臨時増刊．佐藤和夫編．大阪，メディカ出版，2014，80-2．
2) 上條恵理香．身体計測時の観察のポイント．Neonatal Care．31 (4)，2018，327-32．
3) 仁志田博司．"新生児の身体的教育"．新生児学入門．第5版．東京，医学書院，2018，25-6．

1節　日常生活援助のケア

33 コット移床の管理、体温管理

熊本大学病院 NICU、新生児集中ケア認定看護師　**斉藤祐子**（さいとう・ゆうこ）

1. 目的・適応・対象

1）コット移床の目的

呼吸・循環に影響を及ぼすことなく、保育器外の環境へ適応できる。

●**新生児の体温管理**

ヒトは、エネルギーを使って熱を作り出す熱産生と体表から外界に熱を放出する熱喪失のバランスを取って体温を一定に保っている。

熱産生▶新生児は、褐色脂肪組織の代謝、ノルアドレナリンの分泌、チロキシンによって非震え熱産生のメカニズムで熱産生する。早産児は褐色脂肪細胞が少なく、甲状腺や副腎髄質の機能が未熟であり熱産生が小さい。

熱喪失▶対流・蒸散・伝導・輻射の4つの経路によって起こる。新生児は体重に比べ表面積が大きいため、熱喪失が大きい。さらに低出生体重児や早産児は、皮下脂肪層の発達が不十分で断熱効果が小さく、皮膚も未熟で不感蒸泄も大きく、熱喪失しやすい。

至適温度環境▶熱産生と熱喪失のバランスを保ち、新生児の体重・在胎週数・生後日数・状態に応じて最少のエネルギー代謝で体温維持ができる温度環境のことをいう。

2）温度・湿度の下げ方

成熟児や状態が安定している新生児は着衣しコットに寝かせリネン類の調整で至適温度環境を保つ。コットの新生児に合わせて病室の温度は25〜26℃に保つ。

> **Point!**
> 急性期にある超早産児の場合は血液検査を確認し、高ナトリウム血症であれば湿度管理について医師と相談しながら調節する。

入院時に体重2,000g未満の新生児は閉鎖式保育器で管理する。入院時の保育器の温度・湿度は在胎週数や出生体重に応じて設定する。高体温にならないように、体温の上昇傾向を認めたら保育器温度を0.2〜0.3℃を目安に下げ、呼吸・循環・末梢冷感などを観察する。心拍数の低下を認める場合には体温を測定する。温度を下げて体温が安定していれば次に湿度を3〜5%ずつ下げる。

閉鎖式保育器内で鼻マスクによる間欠陽圧補助呼吸（NIPPV）管理中の場合の湿度の調整

NIPPV（nasal intermittent positive pressure ventilation）管理の場合、高加湿のフローがインターフェースのずれや呼気回路の孔から保育器内へ漏れることで、設定値よりも湿度が上昇す

る傾向がある。当院でも湿度50～60%で管理したいところが90%近くに上昇することがある。この場合、児は体温が上昇し、多呼吸になり、不快な表情をしている。このため、閉鎖式保育器内でNIPPV管理をする場合は保育器の加湿は中止し、加湿層も空にしている。NIPPVの加湿器はFisher&Paykel社のMR850™を挿管モードで使用しているが、保育器内の加湿を中止してもモニタリングで器内湿度が上昇する場合は、MR850™の設定をマスクモードにしマニュアル設定している。口元の温度が34℃前後に下がるため、加湿モードを変更した場合には気道からの熱喪失の影響を考慮し保育器温度を上げて体温の低下を予防するようにしている。超低出生体重児で長期間NIPPV管理が必要な慢性期にある児の場合には、NIPPVの加湿器設定をマスクモードにすると体温が下がりやすいため、加湿器は設定変更せずに開放型保育器へ移床し湿度がこもらないようにすることで対応している。当院ではマニュアル作成に至っていないため状況に応じて医師と相談しながら個別に対応している段階である。

2. タイミングと所要時間の目安

- コット移床のタイミング：低出生体重児は、修正在胎週数34週以降で、保育器温度28℃台であればコットへ移床する。当院では、活気があり保育器温度30℃以下で体温が安定していれば、1,500g未満の児でも開放型保育器へ移床し、できるだけ早期に抱っこなどのなだめケアを導入している。その後もラジアントウォーマ20%以下で体温が安定していれば着衣しウォーマを切り、状態の安定を確認しコットへ移床している。

3. 必要物品

体温計、帽子、リネン類、コット、呼吸心拍モニター、パルスオキシメーター

4. 手　順

●閉鎖式保育器からコットへの移床

❶ コット移床前の保育器温度・湿度を確認し安静時の体温を測定する。

Point!
コット移床前の清拭は避け、検査などがない日に移床する。例えば、眼底検査などが予定されている日は、負担となるため行わない。

❷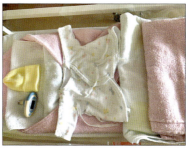

コットのリネンを整え、帽子と児のサイズに合った肌着を準備する。

1節 日常生活援助のケア

→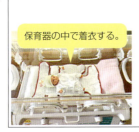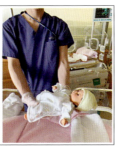

保育器の中で着衣する。

コットへ移床する。帽子を被せ着衣し、おくるみと掛け物を使用する。コットの配置は空調の下や窓際は避ける。

❹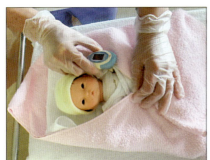

Point!
工夫点：2,000g未満の児がコット移床する際は、バスタオルを丸めて作った壁を頭部周囲に作って対流・輻射による熱喪失を予防し、体温が安定していたら帽子や頭部周囲のバスタオルを外していく。

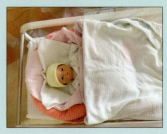

呼吸心拍モニタでバイタルサインをモニタリングしながら注意深く観察し30分後に体温を測定する。体温が安定した後、帽子を外す。

❺ バイタルサイン、活気、ミルクの消化状況や哺乳の様子、夜間の体温、以降の体重増加を観察する。

Point!
体温の低下に早期に気づけるようにモニタは呼吸心拍モニタを装着する。

開放型保育器からコットへの移床

❶ ラジアントウォーマ20％以下で体温が保て全身状態が安定していればコットへの移床を検討する。在胎34週未満の低体重児でも夜間の体温が保て体重増加が順調で、おくるみや着衣で自己鎮静の促しが予測される場合は医師と相談しコット移床する。

❷ ウォーマ下で着衣し体温が安定していれば、ウォーマの熱量を切り、帽子・掛け物を使用して保温する。

Point!
ウォーマが低設定、もしくはヒーター未使用であれば、輻射熱による熱産生よりも対流などによる熱喪失が上回り体温が下がることもあるため、着衣やおくるみなどで熱喪失経路を遮断する方が保温しやすい。早産児や体重の小さい児ほど頭部の体表面積が大きいため帽子を着用すると効果的である。

❸ バイタルサインをモニタリングし、30分後に体温を測定する。その後は、閉鎖式保育器からコットへの移床と同様に継続した観察を行う。

5. 処置・ケア後の評価

体温の変化に早期に気づけるように、呼吸心拍モニタで、心拍数、呼吸数、SpO_2値をモニタリングする。体温は30～60分後に測定し、活気、全身色と末梢冷感も確認する。体温が保てていれば、24時間は注意深く観察し、活気や哺乳状態、ミルクの消化状況に変化がないか確認する。その後の体重増加を確認する。

Point!
普段の安静時のバイタルサインを把握しておき変化に気づけるようにする。コット移床後の体重増加が緩慢であれば保育器管理に戻る。

Expert's Eye
移床後も気を抜かない

コット移床は家族にとって大変うれしいイベントである。入院時にも閉鎖式保育器から出るタイミングについて質問を受けることがよくある。当院では超低出生体重児は開放型保育器を経由してコットへ移床するため、開放型保育器への移床も重要なイベントである。保育器温度も30℃前後、NIPPVで呼吸状態も安定しており、医師に相談し開放型保育器へ変更することにした。移床後は周期性呼吸が目立っていたが無呼吸発作の増悪もなく落ち着いて睡眠がとれていた。しかし、数日間の体重増加がわずかだったため再び閉鎖式保育器へ戻ったことがあった。経過を振り返ると、ミルクの胃残が増えており、周期性呼吸以外にも軽度多呼吸になっていた。体温を保つことにエネルギーを消耗させていたため保育器管理に戻ることになり、両親をがっかりさせてしまった。移床後の数日間は、「移床もできたし大丈夫だろう」ではなく「本当に大丈夫かな」という目で、胃内容物の確認や体重増加の確認を心掛けている。

引用・参考文献
1) 藤田基資ほか. 体温. With NEO. 1, 2019, 81-7.
2) 吉田美寿々ほか. 体温. Neonatal Care. 30 (11), 2017, 1002-5.
3) 沢田健ほか. "体温管理". 新生児集中ケアハンドブック. 第1版. 東京, 医学書院, 2013, 94-126.
4) 仁志田博司. "保温とその目的". 新生児学入門. 第5版. 東京, 医学書院, 2018, 126-7.
5) 岩田幸子. 体温モニタリングから学ぶこと. Neonatal Care. 27 (8), 2014, 744-9.

1節 日常生活援助のケア

34 沐浴・清拭、オムツ交換

松山赤十字病院成育医療センター小児科病棟看護係長、新生児集中ケア認定看護師 赤羽栄子（あかば・えいこ）

沐浴

1. 目的、適応・対象

- 皮膚の清潔を保ち、バリア機能が未発達な新生児の皮膚に付着した微生物の侵入による感染を防ぐ。
- 全身を観察して、皮膚トラブルを早期に発見する。
- 皮膚へ快刺激を与えて、成長発達を促進する機会にもなる。
- コット移床後、または体温を含めて全身状態が安定している新生児が対象である。

2. タイミング、所要時間の目安

- 覚醒状態を観察し、深睡眠時（State 1）や哺乳直後、空腹時は避ける。
- 低体温や疲労を防ぐためにも、衣類の着脱を含め、10分程度を目指す。

3. 必要物品

沐浴布、ベビーソープ（中性または弱酸性）、バスタオル、衣類、オムツ、ヘアブラシ、綿棒、ビニールエプロン

4. ケアの手順

❶ 沐浴室の環境（室温、対流）を整え、沐浴槽にお湯（38〜40℃）をためる。

→

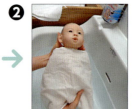

❷ 衣類を脱がせ、全身状態を観察し顔を拭いたのち、沐浴布をかけ、後頸部と殿部をしっかり支えて、足元からゆっくりお湯につける。

→

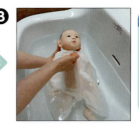

❸ 殿部を支えていた手をゆっくり離し、全身にお湯をかけ、頭部→頸部→上肢→胸腹部→背部→下肢→陰殿部の順に、手の平で温めたベビーソープの泡で擦らず、なでるように優しく洗い、その都度、十分すぐ。

Point!
頸部、腋窩、鼠径部、陰部などの皮膚が重なっている部分は、汚れがたまりやすいため特に注意して洗う。

❹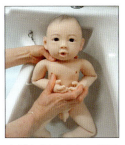

❺ 事前に準備しておいたオムツや衣類を着せ、髪を整え耳の水分を取り、必要時には、臍処置を実施する。

上がり湯ののち、バスタオルで素早く包み、水分を取り除く。

5. 処置・ケア後の評価

　低体温に陥っていないか、無呼吸発作を起こしていないかなどの呼吸・循環状態およびストレス反応を十分に観察し対応する。

　皮膚の乾燥が目立つ場合には、保湿ケアとして保湿剤の使用も検討する。

Expert's Eye
啼泣を防ぐワザ

　お湯につかった直後、驚いて泣いてしまうことがある。事前に沐浴布を両手に掛けておいたり、両手を看護師の手で包んであげたりすることで、不要な啼泣を防いだり、驚きを最小限にすることができる（図）。また、家族とともに実施することで、親役割の発揮・愛着形成の良い機会となる。

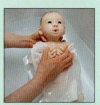

図　児の両手を看護師の手で包んでいる様子

清拭（クベース・呼吸器管理中）

1. 目的、適応と対象

・沐浴と同様の目的であるが、未熟性や治療内容により沐浴の適応がない新生児が対象である。
・在胎週数や日齢、皮膚の状態などにより、角質層の発育やバリア機能の発達がどの時期にあるか、また呼吸・循環などの全身状態、治療内容、汚染の程度をアセスメントして決定する。

2. タイミングと所要時間の目安

覚醒状態を観察し、深睡眠時（State 1）や哺乳直後、空腹時は避ける。

1節 日常生活援助のケア

　ストレス反応を観察し、呼吸・循環状態への影響を最小限にするためにも、10〜15分程度を目指す（同時に体重測定などを実施する場合は、人員を増やすなどして対応する）。

3. 必要物品

温ガーゼ、乾ガーゼ、オムツ、交換用リネン、モニタ類（必要時）、手袋、ビニール袋

4. ケアの手順

❶
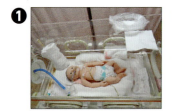
クベース周辺に必要物品を準備する。

Point!
低体温に陥りやすい場合は、あらかじめ保育器の温度を0.5〜1℃程度上げておく。

❷Ⓐ
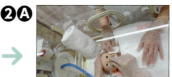
Ⓐ頭部→頸部→上肢→体幹前面（胸腹部）→下肢→背部→陰部の順に拭く。ポジショニングやタオルなどで身体境界を作り、ストレス反応などのサインを見ながら二人で実施する。

Ⓑ
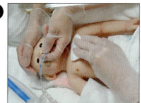
Ⓑ温ガーゼで擦らずに優しく拭いた後は、すぐに乾ガーゼで押さえ拭きして水分を取り除く。

Point!
バリア機能が成熟する修正32週ごろまでは、洗浄剤の使用は控えることが望ましい。

Ⓒ
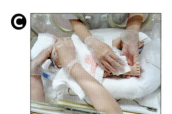
Ⓒ上下肢の清拭時には、体幹をリネンで包み、清拭する部分のみを露出させて拭く。

Point!
末梢循環の灌流を促すために、末端部から中心部に向かって拭く。

Ⓓ
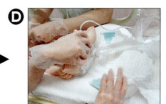
Ⓓ背部の清拭時には、計画外抜管を防ぐために、特にしっかりと気管内チューブを固定する。

Point!
処置前や体位変換時は、呼吸器回路内や気管内チューブ内に結露がないことを確認しておくことが大切である。

Ⓔ
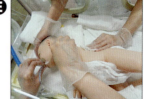
Ⓔ最後に陰部を清拭する。（オムツ交換の手順参照）

Point!
清拭と同時にリネンを交換する場合には、背部の清拭を最後にして体位変換の頻度を減らす。

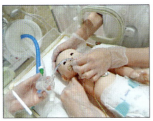
❸ 清拭終了時には、ホールディングなどで安定化を図り、ポジショニングを整える。

5. 処置・ケア後の評価

　低体温に陥っていないか、徐脈になっていないか、酸素化が低下していないかなどの、呼吸・循環状態およびストレス反応を十分に観察し対応する。

Expert's Eye
皮膚トラブルを防ぐ！

　特に呼吸管理中の場合、事前に酸素濃度を上げておくなど、酸素化には十分注意を払い、気管挿管チューブおよび呼吸器回路を看護師2人で適切に保持しながら協力して行うことが必要である。実施途中であっても、状態によっては中断も考慮する。
　また、出生後に吸収しきれなかった胎脂が、耳介裏・頸部・腋窩・鼠径部・膝窩などに残り、急性期の保育器内の高温多湿の環境下で皮膚トラブルの原因となることがある。部分清拭などで対応し、トラブルを起こす前に対処できるようにしたい。

清拭（コット）

1. 目的、適応

　沐浴と同様の目的であるが、コット移床後も治療内容などにより沐浴の適応がない新生児を対象に行う。

2. タイミング、所要時間の目安

・覚醒状態を観察し、深睡眠時（State 1）や哺乳直後、空腹時は避ける。
・ストレス反応を観察し、呼吸・循環状態への影響を最小限にするためにも10分程度を目指す。

3. 必要物品

温ガーゼ、乾ガーゼ、オムツ、交換用リネン、モニタ類（必要時）、手袋、ビニール袋、プラスチックエプロン

1節　日常生活援助のケア

4. ケアの手順

①必要時、室温調整を行ったり、場合によってはウォーマーを使用して実施する。
②手指消毒をして、プラスチックエプロンを着用する。
③病衣を脱がせてタオルをかけ、清拭部位のみを露出させてクベース内と同様に清拭していく。

5. 処置・ケア後の評価

　低体温に陥っていないか、無呼吸発作を起こしていないかなどの呼吸・循環状態およびストレス反応を十分に観察し対応する。
　皮膚の乾燥が目立つ場合には、保湿ケアとして保湿剤の使用も検討する。

Expert's Eye
個々に合わせた沐浴

　さまざまな理由からコット管理中でも沐浴ができない場合がある。個々の状態をその都度アセスメントし、沐浴あるいはそれに近い爽快感が得られるようなケアへと創意工夫していきたいものである。

オムツ交換

1. 目的、適応・対象

・排泄物を除去して皮膚を清潔に保ち、オムツかぶれを回避する。
・新生児の陰部・殿部の皮膚の状態や排泄物の量・性状を観察する。
・新生児の不快感を取り除く。
・オムツを着用している全ての新生児が対象。

2. タイミング、所要時間の目安

・オムツが汚染されていることを確認したタイミングで実施する。哺乳直後など、殿部を持ち上げることで嘔吐する可能性があるときなどは、避ける。

3. 必要物品

オムツ、おしり拭き、ビニール袋、手袋

4. ケアの手順

手指消毒

❶ 手指衛生を行う。 →

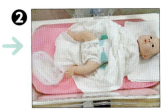

必要物品を準備し、手袋を装着したらおしり拭きを数枚ビニール袋に出しておく。

Point!
殿部が汚染している場合は、あらかじめおしり拭きを数枚ビニール袋などに出しておくことで、おしり拭きの入れ物が汚染することを回避できる。

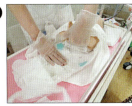

❸ 児のStateを確認し、殿部を優しく持ち上げ、新しいオムツを敷き込む。

Point!
下肢だけを持って殿部を持ち上げると、股関節脱臼の危険があるので避ける。

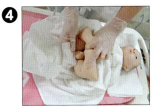

❹ 使用中のオムツのテープを静かに剥がし、排泄物を観察する。殿部が汚染している場合は、おしり拭きで汚れを拭き取り、皮膚の状態を観察する。

Point!
・便性、皮膚かぶれの有無を観察する。
・拭き方：おしり拭きの面を換えながら拭く。女児は大腸菌による尿道口、腟の汚染を防ぐため前から後ろに拭く。男児は構造上便が付着しやすい陰茎・陰嚢の裏も持ち上げて拭く。
また、後方まで広く汚染のある場合には、清拭中に下肢で腹部を圧迫したり、時間をかけすぎたりしないように注意する。ある程度拭けたら、残りは側臥位で拭くことも検討してよい。取りにくい汚れがある場合は、オイルを使用して取り除いたり、事前にオイルを塗布したりしておくことも検討する。同様に、皮膚かぶれが考えられる状況では、医師と相談し、軟膏塗布も検討する。

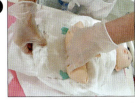

❺ 殿部を持ち上げ、使用済みオムツを丸めながら取り除き、ビニール袋に入れる。

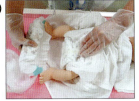

❻ 交換途中の排尿による汚染を防ぐために、汚染されたオムツを持っている反対側の手で、陰部に新しいオムツを被せておく。

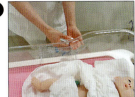

❼ 手袋を外し、手指消毒する。

1節 日常生活援助のケア

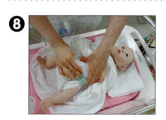
オムツを当て、テープを留める。

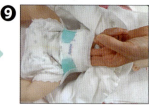
指が2本入る程度のゆとりを持たせる。

5. 処置・ケア後の評価

腹式呼吸を妨げないように余裕をもたせてテープが留められているか、オムツのギャザーが内部に折り込まれて漏れの危険はないかを確認する（図2）。

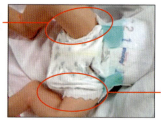

ギャザーが入り込んでいる様子

正しい様子

図2 ギャザーの正しい様子と不適切な様子

Expert's Eye
手技の見直しと感染対策

監視培養により、NICU内の感染管理を実施している中で、大腸菌の保菌患者数が目立って増えた時期を経験した。その中で、手指消毒のタイミングやオムツ交換の手技を一つひとつ見直し、たどり着いたのが本項で紹介している方法である。この方法を周知徹底することによって、有意に保菌者数の減少が見られた。やはり、ピンチはチャンスだった。

引用・参考文献
1) 野上聡子．"沐浴"．新生児まるわかりBOOK．平野慎也ほか編．Neonatal Care秋季増刊．大阪，メディカ出版，2017，149-53．
2) 坂田真理子．"閉鎖式保育器内での全身浴・沐浴"．NICU看護技術必修テキスト．Neonatal Care秋季増刊．岡園代編．大阪，メディカ出版，2011，198-202．
3) 岡園代．"保清・清拭に関連した皮膚ケア，臍の処置"．新生児の皮膚ケアハンドブック．八田恵利編．大阪，メディカ出版，2013，25-8．
4) 坂田真理子．"清拭"．前掲書2．193-7．
5) 黒島華恵．"清拭"．前掲書1．144-8．
6) 櫻井みどり．"オムツ交換"．NICU基本テクニック．Neonatal Care春季増刊．内山温ほか編．大阪，メディカ出版，2011，118-21．
7) 坂田真理子．"臍処置・オムツ交換"．前掲書2．203-9．
8) 久保田藍．"排泄ケア（オムツ交換・浣腸）"．新生児ケアのきほん．with NEO別冊るるNEO．豊島万希子ほか編．大阪，メディカ出版，2019，161-7．

35 臍処置・臍肉芽腫・臍ヘルニア

松山赤十字病院成育医療センター小児科病棟看護係長、新生児集中ケア認定看護師　赤羽栄子（あかば・えいこ）

臍処置

1. 目的、適応・対象

臍帯が付着している新生児および脱落跡が乾燥していない新生児に対して、臍帯と臍周囲の皮膚の細菌感染予防（臍炎予防）と臍帯脱落の促進のために行う。

2. タイミング、所要時間の目安

臍帯根元の結紮は、生後24時間程度たってから行い、日々の消毒・乾燥は、オムツ交換時や清潔ケア時に行う。

3. 必要物品

綿棒、80％アルコール、絹糸（結紮用）

4. ケアの手順

 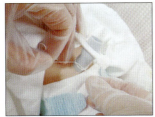 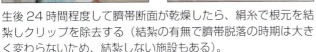 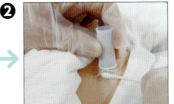

生後24時間程度して臍帯断面が乾燥したら、絹糸で根元を結紮しクリップを除去する（結紮の有無で臍帯脱落の時期は大きく変わらないため、結紮しない施設もある）。

❷アルコールで1日数回程度消毒し、自然乾燥させる。

❸乾燥を促すために、臍帯はオムツの外になるよう管理し、沐浴などで濡れた際は、綿棒などで十分水分を取り除く。

Point! ガーゼで包むと自然乾燥の妨げになる。

❹脱落後も、乾燥するまでアルコール消毒を継続する。

Point! 消毒薬や抗菌薬を使用しても清潔保持と乾燥以上の効果は期待できないとされており、清潔・乾燥に努めることが大切である。

5. 処置・ケア後の評価

　臍帯は乾燥へ移行しているか、その周辺の皮膚に異常はないか、自然乾燥を妨げる環境になっていないかを評価する。また、臍帯根元の湿潤の有無、分泌物や出血の有無や程度、また臍炎症状（発赤・排膿・硬結・腫脹・臭い）の有無などを観察・評価してケアを検討する。

Expert's Eye
臍帯への配慮

　保育器に収容している新生児は、高湿度の中、腹臥位で管理されていることも多いため、臍帯の自然乾燥には不向きな環境条件下にいる。臍帯をオムツの中に入れない、適宜体位変換を行うなどの配慮が必要となる。また、乾燥した臍帯は、長さや先端の形・向きによって皮膚を損傷してしまう可能性もあり、皮膚保護が必要となる場合もある。さらに、臍帯脱落遅延時は、一部に好中球機能に異常がある場合もあることを知っておくべきだろう。

臍肉芽腫の処置

1. 目的、適応・対象

　臍帯脱落後に肉芽組織が形成されて、じくじくしている状態を有している新生児に対し、その治療の目的で行う。

2. タイミング、所要時間の目安

　皮膚トラブルがなく、安静が保てる状態のタイミングで実施する。

3. 必要物品

絹糸、硝酸銀溶液、綿棒、生理食塩水、シリンジ、拭き取り用不織布

4. ケアの手順

　大きなポリープ状のもの（図1）は、絹糸で結紮すると、ミイラ化して数日で脱落する（図2）。小さな肉芽は、硝酸銀で焼灼する。滅菌綿棒に硝酸銀溶液を染み込ませ、肉芽に当てて焼灼する（図3）。その後、生理食塩水で中和し、化学熱傷による皮膚のびらんや潰瘍形成を防ぐため硝酸銀が残らないようによく拭き取る（図4）。最近では、ステロイド含有軟膏を塗布し、肉芽を退縮する方法が増えてきている。

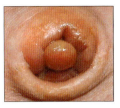
図1　臍肉芽腫
（文献1より引用）

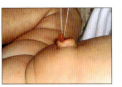
図2　臍肉芽の結紮
（文献1より引用）

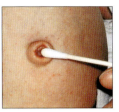
図3　硝酸銀での焼灼
（文献1より引用）

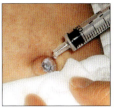
図4　生理食塩水で中和し、よく拭き取る
（文献1より引用）

※最近ではステロイド含有軟膏を塗布し、肉芽を退縮する方法も増えてきている。

5. 処置・ケア後の評価

- 結紮した場合は、肉芽の乾燥傾向や脱落の有無を経過観察し、対処する。
- 硝酸銀による焼灼後は、臍および周辺の皮膚の状態（硝酸銀による化学熱傷などの合併症の有無）の観察を行う。

Expert's Eye
臍脱後のじくじく

臍脱跡にじくじくした状態が長く続く場合には、まれに卵黄嚢管遺残、尿膜管遺残である場合があり、疑われる場合は精査する必要がある。

臍ヘルニアの圧迫療法

1. 目的、適応

臍ヘルニアは1歳までに約80％が、2歳までには90％が自然治癒するとされ、圧迫療法の実施にはさまざまな意見があるが、整容性の改善（正しい位置に瘢痕を形成し、皮膚が無駄に伸展するのを防ぐ）と、早期治癒（ヘルニア門閉鎖）を期待して実施されている。早期の圧迫療法開始が治療効果を高めることになるため、見つけ次第、圧迫療法を検討する。

2. タイミング、所要時間の目安

哺乳後や腹圧が掛かる状況を避けて実施する。

3. 必要物品

アルコール綿、被覆剤、綿球（大、小）、貼付剤、必要時おしゃぶり

4. ケアの手順

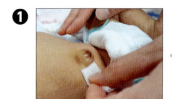

❶ 周辺皮膚をアルコール綿で清拭する。

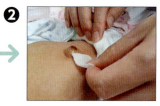

❷ 被覆材を塗布する。

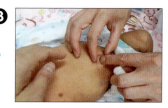

❸ ヘルニア門から突出している腹腔内臓器を徒手整復する。

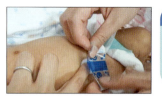

❹ 小、大の綿球を挿入し、貼付剤で固定する。

Point!
啼泣などにより腹圧がかかり圧迫途中で綿球が飛び出してしまうこともあるため、おしゃぶりなどを使用して安静を保ち、タイミングを見計らって実施する。

5. 処置・ケア後の評価

皮膚炎が最大の合併症であり、出現した際には処置を中断する必要がある（治癒すれば、再開可能）。また、綿球の逸脱などによる嵌頓は非常にまれではあるがないとはいえず、咳嗽や嘔吐による一過性の腹圧の上昇もその誘因とされている。圧迫療法実施中の管理として、圧迫固定状況の観察や腹満のコントロールを家族に説明・指導する必要がある。

Expert's Eye
臍ヘルニアの圧迫療法

早産であるほど、退院するころには臍ヘルニアとなっていることが多く、外来で圧迫療法を継続している。入院中から腹圧のかかる状況をアセスメントして対処していく必要があることを痛感している。

引用・参考文献
1) 中山真由美. Q1：臍がじゅくじゅくして乾きません. 化膿しているのでしょうか？放っておいても大丈夫でしょうか？. お母さんの疑問に答える新生児 Q & A. Perinatal Care. 27 (5), 2008, 444-5.
2) 山田恭聖. "新生児の皮膚の構造". 新生児の皮膚ケアハンドブック. 八田恵利編. 大阪, メディカ出版, 2013, 11-3.
3) 岡園代. 臍の処置. 前掲書 1. 29-30.
4) 横尾京子. "出生後の皮膚ケア". 新生児ベーシックケア. 東京, 医学書院, 2011, 68-9.
5) 城裕之. "おへそのケア". 新生児ケアのきほん. with NEO 別冊るる NEO. 豊島万希子ほか編. 大阪, メディカ出版, 2019, 128-32.
6) 杉山美峰. 臍の出血・湿潤・肉芽. 前掲書 1. 125-9.
7) 中山智理ほか. 臍ヘルニア圧迫：する. 小児外科. 49 (2), 2017, 177-80.
8) 右田美里ほか. 臍ヘルニア圧迫：しない. 小児外科. 前掲書 7, 181-3.
9) 長崎瑛里ほか. 圧迫法によるヘルニア嵌頓. 小児外科. 50 (4), 2018, 407-10.

36 体位変換・ポジショニング

東京都立墨東病院 NICU 副看護師長、NIDCAP professional／アドバンス助産師　内海加奈子（うちうみ・かなこ）

体位変換

1. 目的、適応、対象

皮膚の保護、気道の確保、呼吸器合併症の予防（換気・排痰促進）、消化の促進のために行う。また、早産児や重症心身障がい児では、頭や体幹の変形、四肢の拘縮予防にもなる。循環動態が安定し、治療的な制限がない限り、全ての児が対象となる。

2. タイミング、所要時間の目安

急性期を過ぎると、栄養実施のタイミングに合わせて体位変換を行うことが多い。超・極低出生体重児の急性期（生後72時間以内）、頭蓋内出血や新生児遷延性肺高血圧症（PPHN）などを発症している場合の実施は慎重に検討する。体位変換はバイタルサインが変動しないように、State が上がらないように、体動が活発にならないようにゆっくりと行う。

3. 必要物品

ポジショニング用具（後述）、吸引物品（第3章62「吸引の必要物品」〔p.297〕参照）

4. ケアの手順

体位変換の前にバイタルサインが安定していることを確認する。鼻口腔や気管内の分泌物が多い児では、体位変換前の吸引を行う。呼吸器管理中の児では、吸入酸素濃度をあらかじめ数％上げることも検討する。ホールディングを行い（第3章37「ホールディング」〔p.179〕参照）、声を掛けて、これから体位変換を行うことを触覚と聴覚で伝える。ホールディングの要領で、両手で児の体を包み込みながら屈曲姿勢を保ち、体を持ち上げない（浮かさない）ように、体の向きを90°ほどゆっくりと変える。頭と体幹の軸をまっすぐに整えながら行う。挿管児や体が小さい早産児の場合は、まずは体の向きを変えてから顔の向きを変え、頭と体幹の軸をまっすぐに整える。体が大きい児や正期産児の場合は、体幹を動かすことで頭がついてくることもある。

体幹を180°以上、例えば「右側臥位→左側臥位」と体位変換する場合、右側臥位→仰臥位→左側臥位の順に、90°の体位変換ごとに一呼吸おき、児のバイタルサインや状態が落ち着いていることを確認しながらゆっくりと行う。体位変換の途中で非組織化行動の増加やバイタルサインの変動を認めた場合は、ホールディングで回復を待ち、次の動作に移る。

挿管児の場合は、体位や顔の向きを変えるときには挿管チューブの位置に細心の注意を払い、

1節 日常生活援助のケア

計画外抜管を予防する。顔の向きを変えるときはスタッフ2人で行い、児と呼吸器回路を分担してゆっくりと実施することで、安全で児に負担の少ない変換が可能となる。顔の向きを変換するスタッフが口元で挿管チューブを把持することで、挿入長が変わりにくくなる。体位変換終了後はホールディングを行い、児の非組織化行動が落ち着くまで待ってから姿勢を整える。手を口元へ持っていき、屈曲姿勢の保持を確認する。

5. 処置・ケア後の評価

呼吸音を聴診し、空気の入りを確認する。体位変換により排痰が促進されやすいため、体位変換後に肺雑音が聞こえる場合は口腔や気管内の吸引を行う。吸入酸素濃度を上げていた場合はバイタルサインを確認した上で徐々に下げていく。関節のねじれやルート類の絡みがないように調整する。

ポジショニング

1. 目的、適応、対象

早産児は全身が低緊張で四肢や体幹が重力で押されたり、四肢を自由に動かすことが困難であるため、屈曲緊張を高める、感覚運動経験（自らが動いたことを感じ、触れたことを感じ、触れるために動くという積み重ね）を増やし、安静を保持するために良肢位の保持を行う。正期産児で治療を要したり長期臥床が見込まれるような場合、リラクゼーション、変形拘縮の予防、発達促進のために治療に影響しない範囲で良肢位保持を行う。

2. タイミング、所要時間の目安

出生直後から可能な範囲でポジショニングを行う。児の発達段階に応じてポジショニングを変更していく（表）。児の発達に合わせて屈筋緊張のサポートは少しずつ緩めていく。修正32週以降、特に修正37週前後からは、感覚運動経験を増やすことを考慮し、サポートは緩やかにする。

3. 必要物品

・ポジショニング用具：ポジショニングマット（包み込み・囲い込み）やスナグル（包み込み）、バンパー（囲い込み）など児の体格に合ったものを選択し、タオル、ガーゼハンカチ、砂嚢を用意する。
・超早産児の場合は、皮膚が脆弱であるため、体圧分散のためのシープマットや皮膚保護のための材料（通気性に優れた非固着性シリコンガーゼ〔トレックス®など〕）を敷く。

4. ケアの手順

どの体位でも、四肢は屈曲させ、手は口元に置き、背部を丸めた胎児姿勢が基本となる。ポジ

表　児の発達とポジショニング

時　期	赤ちゃんの様子	ポジショニング
超早産児の急性期	皮膚が非常に脆弱	緩やかな囲い込み
修正30～32週未満	挿管、安静が必要	しっかりとした包み込み
修正30～32週以降	抜管後、筋緊張や行動が成熟してくる	少し緩めた包み込みや囲い込み
修正36～38週以降	自己調整能力が発達してくる	緩やかな包み込みや囲い込み

ショニング用具で後頭部、背中、殿部をサポートする。筋緊張が発達し、姿勢が保てるようになれば、手足の動きを妨げないように抱き枕は使用しない。

1) 腹臥位

腹臥位（図1）では、頭部は安楽な横向きとする。折り畳んだガーゼハンカチやタオルで、頭の枕や抱き枕を用意する。抱き枕の幅は体幹と同じ幅として、頭より胸部に厚みを持たせることで頸部がわずかに屈曲した姿勢となる。抱き枕の高さが低いと四肢が外転し、足部は外側を向いてしまうので四肢が中間位となる高さとする。四肢が外転しやすいため、児の体側を用具で両側から挟むようにして四肢の内転を促す。膝、肘、かかとなどの圧迫がないか注意し、足底は用具に接地させる。

2) 側臥位

側臥位（図2）では、体幹の軸がまっすぐとなるように頭の高さを枕で調整し、ロール状にしたタオルを手足で抱え、抱き枕とする。

頭部は中間位とするが、反り返りが目立つ場合はわずかに屈曲位となるようサポートする。手と手を合わせられるように整え、足底は用具に接地させるか前方に向ける。

3) 仰臥位

仰臥位（図3）では、四肢が重力に押されるように外転しやすいため、両肩の下にロールタオルを置いたり、用具で児の体を両側から挟むようにして四肢の内転を促す。

後頸部にロールタオルを置き、頭部は正中線から45°以内の回旋とする（顔が真横を向かないようにする）。

手は体の中央または顔の近くに持ってい

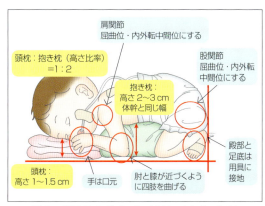

図1　腹臥位のポイント（文献1を参考に作成）

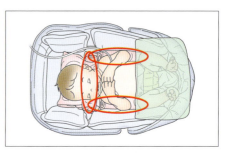

図2 側臥位のポイント（文献1を参考に作成）　　図3 仰臥位のポイント

くことで、手で顔に触れたり、手と手を合わせたりできるようにする。下肢は屈曲させて、足底は用具に接地させるか、上方に向ける。

5. 処置・ケア後の評価

関節のねじれの有無、頭から尾骨までの体の軸がまっすぐであるか、State1～2と安定し、組織化行動が非組織化行動と同じか、もしくは優位に見られるかを観察する。ルート類の絡みや下敷きがないことを確認し、ポジショニングにより熱がこもりやすいので体温上昇にも注意する。

Expert's Eye
児の安楽のための体位変換を目指して

挿管児の体位変換は、児の安静・安楽の維持と安全を両立させながら行うことが重要である。特に腹臥位をとる際は抱き枕を、いつ、どのように抱えてもらうかで思案する。先に腹臥位をとる場合は、児の体を持ち上げて抱き枕を差し込む。側臥位の時点で抱き枕を抱えさせる場合は、安定したホールディングで抱き枕ごと体を回転させる。いずれの方法も熟練した技術が必要であり、ゆっくりとなめらかな体位変換を繰り返しモデルで練習し、児が安楽となる技術を磨きたい。

引用・参考文献
1) 藤本智久. "早産児の運動発達とポジショニング・ハンドリング". 標準ディベロップメンタルケア. 改訂2版. 日本ディベロップメンタルケア（DC）研究会編. 大阪, メディカ出版, 2018, 212-28.
2) 木原秀樹. ポジショニングの実践と「なぜ？」. 体位変換の実践となぜ？. Neonatal Care. 29 (11), 2016, 1015-34.
3) 木原秀樹. "ポジショニングとハンドリング". 新生児理学療法. 東京, メディカルプレス, 2008, 180-93.

37 ホールディング、おしゃぶり、抱っこ

東京都立墨東病院 NICU 副看護師長、NIDCAP professional／アドバンス助産師　内海加奈子（うちうみ・かなこ）

1. 目的、適応・対象

　酸素化の改善、深い睡眠の促進、痛みの緩和など、児に安静をもたらす効果が得られる。ケア提供者が親である場合は、親子関係の強化や確立にも大きく影響する。経口哺乳開始前の早産児にとって、おしゃぶりは哺乳行動や嚥下の発達支援にもなるが、直接授乳を開始している児の場合は、おしゃぶりを使用することは慎重に考えたい。おしゃぶりを安易に使用するよりも、抱っこやホールディングなどで児の欲求を満たすことが大切である。これらのケアは全ての児が対象となる。

2. タイミング、所要時間の目安

　ぐずり・啼泣がみられるときや、痛み刺激を伴う処置（足底や動静脈の採血、腰椎や胸腔・腹腔の穿刺、眼底検査、気管内や口腔内の吸引、皮下・筋肉注射、テープ剝離、創部処置など）の前後に行う。ケアの特定の所要時間はなく、児が泣き止み、眠りにつく（State1〜2となる）、または覚醒していても静かで落ち着いた状態（State 4）となるなど、組織化行動が優位になるまで実施する。

3. 必要物品

　おしゃぶりは、児の口腔の大きさに合ったサイズを選択する。
　体温が低下しやすい、筋緊張が低く屈曲姿勢を保持できない、非組織化行動が目立つなどの児は、抱っこの際にバスタオルやブランケットを用意して包み込むこともある。

4. ケアの手順

1）ホールディング

　ケア提供者の温かい両手で、児の体全体を包み込む（**図1、2**）。両手の力加減は、自分の頬を両手で覆ったときに心地よく感じる程度の圧迫が適当である。児の動きを押さえつけるのではなく、児の動きに応じて手の力を緩め、手足が正中線方向へ向き、屈曲姿勢を保持できるように援助する。

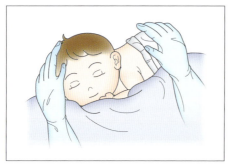

図1 正期産児のホールディング
手の平で頭部と殿部を包む。児が自ら落ち着こうとする行動を妨げないように、上下肢は押さえない。

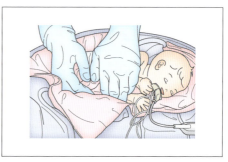

図2 早産児のホールディング
児の手が口元へいくように上肢を屈曲し、脇をしめた姿勢にして、上肢、肩、背中を片方の手の平で包む。児の膝が腹部に接するくらいに下肢を屈曲し、足底と殿部をもう一方の手の平に密着させつつ、下肢を包む。

2）抱っこ

　ホールディングと同様の屈曲姿勢が保持できるように、後頭部、背中、殿部を支える。バスタオルなどで包み込むことで児が安定しやすくなる。

3）おしゃぶり

　おしゃぶりの先端で児の口周囲に触れ、探索反射を引き出して口が開いたタイミングでおしゃぶりを含ませる。おしゃぶりを口に入れるだけではなく、吸啜しているかを確認する。

5. 処置・ケア後の評価

　児の表情や行動、Stateなどの安定した状態、組織化行動が優位であることを確認する。

Expert's Eye

ホールディングを英語でいうと…

　ホールディングは英語でfacilitated tucking（FT、直訳すると「くるみ込みの促進」）、抱っこはholdingと表現する。英語圏の家族と話す際は誤解が生じやすいので気を付けたい。

引用・参考文献
1) 日本新生児看護学会・日本助産学会. NICUに入院した新生児のための母乳育児支援ガイドライン. http://shinseijikango.kenkyuukai.jp/images/sys%5Cinformation%5C201111129171724-2DD14C489C3CA9DF61B2B50D756F97E3C3E2E0AD0505DA931B5D2BAEB3844AE0.pdf〔2019.6.21〕
2)「NICUに入院している新生児の痛みのケアガイドライン」委員会. NICUに入院している新生児の痛みのケア実践テキスト. 大阪, メディカ出版, 2016, 157p.
3) 大城昌平ほか編. 子どもの感覚運動機能の発達と支援：発達の科学と理論を支援に活かす. 東京, メジカルビュー社, 2018, 311p.

38 カンガルーケア

東京都立墨東病院 NICU 副看護師長、NIDCAP professional／アドバンス助産師　内海加奈子（うちうみ・かなこ）

1. 目的、適応、対象

　深い睡眠の促進、痛みの緩和につながる。また、親が親としての自信を持てたり、愛着を感じたりすることで相互的な親子関係の形成に役立つほか、母親が実施する場合には母乳分泌の促進も期待できる。全ての児を対象として検討する必要がある。家族がカンガルーケアを希望する場合は、挿管の有無にかかわらず、医師・看護師などの医療チームにより状態が安定していると評価された児で実施する。

2. タイミング、所要時間の目安

　WHOのカンガルーケアの手引きでは、頻回な状況の変化は児にとってストレスが多いことから、1回の実施時間は最短でも60分以上、肌と肌の触れ合いの時間をもつことを勧め、実施中の採血や注射も可能としている。全身状態が落ち着いた低出生体重児では、できる限り長時間の実施が勧められている。経管栄養を行う児であれば、栄養実施前にカンガルーケアを開始し、注入中から注入後の安静時間を含めて、2時間ほど親の胸の上で過ごすことも可能である。

3. 必要物品

- プライベートスペースを確保するための個室またはスクリーン
- リクライニングチェア
- 児や親に掛けるバスタオル
- 児を抱いた姿勢を整えるためのクッションやバスタオル
- 児の様子を親が見るための手鏡
- 撮影機器
- 経皮酸素飽和度と心拍数を測定できるモニタ
- 挿管児の場合は、呼吸器回路を固定するためのプラスチック製鉗子やクリップ、テープなど。

1節　日常生活援助のケア

4. ケアの手順

　親は前開きの衣服を着用し、お手洗いを済ませ、体温測定を行う。母親の場合は、搾乳を済ませておくことも勧める。児は体温測定、オムツ交換、気管内吸引を行う。親は椅子にリラックスして座ってもらい、スタッフが親の胸の中央にそっと児を乗せる。

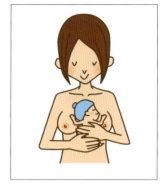

（文献1を参考に作成）

　挿管や輸液をしている場合は、複数のスタッフで呼吸器回路やルートを受け持ち、安全に児を移動させる。呼吸器回路は親の安定した状態が維持できるように肩や椅子に固定し、ルートは引っかかる・挟まるなどの異常がないことを確認する。クッションやバスタオルで児の姿勢を整え、服やバスタオルで児を覆う。手鏡や撮影機器を親の手が届くところに配置する。児が安定して親に不安がなければ、親子でゆっくりと過ごせるようにプライベートスペースを確保する。

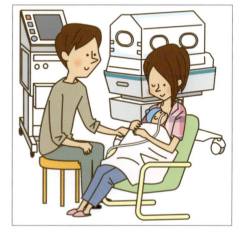

（文献1を参考に作成）

　実施中は児のバイタルサインをモニタリングし、親の呼び出しやアラーム発生時にすぐに対応できるようにしておく。

5. 処置・ケア後の評価

　親子のどちらかが終了したいサインを出したら、複数のスタッフで安全を確保しながら児を保育器に戻す。児の体温測定、必要に応じてオムツ交換や気管内吸引を行い、姿勢を整える。親にも体温を測ってもらい、カンガルーケアを実施した感想を聞いたり文章で記録してもらったりすることで、愛着形成を促進する。

Expert's Eye
親子である実感をもてる大切なケア

　カンガルーケアにはスタッフのマンパワーが必要となるが、親子の絆を深めることができる大切なケアであり、前向きに実施を考慮していきたい。実施前には両親の心の準備が十分整っているか確認し、両親の心に寄り添いながら行い、計画外抜管などのトラブルを起こさないことが重要である。児の移動には、スタッフの練習と連携が必要となる。非挿管児のカンガルーケアを母親が実施している場合、児が乳房に吸い付こうとすることがあれば、おしゃぶりとして見守りたい。

引用・参考文献
1) カンガルーケア・ガイドラインワーキンググループ．根拠と総意に基づくカンガルーケア・ガイドライン．普及版．http://minds4.jcqhc.or.jp/minds/kc/fukyu/1_kc.pdf〔2019.6.21〕
2) 大木茂．"カンガルーケア"．標準ディベロップメンタルケア．改訂2版．日本ディベロップメンタルケア（DC）研究会編．大阪，メディカ出版，2018，257-65．
3) World Health Organization. Kangaroo mother care : a practical guide. https://www.who.int/maternal_child_adolescent/documents/9241590351/en/〔2019.6.21〕

2節　栄養管理と与薬

39 栄養チューブの固定と位置の確認、経管与薬

東邦大学医療センター大森病院新生児特定集中治療室看護師長補佐、新生児集中ケア認定看護師　**西田朋子**（にしだ・ともこ）

1. 目的、適応・対象

　吸啜の後に起こる嚥下反射が完成するのは修正32～34週ごろであり、早産児ではいかなる呼吸相においても嚥下が優先され、誤嚥の危険性が高くなる[1]。そのため、それ以前に出生した早産児や疾患により経口摂取が困難な新生児は、栄養チューブを用いてミルクや薬剤を胃に注入する。

　新生児は強制的鼻呼吸であるため経口挿入が推奨されるが、経口哺乳の妨げとなり、経鼻挿入に比べ計画外抜去のリスクが高い[2]。当院では、呼吸障害による呼吸管理中の場合や鼻腔閉塞など鼻腔からの挿入が困難な場合には経口的に、それ以外の場合は基本的に経鼻的に栄養チューブを留置している。在胎週数や発達、疾患などに応じて挿入経路の選択を行う。

2. タイミング、所要時間

　栄養チューブの交換は、使用する医療器具の取り扱いに準じ1週間で実施している。急性期は新生児の状態に応じ、交換時期を検討する。

3. 必要物品

1）栄養チューブ（以下：チューブ）の挿入

チューブ、シリンジ、マジック、メジャー、固定用テープ（以下：テープ）、聴診器、潤滑剤、pHチェッカー（必要に応じて）、手指消毒剤、手袋

2）与　薬

シリンジ、薬杯、薬剤、白湯、与薬指示書

4. 手 順
1）チューブの挿入

❶ⓐ 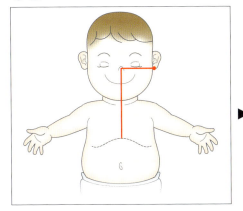 ❶ⓑ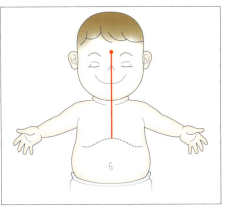

[要：手指消毒]
チューブの挿入長を測り、マジックで印をつけておく。チューブの挿入長については、経鼻であれば耳朶〜鼻尖〜剣状突起（ⓐ）、経口であれば眉間〜剣状突起（ⓑ）を目安とする[3]。

❷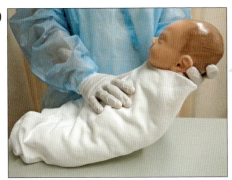

Point!
頸部が後屈した状態ではチューブが気管内に入る危険性があるため、可能であれば上体を挙上し、少し前屈させた状態にする。

新生児の状態を観察し、バイタルサインが安定しているか、ケアが可能な状態か判断する。ケアを行うタイミングは、嘔吐を誘発しないように空腹時に実施する。

↓

 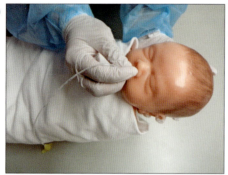

新生児の反応を見ながらチューブをゆっくり挿入する。口腔からの場合は、咽頭刺激を防ぎ、迷走神経反射を起こさないように、口角から頬に沿ってチューブを挿入する。

> **注意！**
> チューブの挿入に抵抗を感じるときや、咳嗽反射・チアノーゼが出現した際は挿入をやめ、新生児の状態を観察し、回復を確認する。特に在胎32週未満の早産児では、咽頭反射や咳嗽反射が出現しにくいため、呼吸状態やチアノーゼに注意して行うことが必要である。

> **赤ちゃんの観察ポイント**
> チューブが咽頭部を通過する時は苦しかったり、嘔吐反射が誘発されたりする。チューブの挿入は苦痛を伴うケアの1つであり、バイタルサインの異常だけでなく赤ちゃんの反応をよく見ながら挿入することが大切である。

 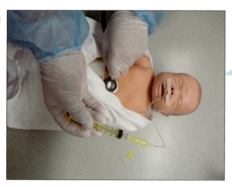

> **Point!**
> 早産児や新生児は体格が小さく、胃内にチューブの先端がなくても気泡音が聞こえることがある。チューブを挿入したら、複数の方法でチューブ位置を確認することが望ましい。

チューブ位置の確認
・気泡音の確認：0.5〜1cc程度の空気をシリンジで注入し、心窩部で気泡音を確認する。確認した後は、注入した空気を回収する。
・胃残渣の確認：シリンジで吸引したものが胃の内容物かどうかをpHチェッカーで確認する。
・X線での確認：チューブの先端が噴門部を十分に超え、かつ胃の大弯に達していないことを確認する。

❺テープは皮膚の状態に合わせて選択し、安全性、かつ美観にも配慮する。新生児の状態や成長・発達に合わせて検討する[4〜6]。

> **Point!**

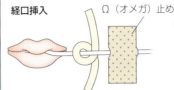 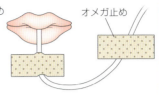

a：口角から出たチューブを1回巻き頬部に貼る。もう1枚は間隔を空けて縦長に貼る。

b：正中から出たチューブを下顎で横長に貼り、もう1枚は頬部で横長に貼る。

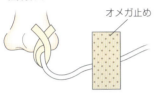 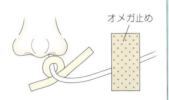

c：切り込みのない部分を鼻尖部に貼り、切り込みがある部分をチューブに巻き付ける。もう1枚は頬部に縦長に貼る。

d：1枚はチューブに1回巻いて鼻下から頬部にやや縦長に貼り、もう1枚は間隔を空けて縦長に貼る。

チューブ固定法（文献4～6より引用改変）

テープの固定方法の一例を以下に示す（図1、2）。

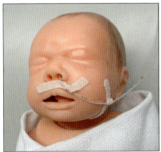 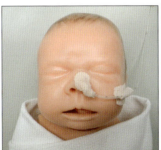 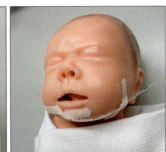

ⓐα固定＋α固定　　　ⓑα固定＋Ω固定　　　図2　経口挿入の際のテープの固定法、α固定＋α固定

図1　経鼻挿入の際のテープの固定法

> **Point!**
> 長期にチューブを留置する場合は、チューブによる圧迫や固定の際にテンションが掛かることで、皮膚の損傷や鼻腔の変形を来す危険性がある。テープを交換するときだけでなく、日ごろから皮膚の損傷や鼻腔の変形が起こっていないかどうかを注意して観察する。

2）与　薬

❶与薬指示書を元に、与薬の基本である6R
（①患者名、②薬剤、③目的、④用量、⑤方法、⑥時間）を確認する。

2節 栄養管理と与薬

 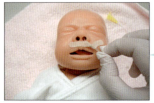

要：手指消毒

チューブが正しい挿入長で固定されているか、口腔内でたるんでいないかを確認する。

Point!
見た目では問題がないように見えても、テープが皮膚から剥がれていたり、テープの粘着面の強度が落ちチューブが固定されていないことがある。実際に触れて、チューブがテープでしっかり固定されているかどうかを確認する。

 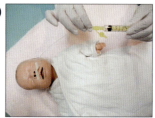

シリンジでチューブを吸引し、胃残渣の量・性状を確認し、腹部状態に異常がないかを観察する。

 チューブ位置を気泡音やpHチェッカーで確認する（p.185〜186「4. 手順」の①〜④参照）。

 新生児が安定した姿勢になるように整え、頭部を挙上する。チューブが新生児の手に掛からない位置にするなど、計画外抜去を予防する。

注意！
与薬はミルクと同じタイミングで行うことが多く、新生児の覚醒時に与薬する機会も少なくない。与薬中のチューブの計画外抜去は、必要な薬剤が与薬できないだけでなく、誤嚥のリスクもあるため、安全に実施できるように新生児や周りの環境を整えてから実施する。

 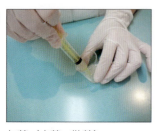 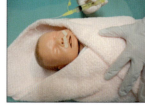

与薬（水薬、散薬）
・散薬は白湯でよく溶解し、チューブの閉塞がないように攪拌しながらゆっくり注入する。
・希釈の必要な薬剤は、溶解後ミルクに混ぜて一緒に注入する。

赤ちゃんの観察のポイント！
1回のミルク量が少ない新生児は、注入により嘔吐を誘発したり、呼吸に影響を与えることがあるため、新生児の状態をよく観察しゆっくり注入する。

 与薬後は白湯または空気を注入し、栄養チューブ内を空にする。

5. 処置・ケア後の評価

　栄養チューブの挿入や経管での与薬は、NICU内で日常に行われている看護技術の1つであるが、誤挿入や計画外抜去・誤嚥などのさまざまなリスクを含んでおり、挿入は苦痛を伴う処置でもある。栄養チューブが安全に管理できるように、疾患や皮膚の状態、成長発達をアセスメントし、チューブの固定が適切かどうかを日々検討していく。

Expert's Eye
赤ちゃんの反応に合わせた栄養チューブの挿入

　以前、担当している患児の家族から、チューブを交換するときに無呼吸発作を起こした場面に遭遇したことを伺った。栄養チューブが必要なものであることを理解されていても、実際に挿入する場面で赤ちゃんが泣いたり、チアノーゼを起こす姿を目の当たりにすることは家族にとってつらい経験となる。家族にも赤ちゃんにもそういう思いをしてほしくないと思い、私は赤ちゃんの反応に合わせてチューブを挿入するように努力している。まだまだ、赤ちゃんの反応から自身の技術が不足していると感じることもあるが、家族や後輩ナースと一緒に、ポジショニングや支え方を工夫して、赤ちゃんの苦痛を最小限に抑えられるケアを目指していきたいと思っている。

引用・参考文献
1) 東海林宏道. "消化管の発育と発達." 新生児学テキスト. 一般社団法人日本新生児成育医学会編. 大阪, メディカ出版, 2018, 360-8.
2) 河井昌彦. NICUナースのための必修知識. 第4版. 京都, 金芳堂, 2016, 42-8.
3) 楠田聡監. NICUトラブルシューティング. 第2版. 内山温編. 東京, 中外医学社, 2011, 34-5.
4) 藤原美由紀. "静脈栄養および経腸栄養管理中の児について、看護する上で注意すべきことを教えてください". ハイリスク新生児：栄養管理・母乳育児Q&A. 内山温編. 大阪, メディカ出版, 2015, 78-82.
5) 横尾京子ほか. NICU看護技術標準化によるエビデンスに基づいた安全対策に関する研究. 日本新生児看護学会誌. 11 (2), 2005, 52-66.
6) 大脇吉子. 栄養チューブを使用したミルク注入中のインシデントを防ぐ. Neonatal Care. 30 (3), 2017, 215-20.
7) PMDA医薬品医療機器総合機構. https://www.pmda.go.jp/files/000144631.pdf
8) 福富由紀子. 経管栄養チューブの挿入と固定. Neonatal Care. 25 (4). 2012, 336-7.
9) 齋藤織恵ほか. "経管与薬". 新生児医療と看護の臨床手技70. 堺武男編著. Neonatal Care春季増刊. 大阪, メディカ出版, 2007, 190-3.
10) 添田啓子ほか. 看護実践のための根拠がわかる小児看護技術. 角濱春美ほか編著. 第2版. 東京, メヂカルフレンド社, 2015, 252-60.
11) 守純子ほか. "胃管チューブ・胃瘻チューブを扱う際の注意点を教えてください". 新生感染管理なるほどQ&A. 大城誠編著. Neonatal Care秋季増刊. 大阪, メディカ出版, 2014, 159-62.
12) Morris, S. E. et al. 摂食スキルの発達と障害：子どもの全体像から考える包括的支援. 原著第2版. 金子芳洋訳. 東京, 医歯薬出版, 2009, 758p.

2節 栄養管理と与薬

40 経口授乳（瓶授乳）

東邦大学医療センター大森病院新生児特定集中治療室看護師長補佐、新生児集中ケア認定看護師 **西田朋子**

1. 目的、適応・対象など

　哺乳機能には、探索反射（乳首を探す）、吸啜反射（乳首を吸う）、嚥下反射（乳汁を飲む）の3つの反射があり、修正35～36週ごろに吸啜・嚥下・呼吸の協調性が成熟する[1]。吸啜の後に起こる嚥下反射が完成するのは修正32～34週ごろ[2]であり、哺乳行動の発達を踏まえ、当院では呼吸・循環動態が安定した修正33～34週ごろに経口哺乳を開始している。直接授乳の場合は、射乳反射で間欠的に乳汁が流れるため、嚥下と呼吸の調和が取りやすく、修正32週ごろから安全に開始することができる[3]。そして、カンガルー・マザー・ケア（KMC）や非栄養的吸啜（NNS）を行うことで、母子の一体感が高まり、直接授乳への移行が円滑になる。そのため、新生児の状態をアセスメントし、家族の希望に沿いKMCやNNSを早期から進めていくことが大切である。

　しかし、NICUに入院した新生児は、疾患や母親側の要因、入院環境により直接授乳ができないことがある。その際にカップやシリンジでの授乳、哺乳瓶での授乳（以下：瓶授乳）を行う。シリンジやカップなどの母乳育児補助器具（デバイス）は、調和が取れていない口腔と舌の動きを発達させるのを助け、吸啜を規則的に行うことで乳汁を得られるという学びができる[4]といわれており、直接授乳の確立を目指すには経管栄養やカップ、シリンジ授乳を組み合わせることが望ましいとされる。

　瓶授乳は、小さな吸引圧で吸啜回数も少なく、より早く哺乳できる。しかし、満足感が得られにくいことや、楽に哺乳できることで口腔機能発達への影響が懸念される[5]。また、乳汁移行が早く、瓶内圧により吸啜しなくても乳汁が口腔内に流れてしまうため、むせ込みにつながる。瓶授乳を行う場合は、さまざまな種類の人工乳首の特性を理解し、哺乳評価や哺乳練習を行いながら進めることが必要である。

　このように経口授乳には、直接授乳とカップ授乳や瓶授乳などデバイスを用いた方法がある。疾患や哺乳機能、成長発達を踏まえ、母子にとって最適な授乳方法を選択していくことが必要である。この項では、瓶授乳について述べていく。

2. タイミング、所要時間の目安

　授乳に適切なState（睡眠－覚醒レベル）は3～5の状態であり、泣くのは新生児がおっぱいを欲しがるサインとしては遅い。疲れて眠ってしまったり、うまく乳房や人工乳首をくわえることができない。直接授乳だけでなく、瓶授乳においても、新生児と母親にとって安全で効果的に

かつ楽しく授乳ができるように、「赤ちゃんがおっぱいを欲しがるサイン」（表）[6,7]とStateに合わせて授乳を行う。

表　赤ちゃんが母乳を飲みたがっている早期のサイン

早期のサイン
・吸うように口を動かす
・吸うときのような音を立てる
・手を口に持っていく
・急速な眼球運動（レム睡眠時）
・クーとかハーという柔らかい声を出す
・むずかる

（文献6、7より引用）

3. 必要物品

母乳または人工乳、指示書、哺乳瓶、人工乳首、ガーゼ、手指消毒剤、手袋

4. ケアの手順

要：手指衛生

❶ 人工乳首は、流出が緩やかな軟口蓋と硬口蓋境目まで達する長さのもので、さらに児に大きな口を開けさせるために、なるべく基部の広いものがよい[8]とされる。
製品の特性を理解した上で、嚥下量や哺乳力など、新生児の哺乳状態をアセスメントし、適切なものを選択する。

Point!
人工乳首の選択は家庭でも継続して使用することを踏まえ、まず安全で取り扱いが易しく購入が可能なものを選択する。また、成長発達の視点や直接授乳への移行を妨げないことを考慮する。

❷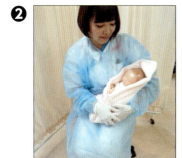
新生児が哺乳に集中できる安定した姿勢が取れるように抱っこする。両腕と両脚を体の近くに寄せ、両手は顔の近くに、腰は丸まった状態の正中位を取る。姿勢が保持できないときや落ち着かないときは、布でくるむ。

2節 栄養管理と与薬

❸授乳
- 探索反射を誘発し吸啜反射を促すために、新生児の鼻から上口唇辺りを人工乳首（以下：乳首）でなでて、口を大きく開けさせる。
- 乳首を口に押し込まず、新生児が自ら大きな口を開けて乳首を捉えるようにする。
- 新生児がNNSの早い吸啜をしているときは、乳首からミルクが流れないようにし、嚥下を伴う栄養的吸啜（NS）の落ち着いた吸啜リズムになったら、哺乳瓶を傾け、乳汁が乳首に流れ込む量を調整する。

Point!

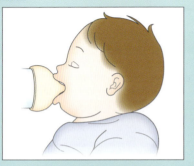

図1 乳首のくわえ込み方

- 乳首の先は上あごに当てるようにし、舌根を圧迫しないようにする。
- 直接授乳の時と同じように大きな口を開けているか、上下の口唇の巻き込みに注意する（図1）。

赤ちゃんの観察ポイント！

瓶授乳では哺乳開始から口腔内に乳汁が流れ込むため、嚥下が追いつかず、むせ込みやチアノーゼが出やすいといわれている[9]。経皮的動脈血酸素飽和度（SpO_2）や呼吸回数・心拍数の変動と程度、顔色の変化、胸郭が上がっているか、むせ込みがないかなどに注意する。

❹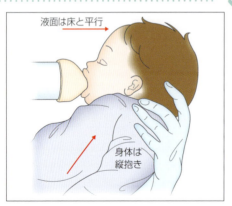

液面は床と平行
身体は縦抱き

授乳の時には水圧がかからないように、哺乳瓶のミルクの液面は床と平行になるようにし、哺乳瓶が水平になるように保持する。

Point!

瓶に乳首を付けた直後は特に瓶内圧が高いため、傾けただけでミルクが流出することに注意する。

❺吸啜・嚥下・呼吸の協調を確認しながら授乳する。
吸啜・嚥下・呼吸の協調が悪い場合は、吸啜バースト（規則的な吸啜）を短くコントロールし、呼吸を整える時間を作る。安全に吸啜できる回数を評価し、口元にミルクが流れないように瓶の傾斜を下げて、吸啜の中止を促す。それでも呼吸が回復しない場合は、人工乳首を口から外す[10]。

❻休憩でいったん口から乳首を外した後に哺乳を継続（再開）するときは、口を開ける、探すなどの新生児のサインを待つ。

❼授乳中は乳首を動かしたり、頻繁に姿勢を換えないようにする。

Point!

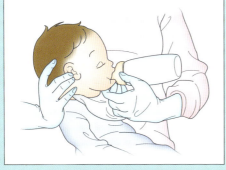
図2　顎のサポート

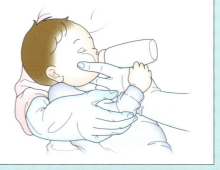
図3　指で両頬を軽く押さえて支える

早産児は口腔内の脂肪床が少ないため、口腔内の陰圧が作りにくい。吸啜圧の減弱や吸啜リズムが不規則な場合は、新生児の顎と頬を支える支援を行う（図2、3）。指で両頬を軽く圧迫し口腔内の陰圧を高め、吸啜リズムに合わせて下顎を挙上させる方法であるが、新生児の吸啜行動を混乱させることがないように、優しく注意深く観察しながら行う。

❽授乳後は排気を行う。

Point!
- 瓶授乳は直接授乳に比べ、空気を飲み込みやすいため排気が大切である。
- 胃から口までが一直線になるように、新生児を立て抱きにするか、膝の上で支え座らせる姿勢をとる。
- 腹部に軽い圧迫がかかるようにしながら、背中を下から上にやさしくさすり、排気を促す。
- 排気が出ない場合は、頭部を上げ、顔を横向きにして寝かせる。

5. 処置・ケア後の評価

　疾患や哺乳機能の成熟度だけでなく、授乳にかかる時間や量、呼吸状態や疲労度、新生児の反応などをアセスメントし、安全にかつ負担なく、必要な栄養を効果的に摂取できる授乳方法を日々検討する。

2節 栄養管理と与薬

Expert's Eye
赤ちゃん一人ひとりに合わせた授乳方法

　経口授乳がなかなか進まないときに、家族もスタッフも「何とか全部を口から飲んで欲しい」「飲めたら退院できる」と気持ちが焦ることがある。そのため長い時間をかけて授乳したり、人工乳首を幾度も変更してしまったりすることがある。食事は成長・発達にとって大きな役割を果たすだけでなく、生活を豊かにするものである。しかし、授乳の際に赤ちゃんにストレスをかけることで、食事が嫌なものになりかねない。授乳中の赤ちゃんの様子をよく観察し、一人ひとりに合った適切な授乳方法を考え家族と目標を共有すること、そして授乳が赤ちゃんと家族の大切なコミュニケーションの場となるように支援していくことが大切だと考えている。

引用・参考文献
1) 木原秀樹. "早産児について、哺乳機能の発達は正期産児と異なるのでしょうか？". ハイリスク新生児：栄養管理・母乳育児 Q&A. 内山温編. Neonatal Care 秋季増刊. 大阪, メディカ出版, 2015, 144-50.
2) 東海林宏道. "消化管の発育と発達." 新生児学テキスト. 一般社団法人日本新生児成育医学会編. 大阪, メディカ出版, 2018, 360-8.
3) 河内山春那ほか. 経管栄養から経口母乳への移行期のケア. Neonatal Care. 31 (7), 2018, 648-53.
4) 水野克己ほか. "特別なサポートの必要な新生児". よくわかる母乳育児. 改定第2版. 東京, へるす出版, 2012, 190-7.
5) 木原秀樹. "哺乳支援". 赤ちゃんにやさしい発達ケア. 大阪, メディカ出版, 2015, 116-39.
6) 井村真澄. "授乳支援の基礎". 母乳育児支援スタンダード. 第2版. NPO法人日本ラクテーション・コンサルタント協会編. 東京, 医学書院, 2016, 162.
7) ILCA. Clinical guideline for the establishment of exclusive breastfeeding. 3rd ed. Morrisville, 2004, 11.
8) 三浦孝子. 経口哺乳②デバイスを用いた授乳支援. Neonatal Care. 22 (7), 2009, 708-23.
9) 豊島万希子. "哺乳瓶授乳". 新生児ケアまるわかりBOOK. 平野慎也ほか編. Neonatal Care 秋季増刊. 大阪, メディカ出版, 2017, 188-92.
10) 水野克己. "新生児・乳児の哺乳行動". 前掲書4. 106-23.
11) 高木のぶ子ほか. "経管栄養から経口栄養への移行をスムーズに行うにはどうすればよいでしょうか？また、そのタイミングについて知りたいです". 前掲書1. 183-90.
12) 水野克己. "児の哺乳行動". 母乳育児学. 東京, 南山堂, 2012, 51-60.
13) 水野紀子ほか. "授乳（直接授乳・ビン哺乳）". 新生児医療と看護の臨床手技70. 堺武男編著. Neonatal Care 春季増刊. 大阪, メディカ出版, 2007, 190-3.
14) 上田育美. 経口栄養時のインシデントを防ぐ. Neonatal Care. 30 (3), 2017, 209-14.
15) Morris, S. E. et al. 摂食スキルの発達と障害：子どもの全体像から考える包括的支援. 原著第2版. 金子芳洋訳. 東京, 医歯薬出版, 2009, 758p.

3節 排泄・ドレーン管理

41 肛門刺激・ガス抜き・浣腸

福岡市立こども病院NICU、新生児集中ケア認定看護師　坂田真理子（さかた・まりこ）

1. 目　的

1）肛門刺激

肛門括約筋への刺激により副交感神経を刺激し、蠕動運動を促進させ、排便・排ガスを促す。

2）ガス抜き

腸管内のガスを排出させることによって、下部消化管を減圧し、腹部膨満を軽減する。

3）浣　腸

- 直腸や結腸で固形化した便をグリセリン液で軟らかくし、排便を促す。
- 直腸内に注入したグリセリン液の浸透圧により腸管壁を刺激して蠕動運動を促進させ、下部消化管の減圧や消化を促進する。

2. 適応・対象

1）肛門刺激

- 腹部膨満がある児で、腹部マッサージで排便が見られないとき
- 腹部膨満がある児で、便が付着しているなど肛門付近に便が見られるとき
- 退院が近い児で腹部膨満があり、排便を促したいとき

2）ガス抜き

- 排便はあるが、腹部膨満が強く、腸管ガスが貯留しているとき
- nasal DPAP装着時など空気嚥下により腹部膨満が強いとき
- 医師の指示のもと、低位鎖肛やヒルシュスプルング病などの手術までの管理のとき

3）浣　腸

- 腸蠕動運動が弱く、腹部膨満が強いとき
- 自力での排便が困難なとき
- 出生後24時間経過しても排便がないとき

※低出生体重児の場合は、医師の指示に従い実施する。

3. タイミング、所要時間の目安

1）タイミング

　浣腸は迷走神経を刺激し、嘔吐を誘発する可能性があるため授乳前に行う。また、浣腸の施行間隔の目安として1,000g以下は8時間、1,000g以上は12時間、2,000g以上は24時間、絶食中の児は24時間とする。

2）所要時間の目安

10〜15分程度

肛門刺激

1. 必要物品

綿棒、ワセリンやオリーブ油などの潤滑剤、ビニールエプロン、ディスポーザブル手袋、おしり拭き、オムツ、ビニール袋

2. 手　順

要：手指消毒

❶必要物品を準備し、個人防護具を装着する。

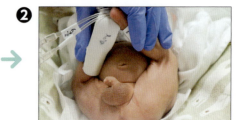

❷児を仰臥位にし、オムツを開き、片手でゆっくりと両下肢を持ち上げ、軽く膝を曲げた体位にする。

❸先端に潤滑剤を塗布した綿棒を肛門に1〜2cm程度ゆっくり挿入する。

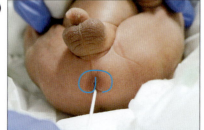

❹粘膜を傷つけないように注意しながら円を描くように綿棒を回転させる。

Point!
肛門刺激だけで反応が見られない場合は、腸の走行に沿って腹部マッサージを行う。

要：手指消毒

❺綿棒をゆっくり抜去したら、排便・排ガスを確認し、手袋を替えてからオムツ交換をする。

要：手指消毒

❻個人防護具を外し児の体位を整え、後片付けを行う。

Point!
排便がすぐに見られない場合の対応：10～15分後に再度排便が見られるか確認する。

ガス抜き

1. 必要物品

ネラトンカテーテル、排気用コップと水、ワセリンやオリーブ油などの潤滑剤、ビニールエプロン、ディスポーザブル手袋、おしり拭き、オムツ、ビニール袋

2. 手順

❶「肛門刺激」の手順①、②（p.196）に準ずる。

❷ネラトンカテーテルの先端に潤滑剤を塗布し、終末部は水を入れた排気用カップに入れる。

❸ネラトンカテーテルの先端を肛門に3～5cm程度ゆっくり挿入する。

❹
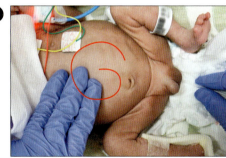

ネラトンカテーテルを挿入したまま腹部マッサージを行い、排気用カップ内の排ガスの状態と腹部状態を観察する。

注意！
挿入するネラトンカテーテルが太すぎたり、挿入が深すぎたりすると腸管を損傷する可能性がある（表）。

表　ネラトンカテーテルのサイズ

体重	カテーテルのサイズ
1,000g 以下	3～4Fr
1,000g 以上	4～5Fr
2,000g 以上	5～6Fr
3,000g 以上	6Fr～

3節 排泄・ドレーン管理

❺ネラトンカテーテルをゆっくり抜去し、オムツを閉じる。排尿や排便があればオムツを交換する。 → ❻「肛門刺激」の手順⑥（p.197）に準ずる。

浣 腸

1. 必要物品

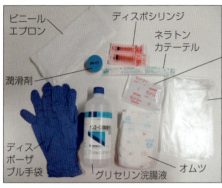

グリセリン浣腸液、ネラトンカテーテル、ディスポシリンジ、ワセリンやオリーブ油などの潤滑剤、ビニールエプロン、ディスポーザブル手袋、おしり拭き、オムツ、ビニール袋

2. 手 順

❶「肛門刺激」の手順①（p.196）に準ずる。 → ❷体温程度に温めたグリセリン浣腸液をディスポシリンジに準備し、ネラトンカテーテルに接続する。

注意！
浣腸液の濃度や量は、体重や児の状態によって違うため、医師の指示を確認する。投与量の目安として 1mL/kg とする。

→ ❸ネラトンカテーテルの先端に潤滑剤を塗布し、ネラトンカテーテル内をグリセリン浣腸液で満たし、投与量に合わせる。

Point!
脆弱な粘膜組織を有する低出生体重児は、腸管穿孔や直腸粘膜損傷を来す可能性があるため、ネラトンカテーテルは深く挿入しないように注意する。ネラトンカテーテルの挿入の長さは 1〜3cm（1cm/kg）を目安にする。
浣腸液注入時はバイタルサインの変化が起こりやすいため、児の観察をしながら 5〜10 秒かけてゆっくり注入する。

要：手指消毒・手袋交換

❹「肛門刺激」の手順②（p.196）に準ずる。 → ❺肛門にネラトンカテーテルを挿入し、ゆっくりグリセリン浣腸液を注入する。 → ❻浣腸液注入後、ネラトンカテーテルを抜去し、オムツを閉じる。

❼浣腸後、反応便を確認し、オムツ交換をする。 ❽「肛門刺激」の手順⑥（p.197）に準ずる。

3. 処置・ケア後の評価

ケア実施後は、排便・排ガスの有無、排便の性状や量、腹部膨満や緊満の軽減の有無を評価する。新生児は哺乳時に多量の空気を飲み込み、生理的な呑気症に陥りやすく、消化管の運動機能が未熟なため、哺乳状態や消化状態も評価する必要がある。

Expert's Eye
児への負担が少ない腹部ケアを行うために…

- 新生児は、哺乳中の空気嚥下、啼泣、一過性の便秘などが原因で、腹部膨満を来しやすい。ケアを始める前に、排便の回数、性状、腹部状態（腹部膨満や緊満の有無や程度、腸蠕動音）、X線所見（腸管ガスの分布など）、哺乳状態や消化状態などを観察し、どの腹部ケアが児にとって負担が少なく効果的か、タイミングとともに判断する。
- 浣腸は迷走神経を刺激し、さらにいきむことで循環動態の変動を来す恐れがあるため、低出生体重児や心疾患児などにとって非常にリスクのある行為である。ルチーンケアとして行うのではなく、自力での排便や排ガスが可能になる時期を見極め、実施する。
- 退院前の児には、母親と一緒に肛門刺激や腹部マッサージによる排便コントロールを実施し、腹部膨満の観察やケア後の腹部状態の変化を確認することで、母親がケアの必要性を判断できるようにする。
- 消化器疾患を合併している児は腸管の動きが悪く、腹部膨満を来しやすいため、医師の指示に従い、症状が悪化する前に腹部ケアを開始する。消化器症状の有無・程度の観察が重要である。

引用・参考文献
1) 深尾有紀. "肛門刺激・ブジー・浣腸". NICU看護技術必修テキスト. 岡園代編. Neonatal Care秋季増刊. 大阪, メディカ出版, 2011, 210-5.
2) 久保田藍. "排泄ケア（オムツ交換・浣腸）". 新生児ケアのきほん. 豊島万希子ほか編. with NEO別冊るるNEO. 大阪, メディカ出版, 2019, 164-7.
3) 松井典子. "ブジー・浣腸". 新生児ケアまるわかりBOOK. 平野慎也ほか編. Neonatal Care秋季増刊. 大阪, メディカ出版, 2017, 104-9.
4) 櫻井みどり. "浣腸・ガス抜き・肛門刺激". 動画だからここまでわかるNICU基本テクニック44. 楠田聡監修. Neonatal Care春季増刊. 大阪, メディカ出版, 2011, 154-61.
5) 仁志田博司. "栄養・消化器系の基礎と臨床". 新生児学入門. 第5版. 東京, 医学書院, 2018, 263-9.
6) 橋谷順子. 肛門刺激・ガス抜き・浣腸. Neonatal Care. 29 (4), 2016, 325-30.
7) 加藤しおり. 排泄援助技術：(2)肛門刺激・カテーテル使用による排便・排ガス. Neonatal Care. 25 (4), 2012, 348-9.

3節 排泄・ドレーン管理

42 新生児のストーマケア

福岡市立こども病院、皮膚・排泄ケア認定看護師 長田華世子（おさだ・かよこ）

1. 目的、適応

ストーマ合併症の予防、術後創感染の予防および家族によるケア習得を目的に行う。

ストーマケアを行う際に最も重要なことは、スキンケアを的確に行うことである[1]。ストーマ周囲の皮膚は、「排泄物で汚染されやすい」「剥離刺激が繰り返される」「皮膚保護材を常時皮膚に装着している」[1]などにより、皮膚トラブルを生じやすい状態にある。さらに新生児は、「皮膚が薄い」「腹部の面積が小さい」「啼泣により腹腔内圧が上昇しやすい」などがあり、新生児の特徴に合わせたケアを行う必要がある。

2. タイミング、所要時間の目安

哺乳直後は排泄物が出てきやすいため、哺乳後30分以内の装具交換は避ける。ストーマ装具の交換頻度は、ストーマ装具の皮膚保護材の特性によって異なる。基本的には決められた貼付期間を守り、適宜皮膚保護材の溶解や皮膚状態に合わせて交換間隔を決定する。装具を除去し、新しい装具を貼付するまでの所要時間は、30分以内を目安に行えるよう準備を十分に行い実施する。

3. 必要物品

ストーマ装具（付属のクリップまたは輪ゴム）、ストーマ用はさみ、ノギス、洗浄剤、ガーゼ、ビニール袋、ペン
＊必要時、洗浄ボトル（沐浴できないとき）、剥離剤、用手形成皮膚保護材・粉状皮膚保護材

4. ケアの手順

 ❶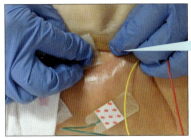

皮膚保護材の接着面をゆっくり優しく剥がす。

Point!
皮膚が引っ張られないよう、皮膚を押さえながら剥がす[1]。洗浄剤を接着面に染み込ませながら剥がしたり、粘着力が強い場合は剥離剤を使用する[1]。

↓

 ❷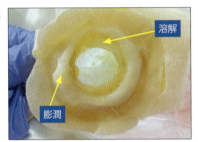

剥がした皮膚保護材を観察する。

Point!
長期間の貼付、多量の水様便や発汗などで溶解・膨潤が進んでしまった保護材は、皮膚保護性を消失している。そのため、溶解部分の皮膚障害発生リスクが高くなる[2]。5mm以上溶解している場合は、交換間隔の短縮や用手形成皮膚保護材を使用し、皮膚トラブルを予防する。

↓

 ❸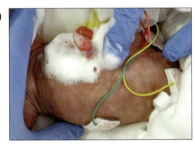

泡で愛護的に洗浄する。

Point!
・外的刺激を与えないように、泡で汚れを浮かすように洗浄する。
・全身状態が不安定であり洗い流しが困難な場合は、拭き取り洗浄剤を使用する。
・熱すぎるお湯(41℃以上)、目の粗いガーゼの使用、強くこする、過度に乾燥させるなどの行為は、皮膚に過剰な刺激を与えるため避ける[1]。

↓

 ❹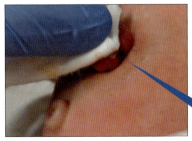

合併症の有無を観察する(図)。

Point!
・粘膜皮膚接合部も360°、十分に観察する。
・血流障害や創離解など(図)は早期に医師に報告し、ケアを検討する。

見えにくい部位も確実に観察する!

↓

3節　排泄・ドレーン管理

❺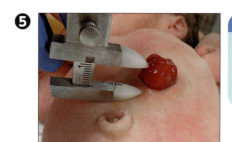

ストーマのサイズを計測する。

Point!
- 縦×横（ストーマの根元）×高さ（皮膚から排泄孔までの最短距離）を計測する。
- 臍帯や肋骨弓、上前腸骨稜などが近い場合は計測し、面板をカットする際に指標とする。

❻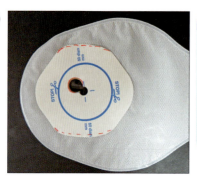

面板をカットする。

Point!
- ストーマ孔は、計測したストーマのサイズよりも1～2mm大きく開ける。出血しやすい場合や下肢の動きなどで面板がストーマに接触しやすい場合は、3～4mm大きくカットすることも検討する。その場合、用手形成皮膚保護材などで皮膚が露出しないようにする。
- ストーマ孔は、面板の中心でなくても問題ない。
- 臍や肋骨弓などに接触する場合は、外縁をカットする。

❼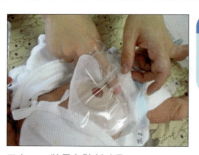

ストーマ装具を貼付する。

Point!
- 便が漏れないよう確実に貼付することが重要である。ストーマ周囲が浸潤していないことを確認し、皺ができないように中心から外縁に向かってゆっくりと貼付する[1]。

家族指導のポイント

ストーマケアは特別なことではなく、オムツ交換と同じ排泄・保清のケアであることを伝える[1]。最初は、ストーマを見てもらうことから始め、徐々に便処理などに参加してもらい受容できるようフォローする。装具交換自体は、全身状態が落ち着いてから沐浴などの保清とともに装具交換の指導を行う。退院指導の際には、家族一人では貼付が困難な場合は、協力者が得られる時間に交換するよう指導する。

5. ケア後の評価

貼付した装具が計画外に剥がれていないか、便漏れが生じていないか観察する。もし、計画外

に剥がれた場合には、何が原因であったのかを評価し、適宜対策を考える。
また、合併症が生じていないか毎回観察・評価する。

合併症		対策
ⓐストーマ粘膜 ①ストーマ出血 ②粘膜の損傷		①②少量かつ短時間で止血する場合は問題ないが、多量の出血や持続する出血の場合は、装具を除去して粘膜の損傷の有無や部位を観察する。医師に報告し、まずは圧迫止血や粉状皮膚保護材を散布する。
③血流障害		③医師に報告し、透明な袋の装具を装着して、観察できるようにする。
④ストーマ脱出		④乳児は、啼泣などの腹圧でストーマ脱出が起こりやすい[1]。ストーマサイトマーキングを必ず行い、腹直筋上に造設する。装具は透明な袋を選択し、観察できるようにする。装具装着については後述する。
ⓑ粘膜皮膚接合部 ①創感染 ②粘膜皮膚離開		・直ちに医師に報告する必要がある合併症である。免疫低下や低栄養状態、術後全身状態不良など創傷治癒を遅延する因子も原因となる[3]。また、この部位は、常時便汚染にさらされている。術後は、窓付きの術後用装具の使用や毎日交換できる装具などを使用し、密な観察やケアを行う。
ⓒストーマ近接部 接触性皮膚障害 （特に小腸ストーマの場合は、消化酵素を含んだ水様便が多量に排泄されるため、皮膚障害のリスクが高い）。		・発赤があれば、ストーマ周囲に耐水性の高い用手形成皮膚保護材や粉状皮膚保護材を使用する[1]。装具選択も便性・便量を評価し、耐水性の高い保護材の選択を検討する[1]。 ・表皮剥離やびらんが生じた場合は、装具を貼付する前に皮膚損傷部位に粉状皮膚保護材を散布し、余分な粉を吹き飛ばし装具を貼付する[1]。
ⓓ皮膚保護材貼付部 接触性皮膚障害		・面板のアレルギーや剥離刺激などの機械的刺激が原因となる[1]。できるだけ粘着の強い時期に剥離することを避け、装具交換の際には丁寧に愛護的にケアする[1]。皮膚保護材に対するアレルギーが疑われる場合は、装具変更を考慮する。

図　合併症と対策

3節 排泄・ドレーン管理

Expert's Eye
児のストレスを減らすケア

ケアはできるだけ二人で実施し、児のストレスを軽減できるよう介助者はホールディングやあやしを行いながら介助する。また、掛物やインファントウォーマを使用し、体温低下を予防する。局所のみではなく、全身状態を含めて観察・ケアを行うことが重要である。

●ダブルストーマのケース

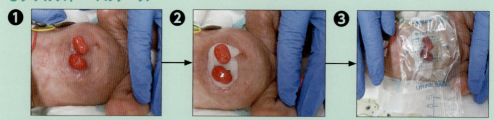

ストーマ造設後に口側腸管が穿孔し、ダブルストーマ状態になったケース。手袋が接触する刺激でも、ストーマ粘膜から出血するほど易出血状態であった。ストーマ粘膜の保護と排便管理のため用手形成皮膚保護材を両ストーマ全周に貼付し、一つの装具で管理。成人用装具の面板と尿パックで、手作り装具を使用した。

●啼泣による腹圧上昇時にストーマ脱出したケース

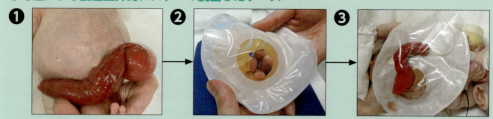

在胎24週で出生。啼泣による腹圧上昇時ストーマ脱出し、徐々に悪化。新生児用装具を使用していたが、小児用装具へ変更。装具装着時、ストーマを損傷しないようストーマサイズよりも大きくカットし、皮膚が露出する部位には用手形成皮膚保護材を貼付。ストーマを通す際に損傷しないよう面板に切れ込みを入れ、ストーマ孔を広げながら装着。ストーマ閉鎖まで損傷なく管理できた。

引用・参考文献
1) 日野岡蘭子．"ストーマ患者のスキンケア"．小児創傷・オストミー・失禁（WOC）管理の実際．溝上裕子ほか編．東京，照林社，2010，86．
2) "ストーマの基礎知識とスキンケア"．小児の状態別スキンケア・ビジュアルガイド．村松恵編．東京，中山書店，2012，64．
3) 中野美和子．"小児ストーマのすべて"．ストーマリハビリテーション：実践と理論．ストーマリハビリテーション講習会実行委員会編．東京，金原出版，2016，166．
4) 鎌田直子．"新生児から学童期におけるストーマケア"．ストーマケア実践ガイド：術前から始める継続看護．松原康美編．東京，学研メディカル秀潤社，2013．137．
5) 八田恵利．"ストーマ周囲の皮膚トラブル予防"．新生児の皮膚ケアハンドブック：アセスメントのポイントとスキントラブルへの対応がわかる！．大阪，メディカ出版，2013，72．
6) 渡部寛子．"消化管ストーマの術後ケア"．前掲書1．114．

43 胸腔ドレナージ

福島県立医科大学附属病院みらい棟3階フロア新生児部門
新生児集中ケア認定看護師　宮崎　綾

1. 目的、対象

1）目的

胸腔内に貯留した空気、液体（血液、胸水、膿など）を胸腔外に排出させることで肺の拡張を促すこと。また貯留物の性状を確認し胸腔内の情報を得る。

2）対象

気胸や胸水の貯留を認め、呼吸循環障害を認める児。

2. タイミング・所要時間の目安

1）タイミング

上記の理由でドレナージが必要と判断されたとき。
　人工呼吸管理中で急激に酸素飽和度の低下、徐脈、頻脈、血圧低下などが生じた場合は緊張性気胸を疑う所見であり、即座に処置を行う必要がある。

2）所要時間の目安

15〜20分程度

3. 必要物品

滅菌済み体内留置排液用チューブおよびカテーテル（トロッカーアスピレーションキットなど）、静脈切開セット、縫合糸、固定用テープ、固定用ドレッシング材、皮膚保護剤、ガーゼ、滅菌シーツ、穴あき滅菌シーツ、ガウン、マスク、キャップ、滅菌手袋、結束用工具、結束バンド、イソジン®を染み込ませた綿球、局所麻酔薬、18G針（蒸留水吸い上げ用）、27G針（局所麻酔用）、局所麻酔用シリンジ、蒸留水注入用シリンジ、油性ペン

1）三連ボトルシステムの場合

チェスト・ドレーン・バッグ、滅菌蒸留水、吸引ポンプ

2）電動式低圧持続吸引器の場合

低圧持続吸引機器、専用排液ボトル、滅菌蒸留水

● 事前準備

胸腔の持続吸引には、三連ボトルシステム（チェスト・ドレーン・バッグ）と吸引装置を用い

3節 排泄・ドレーン管理

る方法、電動式低圧持続吸引器を用いる方法がある。以下は三連ボトルシステムで解説する。

① 水封室と吸引圧制御ボトルに蒸留水を注入し、水封室と吸引圧制御ボトルを連結チューブで接続する。

② 排液ボトルを吸引装置に接続し、胸腔ドレーン接続前に気密性を確認する。

ⓐ 胸腔ドレーン接続チューブをドレーン用鉗子でクランプする。

ⓑ 医師の指示に従って吸引圧を設定し、吸引器を作動させる。

ⓒ 水封室に気泡が発生し、さらに吸引を続けると水封室の気泡は徐々に消失し、三連ボトルシステムでは吸引圧制御ボトルの水中に気泡が発生することを確認する。

> **注意！**
> 確実にクランプされているにもかかわらず、水封室から気泡が出続けたり、吸引圧制御ボトルに気泡が発生しなかったりする場合は、吸引システム自体が不良品である可能性がある。

ⓓ 吸引接続チューブを吸引装置から外し、水封室の水が細管を上昇し、20～30秒静止していることを確認する（陰圧を維持していることを確認する）。

4. 手 順

❶ 医師に穿刺の目的、部位を確認する。できれば担当看護師は児の全身状態の観察、直接介助に専念し、そのほかのスタッフが間接介助・記録などを役割分担して行う。

Point! あらかじめ保育器内温度を上げて低体温を予防する。

❷ 要：手指消毒

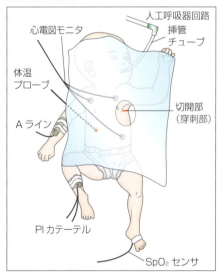

Point!
・滅菌シーツが掛かる前に児の皮膚色、呼吸状態、挿管チューブや点滴ライン類が引っ張られていないか、閉塞していないかを観察し、処置中の計画外抜去予防に努める。
・穴あき滅菌シーツを掛けると、児の観察ができなくなるので注意！
・処置の迅速さが児の全身状態に影響するが、痛みを伴う処置であることを認識し、できる限り児の苦痛の軽減に努める。
・緊急時の処置のため挿管チューブの抜管や急変に対応できるように蘇生物品や輸液を用意しておく。

児の体位を整え、穿刺側に処置用シーツを引く。仰臥位に体位変換し、患側の上肢を挙上し固定する。

❸ 手指衛生
ガウンテクニックの介助を行う。必要物品を清潔操作で渡す。

→ ❹ 医師が穿刺部位を消毒し局所麻酔を行う。介助者は局所麻酔薬の量を確認し、記録する。

❺ 医師が穿刺を行い、シリンジで用手吸引を行う。

Point!
急速に大量の吸引を行うと循環不全による低血圧・ショック、肺胞虚脱による肺水腫を来すためバイタルサインの変化を医師に報告する。

→ ❻ 医師が、清潔操作で空気が入らないように排液ボトルに接続する。看護師は、どこまでが清潔野か注意しながら清潔操作で介助を行う。
基本の吸引圧は−5〜−10cmH₂Oである。医師に吸引圧を確認し設定する。

Point!
・脱気量や排液量・性状を観察する。
・排液ボトルの水の量、吸引圧、リークの有無などを観察する。
気胸の場合、吸引器内に気泡が発生すること、胸水であれば胸腔ドレーン内に貯留液が流れてくることを確認する。

❼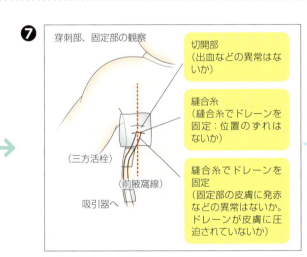

医師がドレーンを縫合しドレッシング材で固定する。

- 穿刺部、固定部の観察
- 切開部（出血などの異常はないか）
- 縫合糸（縫合糸でドレーンを固定：位置のずれはないか）
- 縫合糸でドレーン固定（固定部の皮膚に発赤などの異常はないか。ドレーンが皮膚に圧迫されていないか）
- （三方活栓）
- （前腋窩線）
- 吸引器へ

Point!
・ドレーン固定部は留置部の観察ができるように透明ドレッシング材を使用し、屈曲しないように体幹に沿わせて固定する。ドレーンが直接皮膚に当たらないように皮膚保護剤を使用する。抜去予防に2カ所で固定する。
※伸縮性のないテープは皮膚に緊張がかかり皺が寄り水泡が発生する（緊張性水泡）可能性がある。伸縮性のあるテープは伸縮方向により固定力が異なるためよく理解して使用する。

→ ❽医師がX線撮影を実施し挿入長を確認する。胸腔ドレーンに油性ペンでマーキングをしておく。 → ❾接続部が外れないように結束用工具、結束バンドで固定する。 → ❿全身状態や呼吸状態を観察し、ドレーンが抜けないように体位を整える。

5. 処置・ケア後の評価

- ドレーンの接続部が外れたり緩んだりすることでエアリークが起こると胸腔内の陰圧が保てず肺が虚脱し、呼吸状態が悪化するためバイタルサインの変化を観察する。またマーキングのずれはないか、固定のずれ、接続部の緩みや屈曲がないかドレーンを管理する。
- 体温、検査データ、挿入部位の感染徴候がないか、排液量・性状の異常はないかを観察し、異常の早期発見に努める。
- 苦痛を伴う処置であり、処置後もストレスが持続しないようにstateや表情を観察し苦痛の軽減、環境調整を行う。
- 吸引中は、吸引圧制御ボトルに連続的に気泡が発生し、水封室内はわずかな気泡が発生するのが適切である（図）。

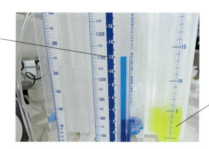

- 呼吸性移動はあるか？ない場合、消失した状況はどうか？（体位、突然の消失か否かなど）水封室での気泡発生は、胸腔孔がまだふさがっていないか、回路のどこかで接続不良が起こっていることが原因である。

- 気胸のとき、どのくらいの間隔で気泡が発生しているか？急に増えた場合、回路のどこかで接続不良が起きている可能性がある。
- 吸引圧が変化していないか？水位が下がっている場合は指示通りの吸引圧がかかるように水の補充を行う。

図　吸引ボトル観察

胸腔ドレーン挿入中のケアの注意点

- ドレーン留置部の皮膚が伸展したりドレーンに過度なテンションがかかるため体位変換は看護師2人で行う。
- ドレーンが抜けた場合は挿入部分を押さえ、呼吸状態を観察する。接続部が外れた場合は、速やかにドレーンをクランプする。いずれも速やかに医師に報告する。
- 体重測定や排液ボトルの交換は、医師とともに行い、エアリークを起こさないようにドレーン鉗子で2カ所留めて行う。鉗子を外すときは必ず低圧持続吸引器を作動させてから行う。

Expert's Eye
連携してスピードアップを／赤ちゃんの痛みに配慮して

　緊急で胸腔ドレーンを挿入する必要がある児を初めて受け持ったときは、急激に全身状態が変化するので、医師や先輩看護師の処置のスピードについていくのに必死だったのを覚えている。医療者の連携作業のスムーズさが児の予後に大きく影響するということを痛感した。

　また、胸腔ドレーン挿入は赤ちゃんにとって痛みを伴う処置である。赤ちゃんは「痛い」とは言葉にして伝えられないが、赤ちゃんが出してくれているサインを読み取り、痛みに配慮したケアができるように努めなくてはいけない。

引用・参考文献
1) 三木砂織. 胸腔・腹腔ドレーン　早産児〜新生児・乳児. こどもケア. 7（2）, 55-9.
2) 雨宮寿自. "胸腔穿刺・腰椎穿刺". NICU看護技術必修テキスト. Neonatal Care秋季増刊. 岡園代編. 大阪, メディカ出版, 2011, 59-64.
3) 小林正樹. "胸腔穿刺・胸腔持続ドレナージ". 新生児医療と看護の臨床手技70. Neonatal Care春季増刊. 堺武男編著. 大阪, メディカ出版, 2007, 76-81.
4) 武藤大輔ほか. "胸腔ドレナージ". 前掲書3. 223-6.
5) 増本健一. "胸腔穿刺・腹腔穿刺". 動画だからここまでわかるNICU基本テクニック44. Neonatal Care春季増刊. 楠田聡監修. 大阪, メディカ出版, 2011, 80-3.
6) 松井晃. "低圧持続吸引器". 完全版：新生児・小児ME機器サポートブック. 大阪, メディカ出版, 2016, 148-56.

4節 ルート管理

44 末梢動脈ライン（A ライン）の管理

東京大学医学部附属病院小児医療センターNICU・GCU、新生児集中ケア認定看護師 内藤梨帆（ないとう・りほ）

1. 目的・対象

1）目 的

- 持続的な血圧測定や脈拍測定。
- 非侵襲的な採血。
- 薬剤の投与目的ではなく、重症児の全身管理を行う指標の一つとして用いられる。

2）対 象

- 頻回に採血が必要な状態の児
- 連続して血圧をモニタリングしなければならない循環動態の児

2. タイミング、所要時間の目安

上記の対象と医師が判断した場合：5〜15 分程度

3. 必要物品

①カテーテルキット
② 2.5mL ロックシリンジ
③固定用テープ各種
④トランスイルミネータ
⑤ 24G ジェルコ®針
⑥ A プラグ
⑦ヘパリン生食
⑧止血用ガーゼ、絆創膏など
⑨シーネ
⑩ペアン
⑪アルコール綿
⑫採血用 2.5mL スリップチップシリンジ

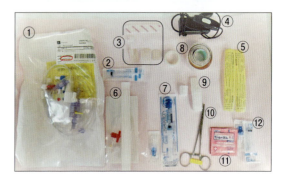

4. ケアの準備

①カテーテルキットを開封し、血管確保後、速やかに血圧測定が実施できるよう準備する（図）。
②バイタルサインを観察し、全身状態を把握する。
③非観血血圧を測定する。
④対象患者に合わせ、良肢位の確保、低体温の予防措置をとる。

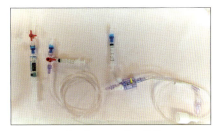

図　カテーテルの準備

5. 手順

❶
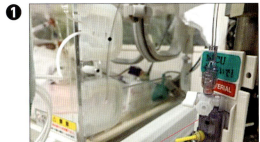
トランスデューサを児の心臓と同じ高さに
Aラインのトランスデューサを児の心臓の高さに合わせて固定する。

 ❷処置の安全性が保たれるよう、児をホールディングし安静を促す。

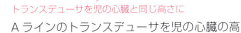

❸
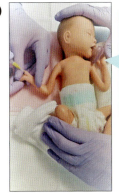

Point!
良肢位を保持した処置介助を行うことで、血流の障害を予防し、血管確保に要する時間を短縮し児への負担を軽減できる。

穿刺時の痛みを軽減できるよう吸啜を促すなど痛みのケアを行う。

 ❹血液の逆流と拍動について医師とダブルチェックを行う。

ナース's Check!
介助する看護師の役割
・処置用シーツを敷く。
・消毒薬を医師へ渡す。
・留置針を渡す。
・ペアンを渡す。
・固定用テープを渡す。
・ヘパリン生食入りのシリンジを渡し、逆血・拍動を確認する。

4節 ルート管理

❺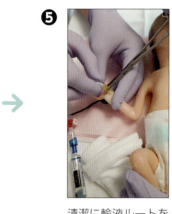
清潔に輸液ルートを接続する。

❻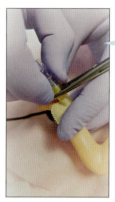
しっかりロックできるよう、当院ではペアンを使用し接続している。

Point! 声を掛け合いながら、清潔に行う。

❼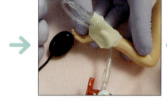
刺入部、接続部、ルートの3カ所をテープで固定する。

❽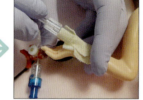
固定の際、直接皮膚を圧迫しないようクッション材を挟む。

❾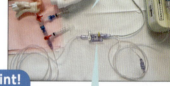
医師が血液の逆流を確認する。

Point! 血液の逆流を確認

Point! 心臓（右心房）と同じ高さに設置する。

❿ 指先の皮膚の変色の有無を観察する。

⓫ 0点補正を行い、非観血血圧と比較する。

⓬
刺入角度を維持できるよう、当院では手掌に枕を入れる。

⓭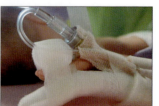
手関節の背屈や足関節の屈曲が維持できるようシーネで固定する。

⓮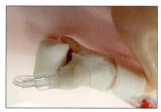
体動などで抜去とならないようテープで保護する。

→ 指の関節の固定は最小限とし、可動域を妨げないようにする。 → トランスデューサを患者の心臓（右房）の高さに合わせて固定する。 → 生体モニタと連動するようにコードを接続する。

→ ⑱
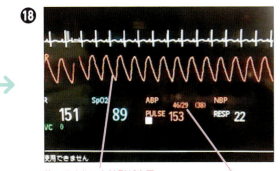

均一のきれいな波形が表示されている。　経時的な血圧表示

生体モニタにAライン波形が描写されているかを確認する。

→ ⑲アラーム設定を行う。

6. 処置・ケア後の評価

合併症の予防・早期発見に努める。

1) 出血

- **出血の有無の観察**▶留置針刺入部の異常の有無、固定の確認。動脈ラインから出血した場合は、直ちに清潔ガーゼで圧迫止血を行う。

2) カテーテル関連血流感染の要因分類

- **カテーテル挿入時の汚染**▶スタンダードプリコーションを実践し、皮膚を十分に消毒。手技中の清潔操作を実践する。
- **輸液・薬液管理および輸液作成時の汚染**▶クリーンベンチでの輸液作成、24時間ごとの輸液交換。
- **ライン接続部・接続時の汚染**▶不必要な三方活栓は取り除く。ライン接続時は、接続部を必ずアルコール綿で2度拭きする。（1回目は汚れを落とすため、2回目は消毒するため）

3) 血行障害

- **空気塞栓・末梢神経障害**▶動脈塞栓後、末梢は壊死する。速やかにウロキナーゼによる線溶療法
- **血栓**▶常に血栓形成の可能性を意識して観察をする。穿刺部位より末梢の皮膚変化に注意し変化があれば抜去する。

> **Point!**
> **NICUの感染の動向**
> 日本の新生児医療は低出生体重児の生存率などから世界的に大変優れているとされている。
> しかし、NICUで亡くなる児の4割は感染症が原因であったという報告もある。
> ・出生体重1,000g未満の超低出生体重児の感染症発症率は24.8%
> ・出生体重1,000～1,499gの極低出生体重児の感染症発症率8.7%
> ・原因菌はMRSAが20.3%
> 「後遺症なき生存」のため、感染対策は極めて重要である。

4節 ルート管理

Expert's Eye
笑顔とやさしい声掛けで

　動脈ラインが入っている患児は、重症度が高く、多くの医療機器や輸液のルートに囲まれている状況であり、ケア一つひとつに非常に強い緊張を感じる。きっと私自身はひどく硬い表情で患児と関わっているときもあるかもしれない。しかし、患者にとって安心できる存在でいられるよう笑顔で、優しい声掛けをするように心掛けている。どんなに重症な患児であっても、私たちが提供するケアの一つひとつで大切なことはおそらく普段から提供しているケアで大切なことと変わらないと思う。日々のケア技術に磨きをかけて、どのような状態にある患児にとっても、安楽なケアを提供できるよう努力していきたいと思う。

引用・参考文献
1）東京大学医学部小児科編. 東大病院 新生児診療マニュアル. 東京, 診断と治療社, 2017, 416p.
2）中村友彦編著. 新生児輸液管理なるほどQ&A：水・電解質・糖の働きがまるわかり！. Neonatal Care 春季増刊. 大阪, メディカ出版, 2013, 302p.
3）北島博之. NICUにおける医療関連感染予防のためのハンドブック. 第1版：我が国におけるNICU領域の感染予防に関する課題と展望. 感染対策ICTジャーナル. 10（2）, 2015, 115-20.

45 中心静脈カテーテル（PICC）の管理

東京大学医学部附属病院小児医療センターNICU・GCU、新生児集中ケア認定看護師　内藤梨帆（ないとう・りほ）

1. 目的・適応・対象

目的：生命維持に必要な薬剤を確実かつ安全に投与する
適応：高カロリー輸液、カルシウム製剤、カテコラミン製剤、プロスタグランジンE_1製剤、血液製剤（ほかにルートがない場合に限る）
対象：長期間静脈ルートを必要とする児、末梢静脈確保が困難な児、経腸栄養が不可もしくは制限される児、動脈管依存性心疾患などで動脈管開存が必要な児

2. タイミング、所要時間の目安

末梢静脈から投与不可能な薬剤投与が必要となった場合
15～30分程度

3. 必要物品

①滅菌ガーゼ
②トランスイルミネータ
③PIカテーテルキット
④滅菌鑷子・剪刀セット
⑤ステリストリップ™
⑥血液の逆流を確認するための1ccシリンジにヘパリン生食0.7ccを満たしたもの2本
⑦滅菌鑷子
⑧カテリープラス®
⑨滅菌綿棒
⑩消毒薬スティック
⑪固定用テープ各種

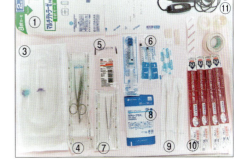

4. ケアの準備

　血管確保時には保育器の両サイドの扉を開ける必要があり、手や物品の出し入れなどによって対流が発生しやすく熱喪失が起こりやすい。そのため、保育器内温度を上げておく。
　処置を行う医師のほか、児の体位を整え、ホールディングし安静の保持を促す看護師や、よりスムーズに処置が行えるよう物品を医師に渡すなどの処置介助を行う看護師を配置する。処置に

4節 ルート管理

十分な人員を配置できるよう、NICU内全体での処置・ケアの優先順位を考慮し、多職種で調整をすることも重要である。

5. 手順

❶ 処置前は手指衛生を行い、(当院では) ガウン・マスクを着用する。
❷ 医師が穿刺部位を決定し、周囲の皮膚を消毒する。
❸ 消毒部位が清潔になるようポジショニングを行う。
❹ 児の安静を促すためホールディングを行う。

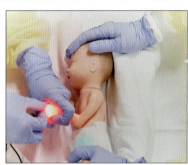

Point!
良肢位を保持した処置介助を行うことで、血流の障害を予防し、血管確保に要する時間を短縮し児への負担を軽減できる

ナース's Check!
・処置介助
消毒薬を医師へ渡す。
PIカテーテルキットを開封し、留置針を渡す。

❺ 留置針の穿刺は、痛みを伴うため吸啜を促すなど痛みへのケアを行う。
❻ カテーテルの挿入中は、血管の走行が屈曲しないような体位を保持する。
❼ 必要時には、血管の走行に沿ってマッサージや体位交換を行う。

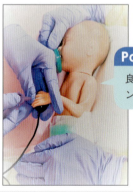

Point!
良肢位でホールディングし吸啜を促す。

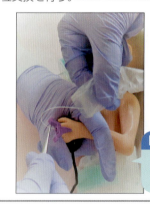

Point!
声を掛け合いながら、清潔に行う。

❽清潔操作を行えるよう医師と声を掛け合いながら処置を進める。
❾刺入部から出血があれば清潔綿棒で圧迫する。

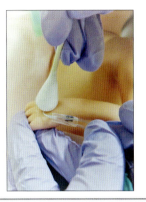

ナース's Check!
・処置介助
滅菌鑷子を清潔に渡す。
PIキットを開封し、カテーテルを清潔に医師へ渡す。

❿カテーテルが挿入されたら固定を行う。
⓫カテーテルハブの下にクッション剤を貼布する。

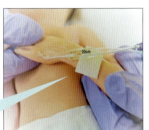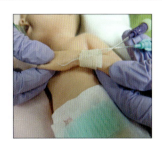

Point!
直接皮膚を圧迫しないようクッション材を挟む。

⓬ PIカテーテルの枝管をエラテックス®（粘着性弾力包帯）で固定する。

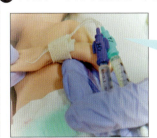

Point!
接続部の重さでカテーテルが引っ張られて抜けないように保持する。

Point!
留置針の穿刺以降も心拍数が増加していくようであれば、再度体温測定を行い高体温とならないよう器内温を調整する。また、冷感の出現や心拍数が減少傾向となる場合は、体温低下が予測されるため体温測定を行い器内温の調整を行う必要がある。

⓭必要時、カテーテルが抜けてこないよう刺入部を滅菌綿棒で圧迫する。
⓮血液の逆流を医師とダブルチェックする。
⓯医師が刺入部周囲を消毒できるようポジショニングし、カテーテルの枝管を保持する（図7）。
⓰医師はカテーテルが屈曲しないよう円を描くようにし、必要時はステリストリップ™を貼付する。看護師は滅菌綿棒を用いて介助および刺入部の圧迫を行う。
⓱再度、刺入部および周囲（カテリープラス®貼付範囲）の消毒を行う。
⓲カテリープラス®を清潔に貼付する。
⓳刺入部より出血がみられる場合は、圧迫止血を行う。

4節 ルート管理

> **ナース's Check!**
> **間接介助**
> ・滅菌綿棒を看護師へ渡す。
> ・消毒綿棒を医師へ渡す。
> ・滅菌鑷子を医師へ渡す。
> ・ステリストリップ™ を清潔な状態で適切な長さに切り、清潔を維持したまま医師へ渡す。
> ・消毒綿棒を渡す。
> ・テガダーム™ を渡す。
> ・カテーテル枝管と皮膚を固定するためのテープを渡す。
> ・必要時、ガーゼに結び目を付けて止血用に渡す。

> **注意！**
> カテーテルハブが直接皮膚を圧迫すると褥瘡発生の原因となる。

⑳ X線にてカテーテル先端部の位置を確認する。
㉑ 輸液開始後、血管の走行に沿った発赤・腫脹・硬結がないかを観察する。
㉒ 身体の動きを妨げず、かつ事故抜去のリスクが低い場所で固定を行う（上腕外側、下肢外側など）。

> **Point!**
> 輸液ルートや留置針の接続部位は直接皮膚に接触することで、持続的な圧迫による皮膚損傷を発生する可能性がある。そのため、クッション材を挟む、オメガ止めで直接皮膚が圧迫されないように工夫する必要がある。

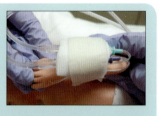

> **Point!**
> 輸液ルートを固定する際は、手指、肘、肩関節の運動機能の発達を妨げないように注意する。

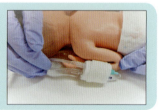

6. 処置・ケア後の評価

輸液管理中は、合併症の予防および早期発見に努める必要がある。

1）カテーテル関連血流感染の要因→血管内に微生物が侵入する（図1）。

●カテーテル挿入部の汚染
　・カテーテル挿入の手技に問題がある。
　・挿入部位の消毒不足 ←
　・マキシマルバリアプリコーションではない。
　・ドレッシング材の汚染、交換頻度、素材の問題
　・固定方法が不適切 ←

> **Point!**
> マキシマルバリアプリコーションを実践し、皮膚を十分に消毒。清潔操作を実践する。

> **Point!**
> **フィルムドレッシング材の交換**
> CDCガイドラインでは7日ごとの交換が推奨されている。しかし、低出生体重児の皮膚は未熟であるため、フィルムドレッシング材の周囲が剥がれ、刺入部やカテーテルが外界と接触する危険性が出てきた場合に交換する。

●薬剤による汚染
　・輸液・薬液管理に問題
　・調合・作成方法が不適切

- 交換時期が不適切
●ライン接続部の汚染
- ライン接続時の消毒不足
- シリンジ交換時の消毒不足
- 接続や交換、取り外し時の手技が不適切

> **Point!**
> **留置針の交換**
> 新生児での定期的な留置針の交換は当院ではしていない。
> **輸液ルートの交換**
> 最低72時間の間隔をあけることが望ましい。
> 血液・血液製剤・脂肪乳剤は24時間ごとに実施。
> （ルート内に成分が残存し細菌が繁殖するため）。
> **輸液製剤の交換**
> 脂質を含む製剤は24時間以内。
> 脂肪乳剤は12時間以内が望ましいが24時間以内に使用する。

2）血管外漏出（図2）

心嚢液貯留・心タンポナーデ、胸腹水

> **Point!**
> 不必要な三方活栓は取り除く。
> 接続時は、接続部を必ずアルコール綿で2度拭きする。
> 1回目は汚れを落とすため、2回目は消毒するために行う。

3）血栓症

皮膚の色調の変化、太さの左右差の有無

4）カテーテル先端の位置異常

迷入、血管内での屈曲、挿入長の過不足、血管外留置

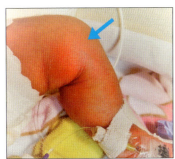 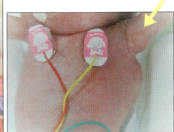

図1 カテーテル感染による静脈炎　図2 血管外漏出による腫脹・発赤

Expert's Eye

見逃さないで！PIカテーテル挿管児のサイン

　PIカテーテルを使用している赤ちゃんは、投与されている薬剤が生命維持に直結する場合も多いため、確実に薬剤が投与されているかを確認する必要がある。特に、苦痛や体調の変化を言葉で表現することができない新生児にとって、合併症の早期発見は非常に重要であり、私たちの日々の観察に委ねられている。観察ポイントを見逃さず、できる限り早く赤ちゃんたちの苦痛を発見し、軽減できるよう努めたい。

引用・参考文献
1) 東京大学医学部小児科編. 東大病院 新生児診療マニュアル. 東京, 診断と治療社, 2017, 416.
2) 中村友彦編著. 新生児輸液管理なるほどQ＆A. Neonatal Care 春季増刊. 大阪, メディカ出版, 2013, 302p.
3) 北島博之. NICUにおける医療関連感染予防のためのハンドブック. 第1版：我が国におけるNICU領域の感染予防に関する課題と展望. 感染対策ICTジャーナル. 10 (2), 2015, 115-20.

4節 ルート管理

46 末梢静脈

茨城県厚生連総合病院土浦協同病院 MFICU 主幹、新生児集中ケア認定看護師　居城絢子（いしろ・じゅんこ）

1. 目的・適応・対象

- 糖分や水分、電解質の補給や抗菌薬などの薬剤を非経口的に持続投与する場合。
- 輸血や脂肪製剤の投与が必要だが、中心静脈ラインを使用しにくい場合。
- 血管外漏出時に組織傷害を起こしやすい薬剤や浸透圧が高い高濃度輸液には使用しない。

2. タイミング、所要時間の目安

- 入院後バイタルサイン測定や全身観察、X線撮影が終了した時点。
- 検査や手術などで必要なとき。採血がある場合は採血後、ルート確保を行う。
- 所要時間15分前後。

3. 必要物品

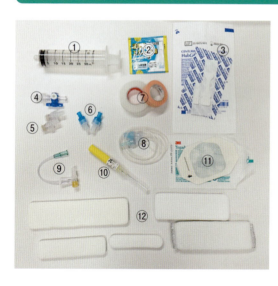

①シリンジ
②アルコール綿
③ハブガード
④セイフTポート®
⑤セイフAプラグ™
⑥セイフCカニューラ®
⑦固定用テープ2種類
⑧エクステンションチューブ®120cm
⑨T型ポート付延長チューブ®
⑩24Gサーフロー®留置針
⑪3M™ テガダーム™
⑫シーネ（児のサイズに合わせたものと、状況に応じたものを選択する）
・シリンジポンプまたは輸液ポンプ

4. ケアの手順

❶介助者は手指消毒実施後、使用する台を消毒用アルコールなどで清拭し、再度手指消毒を行い、必要物品を台へ用意する（クリーン・ベンチがあればそこで行う）。 ▶ ❷医師から指示を受け、名前、日付、点滴内容物が注射ワークシートと指示箋と一致しているかを確認する。

Point!
- 注射ワークシート：パソコン上で点滴のオーダーを医師が入力し、注射ラベルと同様のバーコードが出力される。
- 指示箋：点滴オーダーを医師が手書きで書いた指示。施設によっては注射ワークシートのみでの運用の場合もあるが、当院ではオーダーミスを防ぐため、指示箋と注射ワークシートの両方を活用している。

❸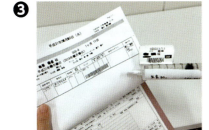

Point!
シリンジへ貼付する作成したラベルは手書きでの転記となるため、誰が見ても分かるような文字と数字で記入し、転記ミスとならないように注意することが重要となる。また、配合禁忌薬のオーダーとなっていないか確認する。

→ ❹手指消毒実施後、個人防護具を装着しシリンジへ薬液を吸い上げる。

注射ワークシートと指示箋、注射ラベルを確認しながらシリンジへ貼付するラベルを作成する。その後、3点に間違いがないかダブルチェックを指さし呼称しながら6R（正しい①患者、②薬剤、③目的、④用量、⑤用法、⑥時間）に沿って確認する。使用する薬品の有効期限や容器に異常はないか、異物混入、変色、混濁、沈殿などの有無を確認する。

❺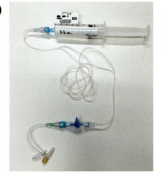

Point!
T型ポート付延長チューブ®のゴムの部分に空気が溜まりやすいため、必ず空気を抜いて薬液で満たす。

シリンジとライン類を不潔にならないように接続し、先端まで薬液で満たす。シリンジをバットへ入れ、個人防護具を外し、手指消毒を行った後、患児のベッドサイドへ注射ワークシートと指示箋を一緒に移動する。

4節 ルート管理

❻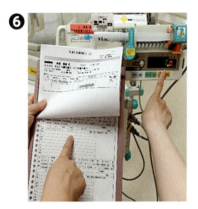

6Rに沿って患児のネームとリストバンド、注射ワークシートと指示箋、ラベル、指示の滴下数をダブルチェックで設定し、シリンジをシリンジポンプへセットする。ラインは保育器内へ入れておく。

Point!
スリットにシリンジがきちんとセットされているか、スライダーに押し子が密着しているか確認する。

❼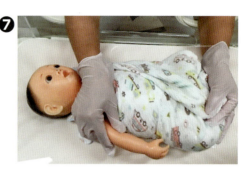

介助者は手洗い実施後、手指消毒をし個人防護具を装着する。介助者は温かい手で児をホールディングし、点滴を留置する上肢以外を包み込み、ポジショニングをする。心拍数、酸素飽和度、Stateの変化を確認し、安定したことを操作する医師へ伝える。

Point!
ルートを確保している間は児へ優しく声掛けしながら状態とモニタを観察する。自己鎮静が図れるよう留置しない側の腕はできる限り児の口元へ届くように包み込む。

❽ 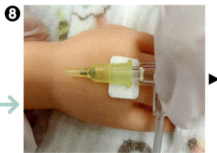 ▶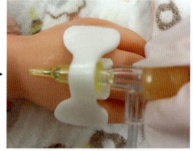

血管内に留置針が挿入されたら、T型ポート付延長チューブ®の先端のガードを外し、点滴を早送りして接続部を薬液で満たしルートを接続する。留置針とT型ポート付延長チューブ®を接続したら、接続部位の下にハブガード®のaを敷く。その上に重なるようにハブガード®のbを貼付する。

Point!
上から留めるハブガードを引っ張って固定すると、皮膚へテンションがかかることで皮膚トラブルの原因となる。そのためT型ポート付延長チューブ®の真上から貼付することを心掛ける。皮膚が脆弱な児へはハブガードの代わりにメピレックス®トランスファーを使用する。

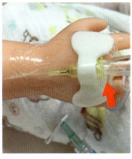

> **Point!**
> 3M™ テガダーム™でT型ポート付延長チューブ®と留置針の接続部も覆い、体動で外れたり、汚染するリスクを防ぐ。刺入部の観察も行いやすいように透明のもので覆う。

刺入部とハブガードが覆われるように、3M™ テガダーム™を貼付する。

❿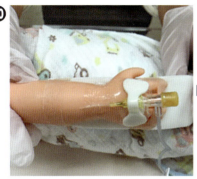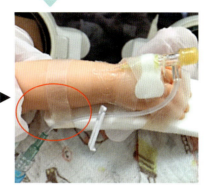

児のサイズに適したシーネを選択し、手首～指先の部位は軽く丸めておき、肘を越えない長さを選択する。児の指や前腕を締め付け過ぎないよう、前腕と第2指～第5指をテープで固定する。ハブガードの上を交差させるようにもう1種類のテープで固定する。テンションが掛からないようT型ポート付延長チューブで固定する際、オメガ止めでシーネに固定する。

> **Point!**
> シーネを肘～上腕にかけて固定すると、肘を曲げる行為の妨げとなるため、肘を覆わないように固定する。指の関節可動域を妨げないよう、指が屈曲できるように、テンションを掛け過ぎないよう固定する。皮膚への刺激を軽減するために、1枚目の固定テープの上に貼付する。固定がきつ過ぎると循環障害を招く恐れもあるため、固定方法には注意が必要である。

 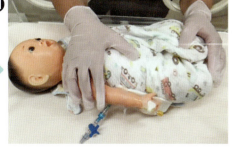 ⓬個人防護具を外し、手指消毒を行う。

点滴留置という痛み刺激のある処置を頑張った児に対して、ねぎらいの言葉を掛けながら、ポジショニングを修正しホールディングして、児のStateが安定したことを確認後、ゆっくりと手を離す。

4節　ルート管理

5. 処置・ケア後の評価

シリンジからラインを辿り、以下の再確認を行う。
①指示された滴下速度で開始されているか
②シリンジポンプにシリンジがきちんと接続されているか
③閉塞ランプが点灯していないか
④点滴ラインが保育器に挟まれていないか
⑤屈曲している部位はないか
⑥ルートの接続部に緩みはないか
⑦ルートに児の体幹や足が乗っていないか
⑧ルートが体幹の上に乗っていないか
⑨留置する際に使用した物品のキャップなどが保育器内に残っていないかを確認する。

・閉塞ランプが点灯しているが、屈曲部位もなく、ルートの閉塞がない場合には、テープ固定がきつ過ぎていないか固定部位の確認を行う。
・シリンジポンプの高さが児の位置と同じくらいの位置にあるか、押し子はスライダーにきちんと密着しているか、スライダーフックにシリンジが固定されているかを確認し、サイフォニング現象や逆流を招かないようにする必要がある。
・三方活栓の向きやロック解除忘れなどにより閉塞アラームが鳴った場合に、閉塞をすぐに解除すると輸液ラインの内圧が高くなり一時的に過剰投与となってしまうため、ラインを外し過剰な薬液を除去してから三方活栓を開放する。
・心拍数（HR）、酸素飽和度、State を確認し、状況に応じてバイタルサイン測定を行う。

Point!

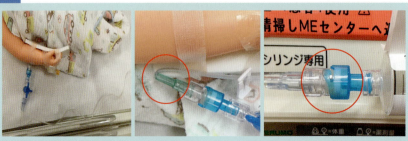

点滴を開始したばかりで閉塞ランプが点灯している場合には、三方活栓の向きが正しいか、T型ポート付延長チューブ®のロックをしていないか、ラインが屈曲していないかなどを確認する。またセイフCカニューラ®がセイフAプラグ™に差し込まれているだけでなく突起部がかみ合っているかをきちんと確認する。

Expert's Eye
赤ちゃんはつらい思いをしていませんか？

　点滴留置をする際の介助を初めて行ったときはとても緊張しました。赤ちゃんの State を確認する余裕がなく、モニタが異常値となっていないか、顔色が悪くなっていないかということを確認するのがやっとでした。なかなか点滴が入らず、赤ちゃんも疲れ果ててしまっていることに先輩看護師が気づき、「赤ちゃん疲れているよー。一度休憩をしてあげましょう。先生もね」と、医師へ伝えていました。モニタや顔色の変化を確認はしていましたが、疲れていることに気づいてあげることができず、ずっと痛い思いをしていた赤ちゃんにごめんねとしか言えませんでした。その後、先輩が上級医師へ報告し、上級医師により、無事にライン確保となりました。モニタばかり気にして、赤ちゃんの気持ちを代弁することができなかった自分がとても悔やしかったです。それからは、モニタや顔色の変化だけでなく State の確認をし、医師へ児の気持ちを伝え、少しでも赤ちゃんがつらい思いをする時間が短時間になるようにと心掛けています。

引用・参考文献
1) 河田興．"末梢ルートによる薬剤投与"．新生児ケアまるわかり BOOK．平野慎也編．Neonatal Care 秋季増刊．大阪, メディカ出版．2017．96-7．
2) 坂本良美．輸液管理．Neonatal Care．29（5）．2016, 415-23．
3) 牧野嘉江．シリンジポンプの扱い．Neonatal Care．2016．428-32．
4) 深尾有紀．"新生児, 早産・低出生体重児にはどんな輸液ルートがある？どう使い分ける？"．新生児輸液管理なるほどQ＆A．中村友彦編．Neonatal Care 春季増刊．大阪, メディカ出版．2013．136-8．

4節 ルート管理

47 臍カテーテル

JA愛知厚生連安城更生病院新生児センターNICU・GCU、新生児集中ケア認定看護師 牧野佐織（まきの・さおり）

1. 目的・適応・対象

　臍動脈カテーテルは、生後早期に頻回な採血、観血的血圧モニタリング、交換輸血が必要で、末梢動脈ラインの確保が困難な場合に挿入される。

　臍静脈カテーテルは、生後早期から集中治療を要する場合で、末梢静脈ラインや経皮的中心静脈ラインの確保が困難な場合や、緊急で蘇生薬剤の投与経路を要する場合に挿入される。

　いずれも、皮膚が脆弱であったり、末梢動・静脈のライン確保が困難な超早産児、胎児水腫、重度の循環不全、四肢の形態異常を有する児が対象である。壊死性腸炎、腹膜炎、臍炎、腹壁破裂や臍帯ヘルニアなど臍帯や腹部に病変がある場合は禁忌である。また、臍動脈カテーテルに関しては、下肢の血流障害のある場合も禁忌である[1]。

2. タイミング、所要時間の目安

　重症児に行う処置であり、時間的な余裕がないことがほとんどである。物品の準備と並行しながら、児の状態の変化に注意をしつつ、児周囲の環境を整えることが必要となる。速やかに処置が行えるよう医師との連携が重要である。

　カテーテル留置の成否には症例によりばらつきが多く、困難な例では処置に数十分以上を要する場合もある。

3. 必要物品

　臍動脈・静脈カテーテル、各施設で定められた機器セット（当院では精密な鑷子2本、剪刀、持針器）、固定用の糸・針、消毒用品、滅菌ガーゼ、滅菌ドレープなど臍動脈・静脈カテーテル挿入に必要な物品、観血的血圧モニタリングに必要な機材や機器を準備する。挿入長の目安となる肩－臍の距離の計測のためにメジャーを必要とする場合もある。

4. 手順

❶ 挿入物品を清潔な処置台に準備する。児は気道確保の体位を取り、処置の妨げにならない範囲でポジショニングを行う。また、体温低下を来さないよう環境温度を整える。場合によっては、ガーゼなどで身体の固定を行う。

Point!
処置が長引くほど、児の負担は増加する。処置が中断しないよう、確実に物品を準備したり、児周囲の環境を整えること、処置の進行や児の変化を予測した処置の介助や看護を行うことが重要である。また、適応となる児の出生が予測される場合は、事前に必要物品をそろえておくことで、速やかに処置を開始することができる。

痛みのケアへの配慮
痛み刺激やストレスにより状態が悪化する可能性がある。また、滅菌ドレープの使用により観察が不十分になる可能性があるため、心拍呼吸モニタやパルスオキシメータを確実に装着する。

Point!
処置のための十分な照度は、児にとっては刺激となるので、光刺激を低減するためアイマスクを装着する。

処置・ケア中の赤ちゃんの観察ポイント
閉鎖式保育器の場合は処置の長さにより体温低下を来す場合があるため、あらかじめ保育器温度設定や加湿設定を上げておく。超早産児の場合は、皮膚からの水分蒸散による熱喪失を予防するため、四肢や頭部などカテーテル挿入処置の妨げにならない部分をプラスチックラップで覆っておくことも有効である。その一方で、開放式保育器の場合はヒーター出力を高めに保つことで、体温上昇を来す場合もあるため注意が必要である。

❷ 挿入介助を行う。医師は処置中、手元から目が離せないため、看護師がモニタリングによる観察を十分に行い、異常の早期発見に努める。また、体動の多い児の場合は、清潔野の汚染と処置の妨げにならないように注意し、ホールディングを行い安静を促す。

注意！
清潔野の汚染防止のため、清潔野周囲に手を触れないようにする。

処置・ケア中の赤ちゃんの観察のポイント
処置前にバイタルサインの測定を行い、目安を捉えておくことで異常の早期発見につながる。また、モニタの数値だけでなく、ホールディングを行う介助者自身の手の感覚を通して、児のストレス反応や分泌物の有無など、児の反応や変化を捉える。

❸ カテーテルを固定する。当院では絹糸で臍帯とカテーテルを結紮して固定している。フィルム材を使用するなど施設によってさまざまな固定がなされており、児の皮膚状態や活動性に合わせた固定方法を選択する。

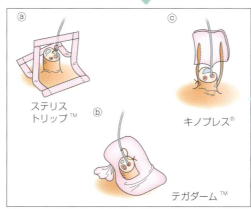

ⓐ ステリストリップ™ ⓑ テガダーム™ ⓒ キノプレス®

（文献2を元に作成）

Point!
ⓐ 臍帯の周囲にステリストリップ™を貼付し、カテーテルを立てるように固定する。
ⓑ 臍帯の両側に貼付したテガダーム™でカテーテルを挟み、立てるように固定する。
ⓒ 臍帯の両側にかけた絹糸とカテーテルを挟むようにして、キノプレス®を貼付し、カテーテルを立てるようにして固定する。

4節 ルート管理

Point!
・臍カテーテルの挿入部が尿で汚染されないようにオムツの当て方を工夫し、感染を起こさないように努める。
・超早産児の場合は皮膚損傷を防ぐため、テープで皮膚に固定をすることは最小限とし、保育器上部から吊り下げるように固定するなどの工夫が望まれる（図）。

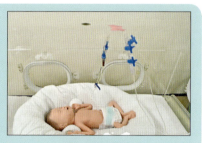

図　吊り下げ

注意！
計画外抜去や出血の発見が遅くなる可能性があるため、臍帯はガーゼでは覆わずに開放する。

❹医師にてカテーテルが縫合固定されたことを確認後、指示薬液で満たした点滴ラインを確実に接続する。

注意！
薬液シリンジ、点滴ライン、接続部に気泡の混入がないことを確認し、プライミングを行い、確実に薬液が注入されるようにする。

5. 処置・ケア後の評価

　挿入後、X線とエコーにてカテーテル先端の位置を確認する。臍動脈カテーテルの場合は、モニタ上の圧波形を確認し、動脈波形がしっかりと出ていることを確認する。また、下肢末梢の皮膚色を確認し、末梢の血流が確保されているかの確認も重要である。処置による状態の悪化や低体温のリスクもあるため、処置後は体位を整え、呼吸状態の観察や体温測定を行い、児の安定化を図る。
　合併症として感染、血栓、出血、壊死性腸炎などのリスクがあるため、下肢の色調の変化や腹部所見などに注意して観察を行う必要がある。

注意点

　米国疾病予防管理センター（Centers for Disease Control and Prevention；CDC）の2011年のガイドラインでは、臍動脈カテーテルは5日以内、臍静脈カテーテルは14日以内の留置が推奨されており、どちらも不要になった際には速やかに抜去することが望ましい。

Expert's Eye
ナースが気づく！臍カテーテル挿入児で注意すること

●**計画外抜去に細心の注意を**
　腹部は四肢と比べて固定が不安定であり、カテーテルの計画外抜去には十分注意が必要である。対象によってはテープでの固定が困難な場合もあり、一層の注意を要する。

●**挿入長を常にチェックする**
　気づかないうちにカテーテルの挿入長が浅くなっていることもあり、挿入長の確認を常に行う必要がある。挿入長は診療記録に明記し、検温や点滴確認時の定期的な確認とともに、勤務交代時には児の担当者同士でダブルチェックを行うことが計画外抜去防止につながる。また、臍の乾燥により縫合糸が緩んだり、外れたりすることがあるため、臍帯や縫合糸の状態の確認や、X線で挿入されている位置を確認することも重要である。

●**児に適したポジショニング、なだめのケアを**
　体動の多い赤ちゃんで、臍カテーテルを強くぎゅっと握られてヒヤリとしたことがある。臍カテーテルが挿入された児は仰臥位で管理することが多いが、体位に制限のある中でも、児をよく観察し、児に適したポジショニングを行うことで自己鎮静が図られ安静保持につながる。また、児の活動性に応じて、ホールディングやおしゃぶりの使用などによる、なだめのケアも有効であることが多い。児の四肢だけでなく、家族や医療者の手がカテーテルに掛かり、誤って引っ張ってしまうこともある。計画外抜去を防ぐために、ルートに余裕を持たせて固定する必要がある。また、家族が児に触れる際には、カテーテルが引っ張られないように注意を促す。治療の必要性を伝え、児が安静保持できるようにホールディングしてもらうなど、家族ができる範囲の参加を提案し、児を一緒に見守る。

　臍カテーテルが挿入されている児では、重症ケースが多いことに加え、処置自体が計画外抜去のリスクが高いため、看護には細心の注意を要する。対象や施設により固定方法はさまざまであるが、児を十分に観察し、児の特徴に合わせた危険予測をし、それに基づく管理を検討・実践すること、さらには状況の変化に即して必要時には修正していくことが、安全な臍カテーテルの管理につながる。

引用・参考文献
1) 羽田聡. 臍動脈・臍静脈カテーテル留置. 小児科診療. 73 (5), 2010, 717-20.
2) 蒲原孝. "臍動脈カテーテル". 新生児医療と看護の臨床手技70. 堺武男編著. Neonatal Care春季増刊. 大阪, メディカ出版, 2007, 45-9.
3) 赤坂かおり. "臍動脈・静脈ルート挿入・固定・管理". NICU看護技術必修テキスト. 岡園代編著. Neonatal Care秋季増刊. 大阪, メディカ出版, 2011, 119-13.
4) Naomi, P.O. et al. Guidelines for the Prevention of Intravascular Catheter-related Infections. Healthcare Infection Control Practices Advisory (HICPA)/CDC. 2011.
5) 林耕平. 臍動静脈カテーテル留置. 小児科診療. 75 (Suppl), 2012, 427-30.
6) 内山綾子. 臍カテーテル挿入. Neonatal Care. 23 (10), 2010, 1026-7.

4節 ルート管理

48 オンマイヤーリザーバ、脳室ドレナージ

静岡県立こども病院新生児・未熟児病棟、新生児集中ケア認定看護師 中山真紀子（なかやま・まきこ）

1. 目的・適応・対象

- 脳室内の髄液を排出し、頭蓋内圧のコントロールをすることが目的である。
- 主に、脳室内出血後の水頭症や先天性水頭症が適応となる。
- 体重2,000g未満、脳室内の血液貯留などにより脳室腹腔シャントチューブの閉塞が懸念される、腹腔での髄液吸収不良が予測される、シャント手術をしなくても軽快する可能性がある場合などはオンマイヤーリザーバを留置し、後に脳室腹腔シャントを行う。
- 血性髄液や髄膜炎などによる感染性髄液を排出する、持続的に髄液を排出する必要がある、髄液排出量が多い場合などは脳室ドレナージが適応となる。

2. タイミング・所要時間の目安

　大泉門膨隆進行や頭囲拡大進行などがみられた場合、オンマイヤーリザーバ穿刺により髄液を排出する。

　連日、頭囲測定、大泉門の膨隆や緊満の有無を観察し、記録する。

　オンマイヤーリザーバ牽制の所要時間の目安は、15～20分である。

3. 必要物品

マスク、滅菌グローブ、消毒薬（0.5％クロルヘキシジン・エタノール液やポビドンヨードなど）、滅菌ドレープ、滅菌ガーゼ、27G翼状針、ディスポシリンジ

4. オンマイヤーリザーバー穿刺の手順

Point!
処置による痛み緩和と安静が保てるようショ糖の使用や包み込みを行う。

❶
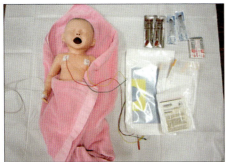
必要物品を準備する。児に呼吸心拍モニタ、SpO₂モニタを装着し、水平位にする。

❷
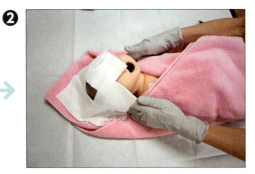
穿刺する部位の皮膚の消毒を2回行い、滅菌ドレープやガーゼでリザーバ周囲を覆う。介助者は処置中に児が頭を動かさないように頭部を固定する。

赤ちゃんの観察ポイント！
髄液排出中は心拍数、呼吸状態、SpO₂値、皮膚色、痛みへの反応などを観察する。

Point!
髄液が排出され頭蓋内圧が変化しているため30分程度はベッド上安静とし、頭を上げないようにする。哺乳も30分程度避ける。

❸
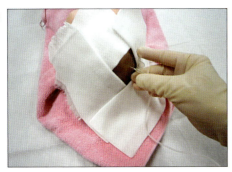
術者はマスク、滅菌グローブを着用し、清潔操作で翼状針にシリンジをつなげ、リザーバを穿刺する。シリンジでゆっくり髄液を吸引し排出する。

❹
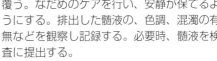
翼状針を抜去し、滅菌ガーゼや創傷被覆材で覆う。なだめのケアを行い、安静が保てるようにする。排出した髄液の、色調、混濁の有無などを観察し記録する。必要時、髄液を検査に提出する。

5. 処置ケア後の評価

・処置前後で血圧、心拍数、呼吸数、SpO_2値の変動がないか観察する。
・大泉門の膨隆、緊満は軽減しているか観察する。
・機嫌や活気、痙攣や嘔気・嘔吐の有無を観察する。
・穿刺した部位から髄液の漏れがないか観察する。

6. 脳室ドレナージ中のケア

1) 圧の設定と観察

　外耳孔（モンロー孔の位置）を基準点（0点）として、ドリップチャンバー内の滴下筒の高さを調節することでドレナージ圧を設定する（**図1**)[1]。設定圧は医師が指示する。外耳孔の高さは、レーザーポインタを使用し正確に合わせる。正しく圧設定がされているか観察する。基準点が高く設定された場合、髄液の排出量が少なくなり、急性水頭症を起こす可能性がある。基準点が低く設定された場合、髄液の排出量が多くなり、低髄圧症や脳室内出血、脳出血、硬膜下出血などを起こす可能性がある。

2) 髄液流出の確認と観察

　ドレナージ中は髄液が断続的に流出し、髄液流出部の液面には心拍性の拍動がみられる。拍動がない、髄液流出がない場合はドレナージの回路閉塞・屈曲を疑う。クレンメや三方活栓に閉鎖がないか、チューブの屈曲がないか確認する。これらに問題がない場合、ドレナージチューブの閉塞が考えられるため医師に報告する。

3) 髄液の排出量と性状の観察

　正常な髄液は無色透明である。出血後は血性であり、時間経過とともに淡血性→淡黄色→無色透明へと変化する。目標排液量は患者により異なる。医師に確認し、排液量とともに意識レベル、瞳孔の変化、嘔吐、機嫌などを観察し、頭蓋内圧亢進症状と低髄圧症の早期発見に努める。

4) 感染予防

　脳室内にドレーンを留置しているため、頭蓋内感染が起こりやすい状態である。ドレーンの接続部位は滅菌ガーゼやドレッシング材で保護し、清潔な状態を保つ。排液バッグ交換時は無菌操作で実施する。刺入部の発赤や髄液の漏れの有無、その他の感染徴候はないか観察する。

5) 安全管理

　ドレーンの事故抜去は、髄膜炎や頭蓋内圧亢進症状の発症の危険性が高くなる。ドレーンチューブはループを作ってからテープ固定をする（**図2**)[1]。また、児がドレーンチューブを触ることが

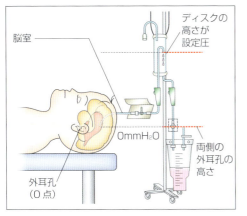

図1 脳室ドレナージ回路（文献1を元に作成）

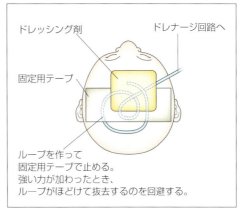

図2 脳室ドレナージチューブの固定（文献1を元に作成）

ないように管理する。ドレーンチューブを破損しないよう取扱いに注意する。

ストレス緩和：脳室ドレナージ中はベッド上安静が必要である。抱っこも制限されるため、おしゃぶりやホールディングなどで児のストレスの緩和を図る。

Expert's Eye
赤ちゃんの痛みをやわらげるケアを

> オンマイヤー穿刺は痛みを伴う処置であり、中には1日に2～3回行う児もいます。痛み緩和やストレス緩和ケアを忘れずに行いましょう。

引用・参考文献
1) 小林雄一ほか．"脳脊髄液ドレナージ"．脳神経疾患病棟新人ナースが必ずぶつかるギモンQ&A190．ブレインナーシング春季増刊．大阪，メディカ出版，2018，243-55．
2) 柴崎淳．頭皮下髄液リザーバー設置によるドレナージ．周産期医学．42（12），2012，1573-7．
3) 道又元裕監修．"おさえておきたい系統別ドレーンのケア：脳神経系"．ドレーン管理デビュー．東京，学研メディカル秀潤社，2015，98-102．

4節 ルート管理

49 ルート閉塞時の対応、カテコラミン交換

福岡市立こども病院NICU、新生児集中ケア認定看護師 坂田真理子（さかた・まりこ）

輸液ルート閉塞時のトラブルシューティング

1. 目 的

　新生児では薬液の微量投与など厳重な管理が必要とされ、その微量な薬液投与に欠かせない医療機器がシリンジポンプや輸液ポンプである。特にシリンジポンプは 0.1 mL 単位で流量速度を設定することができるため、新生児の治療に使用する頻度が高い。シリンジポンプや輸液ポンプの特性と正しい使用方法を理解した上で、安全に使用し、またトラブル発生時の対処方法を理解しておく必要がある。輸液時にルート内に何らかの閉塞が起こると回路内圧が上がり閉塞警報が鳴り、輸液が送れない状況となる。閉塞警報が鳴る原因として、①クレンメや三方活栓の開放忘れ、②輸液回路の屈曲・閉塞、③針先の屈曲やルート内の凝固④点滴漏れなどが挙げられる。

　以下に示す静脈ルートの閉塞時のトラブルシューティングでは、末梢静脈ルート、PI カテーテル、臍静脈カテーテルなどを含めて説明しており、原則として対応は同じである。

2. タイミング

- シリンジポンプ・輸液ポンプの閉塞警報が鳴ったとき
- シリンジポンプの閉塞圧モニター表示ランプが点灯しているとき

3. 必要物品

なし

4. 手順（輸液ポンプ・シリンジポンプの閉塞圧警報が鳴った場合の対処方法）

●シリンジポンプの各部の名称

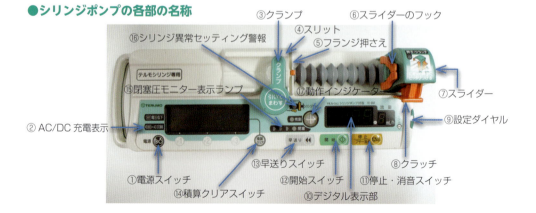

輸液ポンプ、シリンジポンプに共通して注意すべきこととして、三方活栓などの開放忘れによる閉塞では、輸液回路内の内圧が高い状態であるため、安易に三方活栓などを開放して閉塞を解除すると薬液が児へ急速に流れてしまい、バイタルサインの変動などを引き起こす可能性がある。

　また輸液ポンプでは、警報が鳴った際、輸液セットのクレンメを閉じずに輸液ポンプのドアを開放すると大量に輸液が投与（フリーフロー）される可能性がある。さらに、シリンジポンプでは、閉塞警報が鳴った後に開始ボタンを押すと一時的に輸液は再開する。しかし、輸液回路自体の閉塞が解除されたわけではなく、ポンプの自動減圧機能が作用しているためであり、閉塞の原因を確認する必要がある。

　閉塞警報が鳴った場合の、閉塞解除の方法を次に示す。

1）輸液ポンプの閉塞警報が鳴った場合

❶輸液ポンプの停止ボタンを押す。 ❷三方活栓またはクレンメを閉じる（閉じている場合はそのままにする）。

ナース's Check!
輸液ポンプ側からルート、刺入部まで観察し、閉塞警報が鳴っている原因を確認する。

注意！
いきなり三方活栓またはクレンメを開放すると、児に薬液が急速に流れる。

❸輸液ポンプのドアを開け、輸液ラインにかかった圧をドリップチャンバー側に逃がす。 ❹刺入部を確認し、自然滴下があるかクレンメを開放して確認する。

注意！
輸液回路内の内圧が高い状態であり、圧を輸液ボトル側に逃がす必要がある。ドリップチャンバーに輸液が多い場合は、ドリップチャンバーの液面を調整する。

❺再度クレンメを閉鎖し、輸液ラインを輸液ポンプにセットする。 ❻クレンメを開放し、輸液を開始する。

Point!
輸液ポンプには、輸液ラインの閉塞が起こると輸液ラインが膨張し、その膨張の度合いを感知する閉塞警報検出センサがある。このセンサは輸液ポンプの出口側にあるため、輸液セットのクレンメは輸液ポンプの下側に必ずセッティングする。

2) シリンジポンプの閉塞警報が鳴った場合

❶ シリンジポンプの停止ボタンを押す。

ナース's Check!
シリンジポンプ側からルート、刺入部まで観察し、閉塞警報が鳴っている原因を手繰って確認する。

❷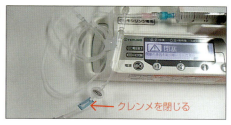
児に一番近い三方活栓またはクレンメを閉じる（閉じている場合はそのままにする）。

❸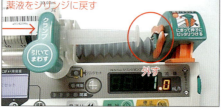
スライダーをずらし、シリンジの押し子を押し子ホルダーから外し、圧を開放する。

❹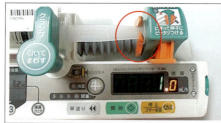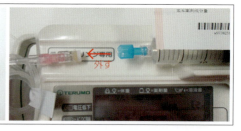

[手指消毒]
圧を解除できたらシリンジをシリンジポンプにセットし、手袋を装着し、ルートを不潔にならないようにシリンジから外す。

❺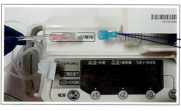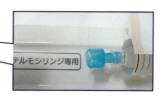
早送りスイッチを押し続け、プライミングを行った後にルート接続部をアルコール綿で消毒し、シリンジとルートを接続する。

❻ 三方活栓またはクレンメを開放し、輸液を再開する。

5. 処置・ケア後の評価

- 閉塞の原因を確認して対処し、輸液再開した後、再度閉塞警報が鳴らないか確認する。
- 閉塞警報が鳴らなくても、警報機能を過信せず目視で定期的にシリンジの輸液残量や積算量、閉塞圧モニタ表示ランプの点灯の有無、刺入部やPIカテーテルの先端部位の状態、ルートの屈曲、三方活栓の向きなどを確認する。
- 刺入部やPIカテーテルの先端部位の状態、ルートの屈曲や三方活栓の向きに問題がないにもかかわらず、閉塞警報が何度も鳴る場合は、医師に報告し、自施設の手順に従った方法でカテーテル自体の閉塞の有無を確認する必要がある。

Expert's Eye
点滴の閉塞を防ぐ

　シリンジポンプの閉塞警報は1mL/時の場合60分以上、2mL/時の場合40分以上で作動する。新生児の輸液や薬液の投与は微量投与であるため、閉塞警報が鳴るまでに時間がかかる。シリンジポンプの閉塞圧モニタ表示ランプが点灯している時点で、シリンジの輸液残量や積算量、閉塞圧モニタ表示ランプの点灯の有無、刺入部やPIカテーテルの先端部位の状態、ルートの屈曲、三方活栓の向きなどを確認し早めに対処することで、点滴自体を完全に閉塞させないように努める。

カテコラミン製剤のシリンジ交換時の工夫

1. 目的

　カテコラミン製剤は、小児の心臓手術後や重症心不全患者の心血管系に働き、その作用は循環動態に影響するため、絶えず一定速度で投与する必要がある。カテコラミン製剤の誤注入などのトラブルは、血圧の急激な変動やバイタルサインの変動を引き起こしかねない。カテコラミン製剤のシリンジ交換による血圧や心拍数などの変動を最小限にするための工夫を行う。

2. 適応・対象

- カテコラミン製剤を使用している新生児
- 血圧変動を起こす恐れのある超低出生体重児などの新生児

3. タイミング、所要時間

- タイミング：カテコラミン製剤の輸液シリンジ交換時
- 所要時間：1時間程度

4節　ルート管理

シリンジポンプ使用時のカテコラミン製剤シリンジ交換方法

1. 必要物品

カテコラミン製剤の輸液、交換用シリンジポンプ、タイマー

2. 手　順

❶交換用のカテコラミンの輸液にニードルレスシステムのカニューラを接続し、その輸液を交換用のシリンジポンプにセッティングする。

❷早送りスイッチを押し、早送りをして押し子やフランジを密着させ、シリンジ先端から輸液が出るのを確認する。

注意！
押し子とスリットの部分に隙間が開いてしまうとカテコラミン製剤が注入されない時間帯が生じる。隙間をなくすために早送りしてから開始する。

❸指示された投与流量を設定し、1時間程度作動させる。

Point!
ルート交換時の場合
ルート交換時は、カテコラミン製剤で満たしたルートにしておく必要がある。カテコラミン製剤のルートを主液となるルートの側管につなぎ、主液とカテコラミン製剤の輸液を交換用のシリンジポンプにセッティング後、プライミングし、シリンジポンプを作動させる。

❹1時間程度作動させた後、交換用シリンジポンプを作動させたまま輸液を交換する。

注意！
この際にシリンジポンプを停止したり早送りしたりしない。停止させるとカテコラミンの安定注入に達するまで時間がかかる。

Point!
数台のシリンジポンプを使用している場合、サイフォニング現象での血圧変動を防止するために昇圧薬のシリンジポンプは児と同じ高さに設置する。

3. ケア後の評価

　1時間程度作動させてシリンジ交換を行っても、安定した注入圧に達するまでは時間がかかり、完全に脈流の発生を防ぐことはできない。シリンジ交換後、安定した注入圧になるまではバイタルサインの変動に注意する。

Expert's Eye
脈流を防ぐために…

　シリンジポンプで微量投与を行う場合、シリンジが動く際にガスケットとシリンジの接触部分で摩擦が生じ、ガスケットがスムーズに進まない脈流（オシレーション現象）が起こることがある。昇圧薬の投与中に脈流が起こると血圧変動を起こし、超低出生体重児では頭蓋内出血の原因にもなる。脈流を予防するためには、小さいサイズのシリンジ（20mLシリンジを使用することを推奨）を使用した方がよい。

引用・参考文献
1) 松井晃. "輸液ポンプ・シリンジポンプ". 完全版新生児・小児ME機器サポートブック. 大阪, メディカ出版, 2016, 84-112.
2) 金子克. "輸液ポンプ・シリンジポンプ". Neonatal Care. 20 (4), 2007, 379-84.
3) 林美智子. "輸液ポンプ・シリンジポンプの使用". NICU看護技術必修テキスト. 岡園代編. Neonatal Care秋季増刊. 大阪, メディカ出版, 2011, 128-32.
4) 圓谷恭子. 輸注ポンプ・輸液ポンプの取り扱い. Neonatal Care. 26 (12), 2013, 1253-7.
5) 圓谷恭子. 与薬の技術：シリンジポンプ・輸液ポンプの扱い方. Neonatal Care. 25 (4), 2012, 370-1.
6) 星恵美子. "薬剤投与・輸液管理". 新生児ケアのきほん. 豊島万希子ほか編. With NEO別冊るるNEO. 大阪, メディカ出版, 2019, 113-7.
7) 牧野嘉江ほか. シリンジポンプの扱い. Neonatal Care. 29 (5), 2016, 428-32.

5節 皮膚ケア

50 超低出生体重児の皮膚ケア

東京都立墨東病院 GCU 主任、新生児集中ケア認定看護師　佐藤知美（さとう・ともみ）

1. 目的・適応・対象

　皮膚は一番大きな臓器であり、刺激や異物から体を守る**保護作用**、体温を上げる・下げる・保つ**体温調節作用**、触れるものを感じる**知覚作用**、汗・皮脂を出す**分泌・排泄作用**、接触した物の成分を吸収する**吸収作用**がある。

　新生児は、成人の皮膚より薄く、水分が蒸発しやすいため乾燥肌で、皮膚トラブルを起こしやすい。さらに、皮膚の皮質の機能的・構造的成熟は 32～34 週ごろと言われており、それ以前の在胎週数で出生した超低出生体重児の皮膚は、機能的にも構造的にも未発達な状態であり、皮膚というよりは粘膜に近い脆弱な状態である。

　そのため、超低出生体重児における皮膚トラブルは、モニタ類・テープなどの機械的刺激によるもの、皮膚の密着やリネン類などとの摩擦によるもの、高加湿に伴う真菌感染、排泄物などの化学的刺激によるものなど多岐にわたっており、超低出生体重児の皮膚のケアは重要なケアの一

表1　新生児の皮膚の特徴

1. 角質の発達が不十分
2. 真皮が脆弱
3. 表皮と真皮の結合力が弱い
4. 皮膚のpHがアルカリ性
5. 栄養の欠乏

（文献1より引用）

表2　スキンケアに影響を与える因子

①免疫力が低い
・真菌感染症や皮膚感染症のリスク
②医療器具類の装着・接触
③高温・多湿
・経皮水分喪失量が多く低体温のリスク
・皮膚密着部の皮膚浸軟
④脳神経が未発達
・超早産児では出生後の安静保持が必要（褥瘡発生のリスク）
⑤栄養と便性
・水様便による肛門周囲皮膚炎

表3　超低出生体重児の皮膚トラブルとなる因子

内的因子	外的因子
在胎28週未満の未熟な皮膚	分娩時の外傷
感染防御機能の未熟性	持続静脈内注射薬剤・血液の漏出
組織の血流障害	局所に塗布する消毒液・薬剤
浮腫	電極モニタ・固定用テープ
体温調整機能の未熟性	同一体位・抑制
栄養障害（微量元素の不足）	保育器内環境（高温・多湿）
	排泄物

（文献1より引用）

つである。

2. タイミング・所要時間の目安

　皮膚のケアは分娩・入院時から始まる。
　超早産児である超低出生体重児の出生後の皮膚の成熟は胎内にいるときより早く、生後2〜3週間ほどで正期産児の表皮と同じレベルにまで達する。そのため、それまでのケアには慎重を要する。その後も、長期的にモニタ装着や人工呼吸器管理・輸液療法・経管栄養など医療的ケアが必要であり、また、頻回な排泄物などにより機械的刺激にさらされる機会が多く、皮膚ケアは継続して行う必要がある。

3. 必要物品

- 保育器の加湿設定
- リネン・ポジショニング用品・除圧マットレス

　リネン・ポジショニング用品は直接肌に触れるため、吸湿性に富み、軟らかい素材を用いる。急性期は、安静保持が必要になるため除圧マットレスなどを使用する。

- 保護剤・保湿剤（非アルコール性を使用する）

　皮膚被膜剤は、皮膚の生理機能を保ちつつ、排泄物などの化学的刺激や粘着物の剥離刺激から皮膚を保護する働きがある。皮膚が成熟してくる生後2週間ごろより使用する。
　保湿剤は、水分と結びつき皮膜を作ることで水分を保持し、皮膚の伸縮性の改善・保護、亀裂の修復、弾力性の改善が図れる。製品によって撥水性が異なる。

- 剥離剤（非アルコール性を使用する）

　剥離刺激を軽減。使用後は洗浄や拭き取りが必要。

4. 手　順

1）入院時の準備・ケア

- 保育器の加湿の設定は80％以上とし、皮膚からの蒸散による熱喪失や皮膚の乾燥を防ぐ。
- 除圧マットレス、非固定性シリコンガーゼなどを使用し、皮膚の除圧や摩擦を防ぐ。

①モニタ類の装着

　モニタは必要最低限とし、児のサイズに合ったものを選択する。
　検査や処置で何度も剥がしたりしないような場所に貼る。
　施設によっては、非固着性シリコンガーゼやフィルムドレッシング材を使用。

②挿管チューブや点滴などのルート固定

　児の大きさに合わせたサイズで固定し、テープの使用は最小限とする。
　テープ貼付時は、テープを指で軽く押さえ、初期粘着力を高める。

5節 皮膚ケア

2）日常のケア

①加　湿
　長期的な高加湿環境下では真菌感染のリスクや、皮膚の成熟を妨げることになる。
　初期設定から数週間かけて、皮膚の乾燥に留意しながら新生児に適した環境とされる湿度50〜60％を目標に湿度を下げる。

②皮膚密着部のケア
　通気性の確保として、ポジショニングにより緩やかに良肢位の保持を行う。
　非固定性シリコンガーゼや保湿剤を使用し摩擦を防ぐ。

③モニタ類の装着
　モニタ類は医師と相談し最低限の使用とする。
　モニタのコードを整理し、皮膚に掛からないよう調整する。

④挿管チューブや点滴などのルート固定
　固定テープは児の大きさに合わせて最小限にする。
　固定テープの貼り替えは剥離剤を使用する。
　固定する皮膚に皮膚被膜剤を使用する。
　可能な場合、固定する場所は変える。
　皮膚を圧迫しない固定方法を選択する。

⑤排泄時のケア
　排便や尿との接触時間を最小限にする。
　オムツ内の蒸れを減らすため、皮膚を乾燥させてからオムツを装着する。
　撥水クリームや皮膚被膜剤を使用し、皮膚への刺激を最小限とする。

5. 処置・ケア後の評価

　ケアの目標は、皮膚を損傷することなく、生得的な機能を最大限に維持することである[1]。
　日々、全身状態・皮膚の成熟度をアセスメントし、皮膚トラブルがないか、発生した場合は原因は何かをしっかりアセスメントし、対策を取る**（表4）**。

表4　新生児の皮膚の評価

- 毎日の皮膚の状態を評価する
- 皮膚の損傷に対する危険因子を認識する
- 紅斑・乾燥・剥離・損傷・発疹に対する評価
- 損傷の原因を決定する
  （感染が疑われる場合には医師と相談を）

Expert's Eye
WOCの力も借りながら予防的ケアを

　超低出生体重児の皮膚のケアは、どの施設でも難渋するケアだと思います。
　医療関連機器圧迫損傷やテープ類などの剥離による皮膚トラブルだけでなく、ポジショニングでさえ、腋窩や鼠径部の密着度が増すため皮膚は浸軟し、体動などによる摩擦で発赤や表皮剥離などの皮膚トラブルを幾度となく経験し、悩まされていました。
　最近では、除圧マットや肌に優しいシーツ・保湿剤の使用など予防的ケアを行うことで、以前よりトラブルも少なくなっています。予防的ケアとして、何を使えばよいか、どうケアしていけばよいか、選択肢が多くなるほど悩むところですが、WOC（皮膚・排泄ケア認定看護師）をはじめ、他の方々の力を借りながら、これからもよりよいケアを考えていけたらと思っています。

引用・参考文献
1) 八田恵利. 超低出生体重児の皮膚ケア. Neonatal Care. 20 (3), 2007, 228-35.
2) 八田恵利. 新生児の皮膚ケアハンドブック. 大阪, メディカ出版, 2013, 152p.
3) 八田恵利. 超低出生体重児の皮膚トラブルとケア方法のアンケート調査. 日本新生児看護学会誌. 13 (1), 2006, 55-8.

5節 皮膚ケア

51 モニタの装着の仕方

東京都立墨東病院周産期センターNICU病棟、新生児集中ケア認定看護師 立山彰子

心拍・呼吸モニタ

1. 目 的

心拍数の変動と不整脈や電解質異常による波形の変化、無呼吸・多呼吸などの呼吸状態を把握する。

心拍や呼吸の数値をリアルタイムに連続的に観察することができるため、徐脈や頻脈、不整脈などの早期発見、早期対応に活かすことができる[1]。

2. 適応・対象

心電図に異常のある児、無呼吸発作がみられる児など呼吸循環動態が不安定な児、連続的に観察が必要な児。

3. 手 順

装着する部位に皮脂や産毛があると電極との抵抗が大きくなり、高周波ノイズが入りやすくなるため、新生児の皮膚を観察した上で、必要であれば貼付前に装着部位を清拭しておく[2]。

赤電極を右鎖骨下、黄電極を左鎖骨下、緑電極を左肋骨下に装着する。

心電図の波形を、綺麗に描出するには、R波は大きく上向きで、T波が小さな波形になる誘導に設定する。

呼吸波形は、心電図とは異なり電気信号ではなく、赤電極と緑電極に微弱な電流を流して、胸部や腹部の動きの変化を波形化するインピーダンス（電気抵抗）方式である。従って、電極間が近過ぎたり、呼吸によって動かない場所に電極を付けた場合には正しく呼吸を捉えられないため注意が必要である[3]。

心臓の動きに同期した呼吸波形が出る場合には電極の位置を変更する。

4. 観察・看護

・電極は、赤ちゃんの体格に合ったものを選択する。電極が大きい場合には電極のタイプを確認した上で、赤ちゃんの体格に合わせ電極をカットして使用することを考慮する。

・電極を剥がすときは、皮膚を傷つけないように痛みを感じないように優しく剥がすことが大切である。

・電極を剥がした後は、皮膚の状態を観察する。発赤が見られた場合には、電極の位置を変更す

る。また、赤ちゃんの皮膚の状態によって皮膚と電極の間にシリコンガーゼを入れるなど、皮膚を保護する看護が必要である。
- 電極が身体の下になり、電極が皮膚を圧迫し皮膚損傷を起こさないように、また赤ちゃんが不快な思いをしないように、腹臥位時には背中に、仰臥位時には胸腹部に電極を貼ることを考慮する。
- 電極のコードが手や足、点滴のルートなどに絡まって引っ張られないように整え、赤ちゃんの安全を守る。また、コード類は見た目を綺麗に整えることも大切である。
- アラームが鳴った時はいち早く対応し、赤ちゃんの状態を観察し、なぜアラームが鳴ったのかをアセスメントする。また、家族の面会時には、アラームが鳴った原因を説明し、家族の不安を軽減することが大切である。

> **Point!**
> 急性期には心臓のエコー検査が行われることが多いため、電極を剥がさなくても検査ができる位置（側胸部）に装着するなど、検査による赤ちゃんのストレスを軽減するための配慮が大切である。

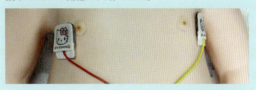

SpO₂ パルスオキシメータ

1. 目 的

無呼吸発作や経皮的動脈血酸素飽和度（SpO₂）の低下などの呼吸循環動態の異常を把握する。SpO₂ を非侵襲的かつ連続的に測定することができ、低酸素血症の早期発見、高酸素血症の予防、出生後の蘇生処置での酸素投与の目安となる[1]。

2. 適応・対象

無呼吸発作、低酸素血症に陥りやすい病態にある児、連続的に観察が必要な児。

3. 手 順

- エラーが表示されないこと、バッテリーで動作することを確認する。
- 発光部と受光部が向い合わせになるようにプローブを装着する。
- 外からの光が極力当たらないように、受光部を平らな面に装着する。
- 足ならば足底が、手ならば手掌や手関節に受光部がくることが望ましい。

> **Point!**
> 皮膚に負担をかけないように、赤ちゃんの体格に適したプローブのサイズを選択する。

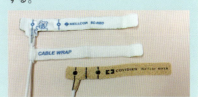

4. 観察・看護

- プローブは2～3時間ごとに巻き直し、装着部位を変更する。プローブの粘着が強いときには、粘着部分にガーゼを貼るなどの皮膚を保護する配慮が必要である。
- 2～3時間ごとに、装着部位に発赤や圧迫によるむくみがないかなど、皮膚の観察をする。
- プローブのテープ部分は軽度の伸縮性をもっているため、引き伸ばして貼り付けて、装着部位を圧迫しないように優しく巻く。また、テープ部分を剥がす時は、ゆっくりと優しく剥がす。剥がした後は必ず皮膚の観察をする。
- プローブの上からテープや3M™ コーバン™ 自着性弾力包帯などで巻く時は、きつく巻かない。また、何重にも巻きつけたりすることがないように、テープやコーバン™ の長さを考慮することが大切である。
- コードが赤ちゃんの手や足に絡まったり、引っ張られたりしないように整え、赤ちゃんの動きを無理やり妨げないようにする配慮が必要である。

Point!
体動の多い赤ちゃんであれば、赤ちゃんの状況や皮膚の状態に応じて、2点固定を考慮する。

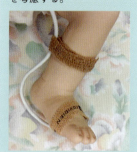

経皮的酸素・二酸化炭素分圧モニタ

1. 目 的

採血を行わずに非侵襲的に動脈血酸素分圧（PaO_2）と動脈血二酸化炭素分圧（$PaCO_2$）を測定でき、呼吸循環動態の異常を把握する。

低二酸化炭素血症による脳室周囲白質軟化症、高濃度酸素による細胞障害（慢性肺疾患や未熟児網膜症）の予防に活かすことができる。

2. 適応・対象

呼吸管理を行う児、呼吸循環動態が不安定であり、連続的に観察が必要な児。

3. 手 順

- 電極膜に傷がないかを確認する。
- 基準となる較正ガスを用いたキャリブレーションを行う。
- センサの装着部位の胎脂や汚れをアルコール綿などで拭き取る。
- センサに両面テープを貼り付け、センサ部にコンタクトゲルを1滴付けて、軽く押し付けて装着する。
- 皮膚表面が平坦で安定している場所（腹部、背面、殿部、大腿など）に空気が入らないように装着する[4]。

4. 観察・看護

- センサの装着時間は、新生児は皮膚が弱いため先に測定時間を決定するのではなく、最初は30分〜1時間で開始し、皮膚の状態を確認しながら、30分ずつ延長していくなどの配慮が大切である。
- 発赤を認めた場合は温度を調整する。
- センサは2〜3時間ごとに貼り替え、皮膚の観察を行い、低温熱傷に注意する。
- センサの固定テープを剥がすときは、皮膚に負担を掛けないように、剥離剤を使用し、優しく剥がす[4]。

Expert's Eye
アラームで赤ちゃんは何を伝えようとしている？

NICUに配属となった当初、NICU内にたくさんあるモニタの音の区別がつかず、どこでアラームが鳴っているのかも分からず、いつまでも鳴り続けるアラームの音にドキドキしていました。また、アラームが鳴っている原因も対処方法も分からず、先輩を呼ぶことしかできませんでした。最初は、モニタのアラームが鳴らないようにすることが気になって、赤ちゃんの状態や皮膚の観察までできていなかったように思います。しかし、先輩たちから指導をしていただき、モニタについて学び、やっと自分に余裕が出てきたころ、赤ちゃんたちは何を伝えたくてアラームを鳴らし、私を呼んでいるのかなと考えられるようになりました。アラームが鳴るのは赤ちゃんたちが何かしてほしいなどのサインであり、また治療や看護が苦痛なく行えているかの指標になると思います。アラームが鳴った時は、赤ちゃんをしっかりと観察して赤ちゃんの欲求に応えること、アラームを鳴らないようにするのではなく、モニタを正しく装着し、正しく使用することが大切です。そして、赤ちゃんのそばを離れるときは、モニタが正しく装着されているか、アラームが消音になっていないか、必ず確認することも、赤ちゃんの安全を守るために大切だと思っています。

引用・参考文献
1) 中村友彦. NICU最前線プリセプティ・ネオ子＆プリセプター・ホタルと学ぶ！はじめてのME機器☆まずはこれだけモニター編. Neonatal Care. 28 (4), 2015, 301.
2) 南部道代ほか. NICU最前線先輩ナースに聞いてみよう！赤ちゃんにやさしいNICUケア技術の「もうひとわざ」. Neonatal Care. 26 (12), 2013, 1225.
3) 堺武男編. 新生児医療と看護の臨床手技70：写真で流れがみえる 基礎からコツがわかる. Neonatal Care春季増刊, 大阪, メディカ出版, 2007, 329-37.
4) 松井晃. 完全版：新生児・小児ME機器サポートブック. 大阪, メディカ出版, 2016, 10-38.
5) 岡園代編著. NICU看護技術必修テキスト：基本手技と背景別看護のポイントがわかる！. Neonatal Care秋季増刊. 大阪, メディカ出版, 2011, 97-101.
6) 楠田聡監. 動画だからここまでわかるNICU基本テクニック44：入院から退院までの処置とケアのすべて. Neonatal Care春季増刊. 大阪, メディカ出版, 2011, 20-3.
7) 吉馴亮子. "心電図モニタ". 新生児ケアまるわかりBOOK. Neonatal Care秋季増刊. 平野慎也ほか. 大阪, メディカ出版, 2017, 74-83.

5節 皮膚ケア

52 テープ固定の方法、テープの貼り替え

東京都立大塚病院 NICU 主任、新生児集中ケア認定看護師 鈴木恵子（すずき・けいこ）

挿管チューブ固定部の頬部のケア、テープの貼り替え

1. 目的、適応・対象

- 挿管チューブ位置を適切に保ち、呼吸状態の安定を図る。
- テープの汚染や分泌物による粘着性低下などによって固定テープに緩みがある場合に貼り替えを行い、計画外抜管を予防する。
- 挿管チューブ位置の変更や固定テープによる皮膚トラブルの予防・対応。

2. タイミング、所要時間の目安

　挿管チューブ固定テープの貼り替えは、計画外抜管のリスクが高く、児にとってもストレスとなるため、必要最低限で行う。そのために、固定テープで口輪筋の動きを妨げないよう、貼付面積が最小限となるような大きさにする。テープの剥がれ具合、流涎や分泌物などによる湿潤などから、有効に挿管チューブの固定が行えているか、本当にテープの貼り替えを行う必要があるかどうかアセスメントする。

　実施時はミルクの投与前後を避け、安全に行えるよう人員を確保して行う。

3. 必要物品

　児の大きさに合わせてカットした固定テープ、剥離剤、清浄綿、ガーゼ、頭部固定用の砂嚢やゲル、おくるみ用のタオル

4. ケアの手順

　児を仰臥位にし、介助者が頭部・挿管チューブを固定し、実施者がテープの固定・貼り替えを行う。また、児の痛みやストレス軽減のため、おくるみなどポジショニングを整える。

1）挿管チューブの固定

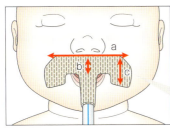

固定テープの大きさは、鼻唇溝（a）を越えない長さを横幅、鼻下の長さ（b）を縦幅、両端は頰にかからないよう口角部分までの長さ（c）を縦幅とし、テープをカットする。

注意！
固定テープは、通気性・伸縮性のあるものを選択し、粘着剤の特性を考慮する。

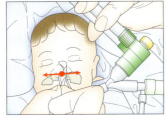
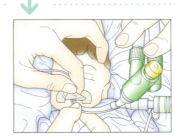

鼻下部に中央から左右へ貼付する。チューブの挿入長を確認し、チューブに巻き付けて固定する。テープは伸展させずに貼付し、指で軽く押さえて初期粘着力を高める。

注意！
伸縮性のあるテープの場合、皮膚や筋に過度の圧力がかからないようテープを伸展させずに貼付する。

2）固定テープの貼り替え

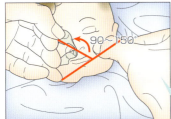

剝離剤を皮膚とテープの隙間に染み込ませるようにし、片手で皮膚を押さえ、テープと皮膚が90〜150°程度となるようにして端からゆっくりと児の反応を確認しながら剝がす。

Point！
剝がす速度が遅いほど皮膚にかかる負担は軽減される。

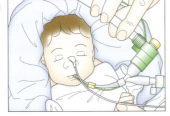

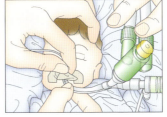

テープの粘着剤は剝離剤の成分が皮膚に残らないよう押さえるようにして十分に拭き取る。また、水分で皮膚や挿管チューブが濡れていると粘着力が低下するため、しっかり拭き取る。

皮膚損傷を認めていないか観察し、挿管チューブの固定と同様の手順で固定する。

注意！
テープ貼付により、蒸れや流涎・分泌物などによる皮膚の浸軟、発赤や表皮剝離、緊張性水泡が生じやすい！

5. 処置・ケア後の評価

- ケア終了後は児の安定化を図ることが大切である。児の体位を安定できるポジションに変換し、ホールディングなど児が安定できるようなケアを行う。また、固定テープにねじれやひずみが生じると皮膚に負担がかかるため、挿管チューブや人工呼吸器回路の固定を検討する。
- 固定法は施設によりさまざまで、各固定法でメリット・デメリットがあるため、各施設で新生児にとって安全で負担の少ない固定方法を検討するとよい。

殿部ケア

1. 目的、適応・対象など

オムツ内は、排泄物中の水分や汗のため湿潤環境にあり、また、高温多湿な保育器内では皮膚は湿潤しやすい。皮膚が浸軟することで、正常な皮膚の作用であるバリア機能が低下する。また、生後の腸管は栄養の通過時間が早く、経腸栄養が進むと緩い便が頻回に排泄されるため、排泄物中の化学的刺激や頻回な洗浄や拭き取りなど機械的刺激が加わることで肛門周囲皮膚炎が発生する（図1）[1]。

肛門周囲皮膚炎の予防は、これらの発生因子（皮膚浸軟・機械的刺激・化学的刺激）を取り除くことである。

2. タイミング、所要時間の目安

体温や全身状態、皮膚状態を踏まえ、ケアの必要性をアセスメントし実施する。

3. 必要物品

オムツ、不織布ガーゼ、微温湯、洗浄剤（必要時）

4. ケアの手順

1）皮膚浸軟の除去

通気性と吸収性に優れたオムツを使用し、濡れたままのオムツと皮膚が長時間接触しないよう児の状態に合わせて交換頻度を検討する。

2）機械的刺激の除去

全身の浮腫が強い、皮膚の未熟性が強い場合など、オムツのギャザーや端で皮膚が損傷する場合があるため、体のサイズや活動性、安静度など児の状況に応じてオムツを選択する（図2ⓐ）。

清潔ケアは、沐浴、清拭、部分洗浄など児の皮膚状態と全身状態から方法を選択する。皺の奥などリスクのある部位の汚れを選択的に落とす。皮膚はこすらず、優しく押さえ拭きして除去する。排泄物が固着している場合は、必要時にオリーブオイルなどの油分を指のはらで優しくなじ

ませながら浮かせて落とす。

洗浄する際は、1日1～2回程度とし、洗浄剤を十分に泡立て、泡で汚れを包み込むように優しく洗い、その後、洗浄剤を微温湯で十分に流す（図3）。

ポジショニング時は、股関節や殿部がきつくないか、不要な皺やずれが生じないように整える（図2ⓑ）。体動によるオムツとの摩擦やずれなど機械的刺激を減らせるよう、ホールディングなどを行い、児の安定化を図る。

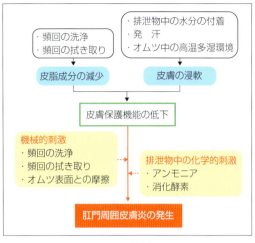

図1　肛門周囲皮膚炎の発生機序（文献1より引用改変）

3）化学的刺激の除去

化学的刺激は便の付着が原因となる。便の付着を避けるために軟膏の塗布や皮膚被膜剤、撥水性のスキンケア用品を児の状態に合わせて選択し、使用する。

5. 処置・ケア後の評価

日々、児の皮膚の成熟度や皮膚状態を観察し、適切な加湿環境を整えることも大切である。また、早産児は低栄養となりやすいこと、全身状態が不安定で安静を要する児は、循環・栄養不良、

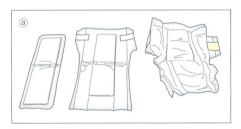

状況に応じて、ギャザーのないタイプやテープのないタイプなどオムツを選択する

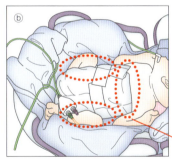

股関節や腹部がきつくないか確認する

図2　オムツの種類とあて方の注意

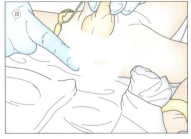

洗浄剤を十分に泡立て、泡で汚れを包み込むように優しく洗う

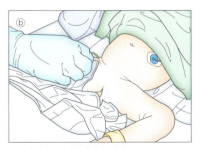

洗浄剤を微温湯で十分に流す

図3　殿部ケア

5節 皮膚ケア

低酸素状態など内面的にも皮膚障害のリスクが高いため、栄養状態を含め全身状態をアセスメントしていく。

術創部の観察・ケア、ドレーン部の観察・ケア

1. 目的、適応・対象など

感染予防、異常の早期発見、貯留液の排液

2. タイミング、所要時間の目安

手術後は毎日、バイタルサイン測定時などに観察する。

3. 必要物品

ドレッシング材、固定テープ、ガーゼ

4. ケアの手順

[要：手指衛生] 創部やドレーン排液の観察、ドレッシング材の交換の前に必ず手指衛生を行う。

❶ 児の体位を整え、創部を露出させる。処置を行う部位以外はタオルなどを用いて保温に努める。

❷ ガーゼやドレッシング材を剥がす場合は、粘着剥離剤を使用し、フィルムと皮膚が180°になるようにして愛護的に剥がす。

❸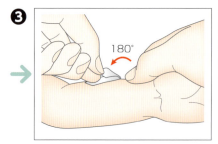

フィルムドレッシング剤の剥がし方

術後48時間はドレッシング材による被覆が必要であるが、滲出液が出なくなるそれ以降は創感染予防の観点からの被覆は不要である。創部の発赤・限局性腫脹・熱感（発熱）・疼痛（圧痛）がないか観察する。また、ドレーンの排液の色調や臭い、排液量、挿入部周囲皮膚の発赤がないか観察する。

Point!
創感染の皮膚所見は通常術後4日目以降に出現するため、毎日の観察が大切！
創傷治癒過程のしくみを理解し、観察する。

注意！
ドレーン固定部の皮膚は浸軟状態のため、皮膚損傷を発生しやすい。

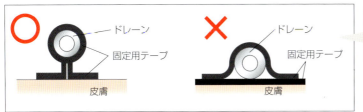

❹ ドレーンの正しい固定法

ドレーンはオメガ止めでフィルム材またはテープで固定する。固定テープのずれや緩みがないか観察する。

注意！ テープ剥離時は痛みのケアを実施すること

5. 処置・ケア後の評価

　栄養状態が不良であると創傷治癒は促進されない。創傷治癒過程のしくみを理解し、栄養状態をアセスメントしていく。

Expert's Eye
剥離剤をテープに染み込ませない

　医療用テープの剥離は痛みを伴い、皮膚の角質層のバリアが剝ぎ取られた状態となる。超低出生体重児では、表皮も一緒に剝離してしまう可能性もある。以前、挿管チューブの固定テープ交換時に剥離剤を使用したが、表皮も一緒に剝離され、瘢痕が残ってしまった児がいた。剥離剤をテープに染み込ませてしまっていたのである。剥離剤をテープに染み込ませると、粘着剤と支持体とがバラバラになり、剥離が難しくなる。使用するテープや剥離剤の特性や使用方法を理解した上で使用することが大切だ。もちろん、テープ固定や貼付範囲を最小限にするよう必要性をアセスメントし、テープの剥離やトラブルによる苦痛を与えないよう、赤ちゃんの皮膚を大切に守っていきたい。

引用・参考文献
1) 加藤好美. "ストーマ閉鎖後のケア". 小児のストーマ・排泄管理の実際. 山崎洋次ほか編. 東京, へるす出版, 2003, 137.
2) 小谷志穂. "挿管チューブに関連した皮膚ケア". 新生児の皮膚ケアハンドブック. 八田恵利編. 大阪, メディカ出版, 2013, 36-9.
3) 後藤美名子. 固定個所の皮膚ケア. Neonatal Care. 24 (1), 2011, 19-21.
4) 横尾京子. 気管内チューブ固定法の評価基準と適切な固定法. 日本新生児看護学会誌. 11 (2), 2005. 25-31.
5) 八田恵利. "皮膚ケア" 新生児ケアまるわかりBOOK. 平野慎也ほか編. 大阪, メディカ出版, 2017, 121-6.
6) 山崎紀江. "肛門周囲皮膚炎のケア". 小児創傷・オストミー・失禁管理の実際. 溝上祐子ほか編. 東京, 照林社, 2010, 100-6.
7) 上條みどりほか. オムツ内皮膚に対するケア. Neonatal Care. 26 (3), 2013, 40-5.
8) 大北喜基. 感染のない創部の観察とケア，ドレーン排液性状観察. INFECTION CONTROL. 20 (8), 2011, 803-7.

6節 検査、治療時のケア

53 黄疸計の使い方と光線療法

神戸大学医学部附属病院小児科医員 阿部真也
同 NICU、新生児集中ケア認定看護師 森本紗代
同小児科講師 藤岡一路

1. はじめに（目的・適応・対象・注意点）

　新生児黄疸は日常診療においてよく見かける症候であり、黄疸の原因物質であるビリルビンが、生理的範囲を超えた場合に治療適応となる。

　ビリルビンは神経毒性をもつため、著しい高ビリルビン血症は神経学的後遺症を残すビリルビン脳症を来す。新生児黄疸管理の目的はこのビリルビン脳症の発症予防であり、標準的治療として光線療法が広く用いられている。

　光線療法は一般的に「村田・井村の基準」[1]や「中村の基準」[2]にのっとって行われるが、いずれも超早産児の救命率が低かった 2000 年以前に作成されたものであるため、森岡らは現在の医療水準を勘案して新基準を提唱している[3]。

　重症黄疸を見逃さないためには、多くの生理的黄疸の中から病的黄疸をスクリーニングする必要がある。この観点において、黄疸計を用いた経皮ビリルビン測定は簡便かつ非侵襲的であり、高ビリルビン血症のスクリーニングに適している。

黄疸計の使用上の注意

　黄疸計使用上の注意点は、ビリルビンが血中や皮膚などに均一に分布している状態であれば、経皮ビリルビン値は血清ビリルビン値とよく相関する一方で、経皮ビリルビン値が 15mg/dL 以上の症例、皮下メラニンが多い症例、光線療法施行後の症例など種々の要因により経皮ビリルビン値と血清ビリルビン値との間に乖離が生じることが分かっている。そのため、黄疸計による経皮ビリルビン値を血清ビリルビン値の代替として用いるのは好ましくなく、生後時間による経皮ビリルビンノモグラム[4]などを併用して、非侵襲的なスクリーニング手段として用いるのが適当である。

　当院では Kurokawa らの報告を参考に、**表1、2**（後述：「基準値」）の基準を定め、経皮ビリルビン値がこの基準を上回ったときに採血し、血清ビリルビン値の測定を行うこととしている[5]。わが国で用いることのできる黄疸計には、JM-103、105（コニカミノルタ）、Bili Care™（Mennen Medical）などがあるが、ここではわが国で入手しやすく、汎用されている JM シリーズについて述べる。

2. タイミング、施行回数の目安

　経皮ビリルビン測定の目的は重症黄疸のスクリーニングであるため、生理的に黄疸が増強し得

る生後1週間以内の新生児で連日の採血を行わない場合は、連日測定することが望ましい。溶血性疾患などのハイリスク児に関しては、必要に応じて1日2～3検することも考慮する。

黄疸計により得られた経皮ビリルビン値に基づき採血を行い、血清総ビリルビン値・アンバウンドビリルビン値を評価する。前述した光線療法の基準値を上回れば、光線療法を行う。

3. 必要物品

黄疸計による経皮ビリルビン測定：消毒用のアルコール綿
光線療法：光線療法ユニット、必要に応じて目隠し用のアイマスク

4. ビリルビン値測定

1) 手 順

検査前に、測定プローブをアルコール綿で消毒する。

測定プローブを前額部もしくは前胸部に垂直に押し当てる。JMシリーズでは測定プローブから放たれた白色光の反射の減衰度を見て経皮ビリルビン値を測定している。そのため、斜めからの測定を行うと、実際よりも値が低く出てしまう恐れがある（**図1**）。

・測定部位：NICUの児は胸部もしくは背部、GCUの児は胸部。
・測定回数：3回同一部位で測定し、中央値を採用する。
・測定時間：6時、18時（1日1回測定の場合は6時のみ）、ケアパターンの調整を行い、検温などの処置時に合わせて実施する。

※光線療法中は測定しない。

2) 対象と頻度

●**在胎32週未満の児**
・日齢6まで測定しない（在胎32週未満は原則として日齢6まで連日採血を行うため）

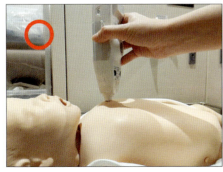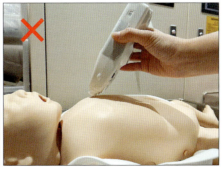

図1　経皮ビリルビン測定の注意点
測定：プローブが児に対して垂直となるようにして測定する。

6節 検査、治療時のケア

表1 神戸大学医学部附属病院における経皮ビリルビン値による採血基準（日齢6まで）

出生週数	生後時間					
	＜24時間	＜48時間	＜72時間	＜96時間	＜120時間	＜168時間
在胎32週未満	測定なし					
在胎32週～34週	7	9	11	13	14	15
在胎35週以上	9	11	13	15	15	15

・日齢7以降は修正36週6日まで1日1検

●**在胎32週以上35週未満の児**

・日齢6まで1日2検
・日齢7以降は修正36週6日まで1日1検

●**在胎35週以上の児**

・日齢6まで1日2検
・日齢7以降は日齢13まで1日1検

3）基準値

基準値を**表1、2**に示す。

表2 神戸大学医学部附属病院における経皮ビリルビン値による採血基準（日齢7以降）

修正週数	(mg/dL)
修正26週未満	6
修正26～27週	8
修正28～29週	10
修正30～31週	13
修正32～34週	15
修正35週以上	15

5. 光線療法

●**児の着衣**

光線療法の効果を最大にするため原則として児は裸とし、オムツも最小限に当てるようにする。ただし、性腺保護の観点から、オムツ交換などの際は光線照射を一時中断する。

●**光線療法ユニットの配置**

スタンド型ユニットを用いる場合は、光源と児の距離によって照度が大きく変わることが知られている。光線療法ユニットごとに推奨している距離に正しく設定する。例えば、アトムメディカル株式会社ネオブルーでは光源と児の間の距離が30cmとなるように推奨している。

●**視覚の保護**

スタンド型の光線療法ユニットを用いる場合、光刺激から児の視覚を保護するため、児のサイズに合わせたアイマスクを準備する。

光線療法中は、児の体動などによりアイマスクが外れたり、またアイマスクが鼻腔を閉塞させたりしていないかなど、適宜観察を行う。

●**体温管理**

光源による輻射熱の影響により、光線照射時に児の体温上昇を来すことがある。

光線療法中は皮膚温だけでなく直腸温などの深部体温も測定し、深部体温が安定するように室

温ないし保育器温の調整を行う。定期的な体温測定のみならず、心拍数・呼吸数のベースから体温変動を予測し、必要時に体温測定をする。

● **水分管理**

光線療法中は不感蒸泄が増加するため、児が脱水に陥るリスクがある。十分な授乳量を確保するとともに、体重測定や尿量測定などを通して水分出納に注意を払う。

尿の色について、光線療法中は尿中へのビリルビン排泄が亢進するため、脱水の評価に用いるのは不適当である。

● **ビリルビン脳症の症状**

活気低下や哺乳力低下、落陽現象、Moro反射の減弱（Praaghの分類1期）、四肢の硬直や発熱、後弓反張（Praaghの分類2期）などの症状について観察を行う。

● **周辺環境への留意**

光線療法ユニットから漏れる光刺激により、面会に来ている家族や周囲の医療スタッフに頭痛や嘔気、目まいなどを引き起こすことがある。十分に遮光して周辺環境に留意する。

家族への配慮

裸で目を覆われ、青い光を当てられているわが子を見て驚き、かわいそうとショックを受けられるご家族も多くいるため、状態や治療方針について、非医療従事者でも理解できる適切な言葉で説明する。

また、光線療法中であっても、オムツ交換や哺乳介助などの育児参加ができることを説明する。直接授乳・哺乳瓶授乳を実施している児は、授乳時間＝治療中断時間となるため、家族に説明の上、1回の授乳時間を30分程度に制限し、治療の妨げにならないように配慮する。

6. 処置・ケア後の評価

経皮ビリルビン値が基準値未満であったとしても、黄疸リスクの高い児については繰り返しスクリーニングを行うことが重要である。

光線療法を行った後の治療効果の評価に、経皮ビリルビンを用いてはならない。光線療法により皮下ビリルビンは低下し、血清ビリルビンとの間に大きな乖離を来していることが予想されるためである。

光線療法後のリバウンドチェックとしては、光線療法終了後24時間をめどに必ず血清ビリルビン値で評価を行う。経皮ビリルビン値と血清ビリルビン値の間の相関については光線療法終了後24時間が経過すると戻るとする報告もある[6]。

当院では光線療法終了後48時間から経皮ビリルビン値による黄疸のスクリーニングを再開している。

6節 検査、治療時のケア

Expert's Eye
光線療法の3つのギモンに答える

● ①光線療法は安全か？

- 光線療法はビリルビン脳症予防に重要であるが、全例にやみくもに施行すればよいというものではない。前述した高体温や脱水などの合併症のほかに、以下のような興味深い報告がある。

- Newmanらは、北カリフォルニアで1995年から2011年に出生し光線療法を受けた児を調査したところ、非光線療法児と比べて発がん率が1.4倍となったと報告している[7]。また、Morrisらは、1,974名の超低出生体重児について積極的に光線療法を行った群と従来通りの光線療法を行った群で比較したところ、出生体重が501〜750gの児において積極的に光線療法を行った群の死亡率が高かった（39% vs 34%）と報告している[8]。しかしながら、これらの報告が確立された事実であるとすると学会などから何らかの勧告がなされてしかるべきであり、前者の論文に関してはそもそも光線療法というよりは光線療法が必要な病態（高ビリルビン血症およびその原因）自体の問題であろう。後者に関しては藤岡の留学先のボスが著者であること、また本論旨に基づき薬物投与による黄疸治療を研究していた立場[9]としてはけなし辛いところではあるが、しょせん統計学的有意差のないデータである。以上の観点から現行の黄疸治療のスタンダードは光線療法と考えて、必要な症例においては粛々と施行するのがよいのではないだろうか。

● ② 1日に3回も経皮ビリルビン測定は必要なのか？

- 以前当院では、1日3回8時間おき（6時、14時、22時）の経皮ビリルビン測定を行っていた。その結果、22時台の黄疸計チェックで引っ掛かると、貴重な当直帯の睡眠時間を削って採血し、さらにその結果が出るまで1時間近く覚醒している必要が生じ、極めて不評であった。また、頻回測定の安心感から、直近の8時間前に採血を行っているケースでは経皮ビリルビン値が採血基準を超えた場合でも採血をスキップするというようなローカルルールが定着し、もはや1日3検のスクリーニングが形骸化しているありさまであった。そこで、2018年度からスクリーニング頻度を1日2検に減らした上で、黄疸計で基準値を超えた場合は必ず採血を行う取り決めに運用を変更した。

- 現行の運用に変更後も、今までのところ交換輸血を要するような重症黄疸まで進展したケースはなく、重症黄疸を手遅れになる前に感知できている印象である。現時点では12時間ごとの1日2検は医療者の負担も少なく、優れたスクリーニング法であると考えているが、引き続き安全性の評価を行っていく。

● ③光線 High 基準、Low 基準とは？

- かつては、光線療法を一方向から行うだけでは治療効果不十分であった症例に対して、2台の光線療法ユニットを用意して2方向から光線照射を行う強化光線療法が行われていた。

- 昨今、光線療法ユニットの光源がLEDランプとなったことで、より高い照度での光線療法が可能となり、アトムメディカル株式会社のネオブルーでは、従来の光線療法とほぼ

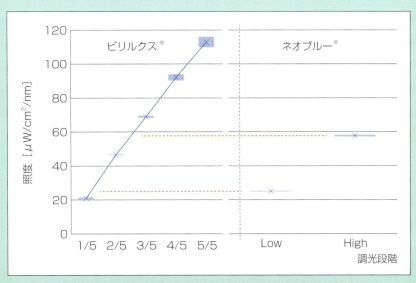

図2 光源との距離が30cmの地点における照度の比較
ビリルクス®の調光1段階目はネオブルーLowモードとほぼ同等の照度を有し、ビリルクス®の調光2段階目と3段階目の中間がネオブルーHighモードと同等の照度を有する。

同等の照度となるLowモードと、2方向からの光線療法に相当する高照度での光線照射となるHighモードの2モードが搭載された。神戸大学新基準における「High」「Low」はこれに則して作成されており、照度はおのおのHigh（30µW/cm²/nm）、Low（10～15µW/cm²/nm）と規定されている[3]。一方、2018年に発売されたDräger社の光線療法ユニット「BiliLux LED光線治療用ライトシステム（以降、ビリルクス）」は5段階に照度を調光できる機能を有している。

・筆者らの検討では、ビリルクスの調光1段階目はネオブルーLowモードとほぼ同等の照度を有し、ビリルクスの調光2段階目と3段階目の中間がネオブルーHighモードと同等の照度を有する結果であった（**図2**）。これを受け、当院ではビリルクスを用いる場合、光線療法Low基準のときは調光1段階目で、High基準のときは調光3段階目で運用している。

・現在は光線療法Highに不応の場合は交換輸血となるが、交換輸血には合併症のリスクがあり、児に対する侵襲も大きい。交換輸血を回避する手段として、光線療法Highよりも高い照度、すなわちビリルクスの調光4～5段階での光線療法が有効な可能性がある。引き続き、検討を進めていく。

6節 検査、治療時のケア

引用・参考文献
1) 井村総一．光線療法の適応基準と副作用の防止．日本臨牀．43 (8), 1985, 1741-8.
2) Nakamura, H. Determination of serum unbound bilirubin for prediction of kernicterus in low birthweight infants. Acta Paediatr Jpn. 34 (6), 1992, 642-7.
3) 森岡一朗ほか．早産児の黄疸管理：新しい管理方法と治療基準の考案．日本周産期・新生児医学会雑誌．53 (1), 2017, 1-9.
4) Kuboi, T. et al. Hour-specific nomogram for transcutaneous bilirubin in Japanese neonates. Pediatr Int. 55 (5), 2013, 608-11.
5) Kurokawa, D. et al. Screening for Hyperbilirubinemia in Japanese Very Low Birthweight Infants Using Transcutaneous Bilirubinometry. J Pediatr. 168, 2016, 77-81 e1.
6) Grabenhenrich, J. et al. Transcutaneous bilirubin after phototherapy in term and preterm infants. Pediatrics. 134 (5), 2014, e1324-9.
7) Newman, TB. et al. Retrospective Cohort Study of Phototherapy and Childhood Cancer in Northern California. Pediatrics. 137 (6), 2016, pii: e20151354.
8) Morris, BH. et al. Aggressive vs. conservative phototherapy for infants with extremely low birth weight. N Engl J Med. 359 (18), 2008, 1885-96.
9) Fujioka, K. et al. Inhibition of heme oxygenase activity using a microparticle formulation of zinc protoporphyrin in an acute hemolytic newborn mouse model. Pediatr Res. 79 (2), 2016, 251-7.

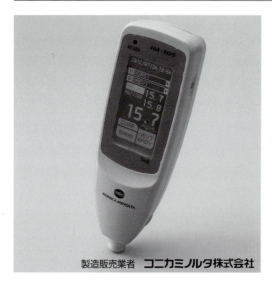

54 眼科診察とレーザー治療

国立成育医療研究センター周産期・母性診療センター新生児科　岩﨑由佳
同 新生児科診療部長　諫山哲哉

1. 適応・対象

　未熟児網膜症とは、発展途上の網膜血管に起こる増殖疾患であり、増殖が進行すると網膜剝離に至って失明の原因となる。在胎週数、出生体重が少ないほど発症率が高く、重症になりやすいといわれている。未熟児網膜症の発症を早期に発見し、適切な時期に治療介入ができるように、一般的に在胎34週未満の早産児、または出生体重1,800g以下の低出生体重児を対象に未熟児網膜症のスクリーニングを行っている。この基準を外れていても、臨床的に不安定な経過をたどり、呼吸循環の補助を受け、新生児科医がハイリスク（高濃度酸素投与を伴う人工換気、輸血、敗血症、脳室内出血、胎児水腫など）と判断した場合は、スクリーニングを行っている[1]。

2. タイミング、所要時間

　在胎26週未満で出生した場合は修正29週から、在胎26週以上で出生した場合は生後3週目から、定期的な眼底検査を行う。検査は苦痛を伴うため、嘔吐しないように哺乳後1時間以上は時間をあけて行うことが望ましい。

　所要時間は、通常の未熟児網膜症のスクリーニングであれば、数分間ぐらいである。レーザー治療の場合は、個々の症例によるが、2～3時間くらいである。

3. 必要物品

　ミドリン®P（0.5%トロピカミド＋0.5%塩酸フェニレフリン）、ペンライト、タオル、ジャクソンリース・マスク、酸素
※眼科医が準備するもの：膿盆、開瞼器、未熟児鈎

4. 手技の手順

1）散瞳

　ミドリン®Pは眼底検査の約1時間前から点眼を開始する。瞳孔が3分の2程度まで散瞳し、対光反射がなくなるまで、15分ごとにミドリン®Pを滴下する。

●注意点

　ミドリン®Pは点眼開始1時間前に冷所から取り出し、常温に戻しておくことが望ましい（冷たい点眼薬を滴下することで起こる迷走神経反射による徐脈を防ぐ）。

2）眼科診察（児の固定）

　眼科診察は比較的侵襲度の高い検査であり、検査中や検査前後で全身状態が不安定になる新生児も少なくない。児を固定している看護師が、児を観察しながら、心電図やSpO_2などのバイタルサインを同時に観察するのは難しいことが多い（図）。バイタルサインが不安定な児では、児を固定する看護師以外にも、別の看護師や医師が検査に立ち会い、必要な場合は眼科医に検査を中断するよう依頼することも重要である。

●①手技のコツ
- 児をタオルで包み、頭部を眼科医師側に向けて、顔を正面にしてしっかり固定する。
- 閉鎖式保育器収容児は、低体温にならないように、器内温の調整を行う。
- 閉鎖式保育器収容児は、必要時、児の体をくるむタオルも器内に入れて温めておく。
- 挿管している児では、挿管チューブが抜けないように固定する。
- 挿管していない児では口元にジャクソンリースを用意し、酸素を吹き流しておく
  （検査時の急変に対応できるようにしておく）。

●②注意点
- 胸腹部を圧迫しないように注意する。
- モニタの心拍同期音を出す（児のバイタルサインの変化に気付きやすくする）。

●③禁忌事項
- 哺乳直後に検査・処置を行わない（嘔吐してしまう可能性があるため）。

●④痛みのケアへの配慮
- おしゃぶりやショ糖などを適宜使用する[2]。

●⑤バイタルサインが不安定になった場合の対応
- 検査を一時中断する。
- バイタルサインの回復が悪い場合は、適宜介入を行う（バギングや酸素濃度 UP など）。

ⓐ保育器内で人工呼吸管理中の児　　　ⓑコット内で管理している児

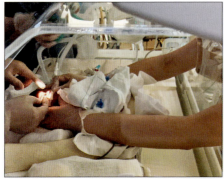
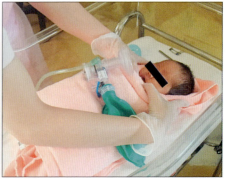

図　眼科診察の様子

3）レーザー治療のときの麻酔

　未熟児網膜症が進行すると、良好な視力を得ることを目的とし、レーザー治療の適応となる。この治療は、眼科医による繊細な手技が必要であり、侵襲度もやや高く苦痛を伴う治療であるため、患児の鎮静・鎮痛が必要であるが、その方法についてガイドラインなどはなく、施設によって異なる。

　当院では、挿管管理下に、フェンタニル1～2μg/kgの静注で鎮静を行っている。また、眼球圧迫に伴い徐脈を来すことも多いため、徐脈予防にアトロピン0.01 mg/kg投与を併用している。星野は、塩酸モルヒネ50～100μg/kgとペントバルビタール2～3 mg/kgの静注で鎮静を行い、術中の体動が多い児では、臭化ベクロニウム0.05～0.1 mg/kgの静注を追加すると報告している[3]。

　佐藤らは未熟児網膜症に対するレーザー治療時の鎮痛・鎮静について、局所点眼麻酔群、ペンタゾシン静注群、フェンタニル静注群、セボフルラン吸入群で比較した多施設共同研究を報告している[4]。結果は、セボフルラン吸入群が鎮静・鎮痛効果が一番高かった。しかし、この鎮静方法には麻酔科医による手術室での処置が必要である。

　一方、静脈麻酔であれば、新生児科医でも管理が可能である。ペンタゾシン群とフェンタニル群では、フェンタニル群の方が鎮痛効果があるという結果だった。

　米国の調査報告は、処置時の挿管に関して、静脈麻酔を使用する医師のうち、約40％はルチーンで挿管管理を行っていると報告している[5]。挿管することによりしっかり鎮静をかけられ、児の動きを少なくすることでより安全に治療を行うことができる。一方、レーザー治療を行う児には、慢性肺疾患を有する児も多いため、いったん挿管すると抜管するのに時間がかかる場合もある。

5. 処置・ケア後の評価～赤ちゃんの診察ポイント～

1）体温

　保育器収容児では、保育器を開放して検査を行うため、低体温にならないように注意が必要である。また、レーザー治療の際に鎮静を行った場合にも体温が低下しやすいため注意が必要である。

2）呼吸の評価

　検査前後に、点眼・処置などの影響で無呼吸発作が増加する場合があるため、呼吸状態の観察と適切な介入が必要である。

3）消化管の評価

　処置時の刺激で嘔吐してしまわないように、医師と相談し哺乳時間の調整を行う必要がある。また、ミドリン®Pの副作用で、消化管運動の低下により嘔吐や腹部膨満などの症状が出現する

ことがある。レーザー治療後は鎮静の影響で消化管運動が低下することがある。適宜浣腸やブジーなどの介入が必要である。

4）感染の評価

　眼科診察後やレーザー治療後は、感染予防に抗菌薬の点眼を行っている。処置後に眼周囲の発赤や眼脂などを認めた場合は、医師に診察を依頼する。

Expert's Eye
痛みストレスと発達障害・行動障害の関係

　近年、早産児のNICUにおける痛みストレスが、児の脳の発達を阻害し、将来の発達障害や行動障害と関連することが報告されている[2]。痛みストレスをできるだけ緩和することは、児の発達障害を予防するためにも重要である。

引用・参考文献
1) 東範行ほか．未熟児網膜症眼底アトラス．東京，エルゼビア・ジャパン，2009，1-5．
2) Brummelte, S. et al. Procedural pain and brain development in premature newborns. Ann. Neurol. 71 (3), 2012, 385-96.
3) 星野陸夫．眼底検査時、レーザー治療時の児への処置の実際．周産期医学．36 (4), 2006, 483-6．
4) Sato, Y. et al. Multicenter observational study comparing sedation/analgesia protocols for laser photocoagulation treatment of retinopathy of prematurity. J. Perinatol. 35 (11), 2015, 965-9.
5) Klein, KS. et al. Anesthetic and airway management during laser treatment for retinopathy of prematurity : a survey of US ophthalmologists and neonatologists. J. AAPOS. 17 (2), 2013, 221-2.

55 低体温療法

名古屋市立大学新生児・小児医学分野　津田兼之介（つだ・けんのすけ）
同新生児・小児医学分野准教授　岩田欧介（いわた・おうすけ）

　低体温療法は2010年以降、中等度以上の新生児低酸素性虚血性脳症（HIE）に対する標準治療として推奨されている[1]。わが国においても海外の大規模ランダム化比較試験（RCT）で使用されたプロトコルを忠実に守る形で、指針が定められた。

1. 適応・対象

　在胎週数36週以上の成熟した児であることが大原則である。低体温療法の適応は、低酸素虚血のオンセットが出生前後にあって、従来の支持療法だけでは、過半数に死亡または重度の後遺障害を残すと考えられる新生児である（表）[2]。低体温療法適応基準の中でも基準Bの脳症の存在は特に重要であり、Sarnat分類やThompsonスコアなどを用いて確認をする（「Expert's Eye」参照）。

表　低体温療法の適応／日本版ガイドライン

除外基準
・在胎週数36週未満、出生体重1,800g未満、生後6時間以上経過
・低体温療法の不利益が利益を上回ると考えられる場合 　（高度な全身奇形の合併や染色体異常などもこれに準じて判断）
・施設における人員・設備の準備が不十分な場合

基準A：重度の全身低酸素負荷（以下のいずれか一つ以上）
・pH＜7.0*
・B.E.＜－16 mmol/L*
・Apgarスコア（10分値）5点以下
・10分以上の持続的な新生児蘇生（気管挿管、陽圧換気など）が必要

基準B：中等症以上の脳症
・中等度から重度の脳症（Sarnat分類2度以上に相当）、意識障害（傾眠、鈍麻、昏睡）および少なくとも以下のうち一つを認めるもの
・筋緊張低下、・"人形の眼"反射の消失もしくは瞳孔反射異常を含む異常反射
・吸啜の低下もしくは消失、臨床的痙攣

基準C（必須ではない）：中等度以上のaEEG異常
・中等度異常：upper margin＞10μV、かつlower margin＜5μV
・高度異常：upper margin＜10μV
・痙攣パターン：突発的な電位の増加と振幅の狭小化 　（それに引き続いて起こる短いburst-suppressionもふくむ）

＊生後60分以内の血液ガス（臍帯血、動脈、静脈末梢血管どれでも可）　　　（文献2より引用改変）

2. 治療開始のタイミング、所要時間の目安

低体温療法の実施には生後6時間以内というタイムリミットがあり、冷却の遅れは治療効果を指数関数的に減ずるため、早期の低体温導入が重要である。

3. 必要物品

- 保育器（観察や処置がしやすい開放型が望ましい）
- 人工呼吸器（加湿温度設定も併せて確認）、一酸化窒素吸入器
- 機械制御式の専用冷却装置、深部体温プローブ（食道温または直腸温）
- 呼吸循環モニタ（心電図、上下肢SpO_2センサー、$ETCO_2$または$TcPCO_2$モニタ）
- aEEGモニタ
- 輸液ルート：臍動脈・臍静脈ライン（またはPICCダブルルーメンと末梢動脈ライン）、末梢静脈ライン

薬剤：ボリューム負荷用の生食、鎮静薬、抗菌薬

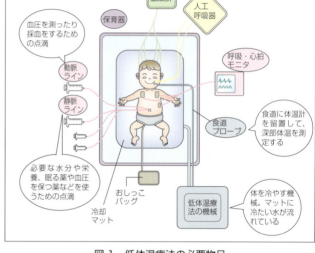

図1　低体温療法の必要物品

> **Point!**
> **受け入れ場所の重要性**
> 温度変化が少なく、多数の医療機器が設置可能な場所を確保する（普段から検討しておく）。

4. 治療の実際

1) 冷却方法と体温管理法

冷却法には全身冷却と選択的頭部冷却がある。いずれも同等の脳保護効果をもたらすが、選択的頭部冷却は温度管理が煩雑であり、最適化されたユニットが日本では販売されていないことを考えると、全身冷却が勧められる。

目標深部体温は全身冷却では33.5℃、選択的頭部冷却では34.5℃とする。0.5℃の違いが大きく予後を変える可能性があり[3]、目標温は忠実に守る必要がある。新生児の熱産生能力は成人に比べ著しく低いため、適切な表面冷却を施行すれば、通常30分程度で達成することができる。冷却開始後72時間で復温を開始する。復温は1時間に0.5℃を超えない範囲で、通常6〜8時間

程度で36℃台に到達させる。

安定した体温管理には、食道もしくは直腸プローブによる体温の持続モニタリングと、機械制御式の専用冷却装置の使用が必須である。

2) 鎮　静

新生児では深い鎮静なしでも冷却導入できるが、適度な鎮静がないと興奮性の脳傷害を助長したり、体温の乱高下を招き、脳保護効果を減じる可能性がある。不快な刺激によるストレス緩和を目的として麻薬系の薬剤を用いる。

筋弛緩薬は冷却導入に不要であり、痙攣や神経学的所見も隠してしまうため、呼吸管理上の適応がない限り使用すべきでない。

3) 全身管理

●呼吸管理

低体温療法中も、正常な酸素や二酸化炭素レベルを目標とする。低体温では全身組織代謝が抑えられるため、酸素消費と二酸化炭素産生が減少し、冷却前の呼吸器設定を続けると、高度な低二酸化炭素血症・アルカローシスに陥りやすい。特に低二酸化炭素血症の持続は18〜22ヵ月時の神経学的予後を悪化させる[4]。

また血液ガス分析では日本で一般的である37℃における測定（α-stat法）を用いるとPCO_2は10%程度高めに表示されることも考慮する必要がある。可能なら患児体温補正値（pH-stat法）で正常pH・酸素・二酸化炭素分圧を維持する。

呼吸器から供給されるガスは、患児体温に合わせて加温・加湿する必要があるが、低体温モードを搭載した加温・加湿器がほとんどないことから、温湿度計による測定や、気道分泌物の量などを参考に調節する必要がある[5]。

●循環管理

①徐脈への対処

低体温下で90〜100回/分の心拍数は正常である。120回/分を超える心拍数が持続する場合、むしろ頻脈と判断し、ストレスや循環不全、痙攣様発作などを疑うべきである。

②血圧の異常への対処

低体温環境では、循環抑制・交感神経刺激が共存し、血圧は不変〜上昇するが、鎮静薬の効果で低下することもある。過度の血圧上昇の際にはストレスによる交感神経刺激や痙攣様発作を疑う。血圧だけでなく、超音波所見・尿量・血清乳酸値などをモニタしながら、組織還流不全を判断する（図2）。

③痙攣発作への対処

初回の発作は冷却導入後8〜30時間程度および復温時にみられやすい。この時期を含め可能な限りaEEGの持続モニタリングを行う。痙攣発作は、興奮性傷害を助長する可能性があること

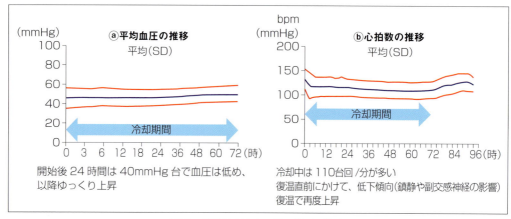

図2　低体温療法中の循環変量の推移

横軸は冷却開始からの時間経過

に加え、深部体温を急激に上昇させることから、状況に応じて抗痙攣薬による治療を検討すべきである。

●輸液・電解質管理

①血　糖

血糖は 60〜120 mg/dL に維持することが望ましい。中等症以上の HIE において生後早期の低血糖（＜ 40 mg/dL）および高血糖（＞ 150 mg/dL）は不良予後と関係することが CoolCap study の post hoc 解析で報告されている[6]。

②電解質

低体温療法中には低カリウム血症、復温時には高カリウム血症を来しやすい。また HIE 症例では低カルシウム血症を多く経験する。心機能に悪影響が出ないように、血清カルシウム 7.0mg/dL、イオン化カルシウム 0.8mmoL/L 未満にならないように注意する。一方でカルシウムの過剰投与は、神経損傷を悪化させる可能性や脂肪壊死との関連が知られており注意が必要である。

③アシドーシス

HIE の児では混合性アシドーシスを呈することが多い。アシドーシスの補正はその原因によって対応が異なる。乳酸アシドーシスが存在する場合には組織循環の改善のため容量負荷および必要なら心血管作動薬の投与を行う。

④水分管理

十分な脳循環を保つために極端な水分制限は避け、循環血液量の維持に努める。過度の水分制限は、有効循環血液量の不足や過粘稠度症候群の危険もあるので注意を要する。

5. 低体温療法の効果判定（治療後の評価）

1）重症度判定

　Sarnat分類では急性期における評価と遠隔期予後との関係は明確ではない[7]。Thompson scoreは日齢3～4で最大値をとる（Max値＞15で陽性的中率92％）[8]。低体温療法を施行している場合には最大値はより早い日齢で観察される[9]。

2）頭部エコー検査

　脳血流RIの低下（≦0.55）は低体温療法を施行していない児の予後予測としては有用（陽性的中率：75％）だが、低体温療法施行児では予後予測の精度が低くなり、予後予測に使うことができない[10, 11]。

3）脳　波

　正常トレースに回復する時間とsleep-wake cycle（SWC）に注目する。神経学的予後良好例は、低体温療法を施行していない場合には生後24時間までに、施行例では生後48時間までに正常トレースに回復する[12]。

　低体温療法施行例においては120時間以内のSWCの確立は予後良好につながることが報告されている（陽性的中率：68％）[13]。

　生後早期からもさまざまなパラメータを組み合わせることで、ある程度予後予測は可能である。コメディカルも含めたチーム内で病状や予後について共通認識をもち、家族にそれを順次伝えていくことで、家族も受け入れの準備をすることができる。

4）頭部MRI検査

　拡散強調像は急性期の病変には鋭敏であるが、生後24時間以内、逆に日齢5以降は異常所見を呈さないことが多い。また、T1・T2強調画像やFLAIR法などは、中等症例では日齢5以降から異常所見がみられるようになる（重症例では日齢2～3より）。よってMRIは、日齢5～14にT1・T2強調画像やFLAIR法を撮像したい。加えて、日齢2～5の拡散強調像があると、予後に関する情報を得ることができる。評価では深部灰白質や内包後脚の病変に着目する。それらの部位に病変がある場合には、脳性麻痺のリスクが高いとされる[14]。

　一方、白質病変のみの場合には、深部灰白質病変でみられるような運動障害は少なく、認知や行動など高次脳機能に障害を残すことが報告されている[15]。

6節 検査、治療時のケア

Expert's Eye
脳症の診断の難しさ

　低体温療法適応基準の中でも基準Bの脳症の存在は特に重要であり、Sarnatのステージ分類[7]やThompsonのスコア[8]などを用いて確認する。一方で、脳症の重症度が基準Bを満たすのか迷うケースは少なくない。一次施設においては基準Aを満たした段階で冷却可能施設に相談すべきである。

　またHIEは進行性の病態であるため、脳症の重症度が基準に満たないと判断した場合にも、生後6時間までの間に神経学的評価を繰り返し、判断すべきである。

　軽症HIEの児においても比較的高率にMRI異常が報告されており、高体温[16]や低二酸化炭素血症[4]などの予後増悪因子に注意する。

引用・参考文献

1) Perlman, JM. et al. Part 7: Neonatal Resuscitation: 2015 International Consensus on Cardiopulmonary Resuscitation and Emergency Cardiovascular Care Science With Treatment Recommendations. Circulation. 132 (16 Suppl 1), 2015, S204-41.
2) 新生児低体温療法登録事業. "低体温の基準". http://www.babycooling.jp/data/lowbody/lowbody.html [2019. 6. 172019. 6. 17]
3) Tsuda, K. et al. Body Temperature, Heart Rate, and Short-Term Outcome of Cooled Infants. Ther Hypath ermia Temp Manag. 9 (1), 2019, 76-85.
4) Pappas, A. et al. Hypocarbia and adverse outcome in neonatal hypoxic-ischemic encephalopathy. J. Pediatr. 158 (5), 2011, 752-8.
5) Tanaka, S. et al. Use of Normothermic Default Humidifier Settings Causes Excessive Humidification of Respiratory Gases During Therapeutic Hypothermia. Ther Hypothermia Tempe Manag. 6 (4), 2016, 180-8.
6) Basu, SK. et al. Hypoglycaemia and hyperglycaemia are associated with unfavourable outcome in infants with hypoxic ischaemic encephalopathy : a post hoc analysis of the CoolCap Study. Arch Dis Child Fetal Neonatal Ed. 101 (2), 2016, F149-55.
7) Sarnat, HB. et al. Neonatal encephalopathy following fetal distress. A clinical and electroencephalographic study. Arch Neurol. 33 (10), 1976, 696-705.
8) Thompson, CM. et al. The value of a scoring system for hypoxic ischaemic encephalopathy in predicting neurodevelopmental outcome. Acta Paediatr. 86 (7), 1997, 757-61.
9) Azzopardi, D. et al. Treatment of asphyxiated newborns with moderate hypothermia in routine clinical practice : how cooling is managed in the UK outside a clinical trial. Arch Dis Child Fetal Neonatal Ed. 94(4), 2009, F260-4.
10) Elstad, M. et al. Cerebral Resistance Index is less predictive in hypothermic encephalopathic newborns. Acta Paediatr. 100 (10), 2011, 1344-9.
11) Skranes, JH. et al. Hypothermia makes cerebral resistance index a poor prognostic tool in encephalopathic newborns. Neonatology. 106 (1), 2014, 17-23.
12) Thoresen, M. et al. Effect of hypothermia on amplitude-integrated electroencephalogram in infants with asphyxia. Pediatrics. 126 (1), 2010, e131-9.
13) Takenouchi, T. et al. Delayed onset of sleep-wake cycling with favorable outcome in hypothermic-treated neonates with encephalopathy. J Pediatr. 159 (2), 2011, 232-7.
14) Martinez-Biarge, M. et al. Predicting motor outcome and death in term hypoxic-ischemic encephalopathy. Neurology. 76 (24), 2011, 2055-61.
15) Martinez-Biarge, M. et al. White matter and cortical injury in hypoxic-ischemic encephalopathy : antecedent factors and 2-year outcome. J. Pediatr. 161 (5), 2012, 799-807.
16) Laptook, AR. et al. Elevated temperature and 6- to 7-year outcome of neonatal encephalopathy. Ann Neurol. 73 (4), 2013, 520-8.

56 NO 吸入療法

名古屋市立西部医療センターセンター長　鈴木　悟
同 NICU、新生児集中ケア認定看護師　藤正富貴
同 NICU、新生児集中ケア認定看護師　松野平佳世

1. はじめに（NO 吸入療法とは）

　胎児では生理的状態である肺細動脈の強い収縮が、低酸素血症などによって出生後も遷延または再発する状態が新生児遷延性肺高血圧症（persistent pulmonary hypertension of the newborn；PPHN）である**（図1）**[1]。

　この治療に用いられるのが、一酸化窒素吸入（inhaled nitric oxide；iNO）療法である。血管拡張作用のある医療用 NO ガスを直接肺から吸入させることで、肺血管のみを拡張させ全身血管には影響を与えない"選択的肺血管拡張作用"が期待できる呼吸管理である。

　つまり「肺血管を拡張させ肺動脈圧を下げる」目的で、"新生児の肺高血圧を伴う低酸素性呼吸不全の改善"および"心臓手術の周術期における肺高血圧の改善"に使用される。

　保険診療上の iNO の効能・効果および用法・用量を**表**[2]に示す。

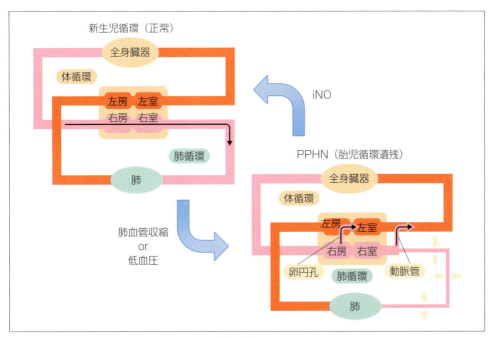

図1　PPHN の血行動態（文献1より引用改変）

表　効能・効果および用法・用量

【効能・効果】
・新生児の肺高血圧を伴う低酸素性呼吸不全の改善。 ・心臓手術の周術期における肺高血圧の改善。
【用法・用量】
新生児の肺高血圧を伴う低酸素性呼吸不全の改善： 　・出生後7日以内に吸入を開始し、通常、吸入期間は4日間（最長144時間、CDHは216時間）までとする。なお、症状に応じて、酸素不飽和状態が回復し、本治療から離脱可能となるまで継続する。 　・本剤は吸入濃度20ppmで開始し、開始後4時間は20ppmを維持する。 　・酸素化の改善に伴い、5ppmに減量し、安全に離脱できる状態になるまで吸入を継続する。 心臓手術の周術期における肺高血圧の改善： 　・小児：本剤は吸入濃度10ppmで吸入を開始し、十分な臨床効果が得られない場合は20ppmまで増量することができる。 　・成人：本剤は吸入濃度20ppmで吸入を開始し、十分な臨床効果が得られない場合は40ppmまで増量することができる。 　・症状に応じて、血行動態や酸素化が改善し、本治療から離脱可能となるまで継続する。なお、吸入期間は7日間程度までとする。 　・離脱の際には、血行動態および酸素化の改善に従い、5ppmまで漸減する。その後さらに漸減し、安全に離脱できる状態になるまで吸入を継続する。

（文献2より引用）

2. タイミング、所要時間の目安

　"肺血管の収縮により、肺動脈圧＞体血圧となったとき"がiNO開始のタイミングである。また卵円孔や動脈管でのシャントが両方向性の場合はiNOを準備しながら、volume expanderや血管作動薬で対応する。

　iNOは肺から吸入され瞬時に肺血管を拡張させるため、数分でSpO_2の上昇が認められる。ただシャント量の関係で瞬時に酸素化が改善せず、ジワジワSpO_2が上昇してくる場合があり、数時間は経過観察が必要である。

　またiNOが途絶えると、一気に肺血管が収縮してチアノーゼが再発するので、気管内吸引時などiNOの途絶には注意を要する。

　出生後7日以内にエントリーしたPPHN児に対して、吸入濃度20ppmで開始し、通常、吸入期間は4日間（最長144時間、CDHは216時間）までとする。開始後4時間は20ppmを維持し、酸素化が維持できていれば順次吸入濃度を減らしていき、本治療から離脱可能となるまで継続する。

3. 必要物品

① iNO の原理および呼吸器回路（図2）[3]
② アイノフロー®DS と専用カート（図3）[2]
③ SpO_2 モニタ（上下肢差測定およびメトヘモグロビン測定用）
④ ベビーズマットレス・ベビーズシーツ
⑤ シリンジポンプ数台

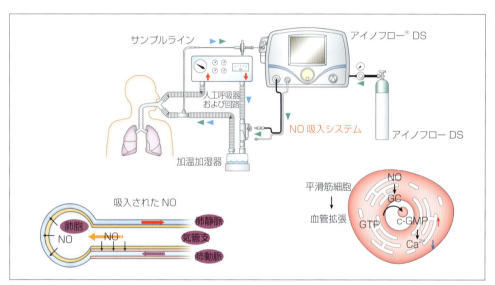

図2　iNO の原理および呼吸器回路　　　　（文献3とエア・ウォーター株式会社資料を元に作成）

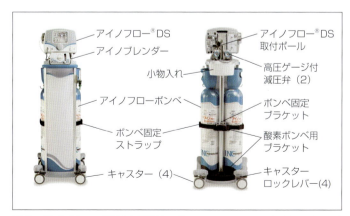

図3　アイノフロー®DS と専用カート　　　　（文献2より引用）
画像提供：エア・ウォーター株式会社

6節 検査・治療時のケア

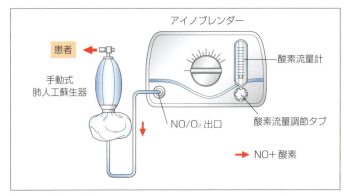

図4　手動NO投与システム　　　　　　（文献3より引用）

4. 手順

従来の呼吸器にアイノフロー®DSを組み立てる（図2参照）。医師・看護師・臨床工学士が協働し、回路・接続が正しいかの確認を行う。吸引などの処置による肺の虚脱時には、酸素バッグによる用手換気が必要である。NOを吸入しながらバッグができるよう、酸素バッグのチューブがアイノブレンダー（図4）[3]に接続されているかを確認する。

> **Point!**
> ・災害時に備え、バッテリー駆動は約1時間であることを把握しておく。PPHNでは動脈管以降の大動脈には肺動脈からの血液が流れ込むため、SpO₂モニタを右上肢と下肢に装着し、上下肢差を確認する。
> ・またNOは、血管内に入るとヘモグロビンと反応してメトヘモグロビン（MetHb）を生するため、マシモジャパン株式会社、Radical-7®（図5）を使用しMetHbの非侵襲的連続モニタリングが必要である[4]。
> ・処置による刺激に伴うflip-flop現象を予防するため、ケアはミニマルハンドリングに努める必要がある。また循環不良に伴い全身浮腫が著明になりやすいことや、治療のために鎮静を行うことで、皮膚トラブルの発生リスクが高くなる。そのため、体圧分散寝具として体幹下にベビーズマットレス（図6）を使用し、児への刺激が最小限となるようにする。

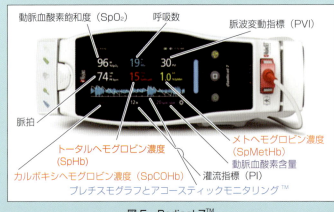

図5　Radical-7™
（画像提供：マシモジャパン株式会社）

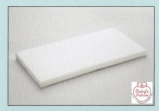

図6　ベビーズマットレス
（画像提供：ケアプロダクツ株式会社）
「日本小児ストーマ・排泄管理研究会 装具等検討委員会」で開発された、主に低出生体重児を対象とした、ディスポーザブルの、新生児用オーバーレイ（上敷き）マットレス。

ナース's Check!

鎮静を行い体動が消失するため、体温が低下傾向となる可能性がある。低体温はPPHNを増悪させる要因となり得るため、体温管理が重要である。
多種類の薬剤を使用するため、シリンジポンプが複数台必要となる（図7）。ルート管理などの環境整備を行い、投与経路や投与速度・量を確実に実施できるよう、安全管理に努める。

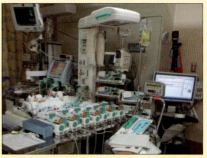

図7　iNO療法中のベッドサイドの様子
（名古屋市立西部医療センターNICU）

5. 処置・ケア後の評価

- 効果あり→5分以内に酸素化の改善がみられる。
- 効果なし→NOが本当に回路内に流れているかをチェック or PPHNでない。
- ゆっくり改善→iNOを続けながら、体血圧/循環血液量をチェックする。

Expert's Eye
新生児遷延性肺高血圧：診断・治療のコツ

- 「肺血管の収縮から起こる肺高血圧」は胸部X線写真のみでは判読が難しい。"肺血管の攣縮状態"をイメージする。

- 「体血圧の低下から起こる"肺高血圧状態"」は体血圧測定（低血圧）により病態予測が可能である。"流体（血液）は高圧から低圧へシャント"をイメージする。

- 従来の呼吸管理でSpO_2の改善が得られない、またはちょっとした刺激でSpO_2の変動をみたら、体血圧をチェックしながら（マンシェット加圧による刺激でも惹起されるので観血的血圧測定を推奨する）iNOの開始を準備する。

- 治療中の児に処置を行う場合、flip-flop（フリップフロップ）現象が出現する可能性を考慮し、2人体制でケアを実施する。ホールディングを行い児のストレスが最小限となるよう介入し、flip-flop現象出現時には速やかに対応できるようにする。

引用・参考文献
1) 鈴木悟．"新生児遷延性肺高血圧症"．小児の治療指針．小児科診療81巻増刊．東京，診断と治療社，2018，947-51．
2) 鈴木悟．一酸化窒素（NO）．周産期医学．48（2），2018，193-7．
3) 豊島勝昭．"NOは呼吸回路のどこに投与すればよいのですか？"．ステップアップ新生児呼吸管理．長和俊編著．大阪，メディカ出版，2017，263-5．
4) 石田岳史ほか．NO吸入療法中のメトヘモグロビン連続測定の有用性．近畿新生児研究会会誌．21，2012，22-6．

6節 検査、治療時のケア

57 ECMO

長崎みなとメディカルセンター新生児内科主任医長 平川英司（ひらかわ・えいじ）

1. 目的

　ECMO（extracorporeal membrane oxygenation：膜型人工肺）は、重症呼吸不全に対する治療法の1つである。重症呼吸不全と聞くと、HFV（high frequency ventilation）を用いた人工呼吸やiNO（inhaled nitric oxide）を思い浮かべるかと思うが、iNOを併用したHFVによる人工呼吸管理でも治療抵抗性の重症呼吸不全に遭遇することがある。そのような際に呼吸管理の切り札として行うのがECMOである。呼吸とは酸素化と換気（二酸化炭素の排出）が肺胞レベルで行われることが肝であり、ECMOとは肺を人工的な肺で置き換えてしまうことである。ECMOでは酸素化の補助を目的としたVV ECMO（respiratory ECMO）が一般的だが、呼吸補助のみならず循環補助を目的としたVA ECMOも行われる。しかし、VV ECMO、VA ECMOともに原疾患に対する根治療法ではないので、ECMOを施行している間に原疾患の治療を行うことを前提とする。近年は周産期管理や呼吸器性能の向上でECMOを経験する機会は減っているが、最重症の呼吸不全症例ではECMOなしには救命が困難であり、ECMOは新生児医療において不可欠な治療方法である。
　ECMOの効果を大きく分けると以下の3つになる。

1）呼吸補助（酸素化および二酸化炭素の除去）

　脱血した血液を人工肺を用いてガス交換することにより、酸素化および二酸化炭素の除去が可能となり、低酸素血症や高二酸化炭素血症の改善が期待できる。
　疾患例：新生児遷延性肺高血圧症（PPHN）、胎便吸引症候群（MAS）、横隔膜ヘルニア

2）患児肺の安静（lung rest）

　ECMOにより肺血流量を減少させることで肺を安静にし、自然治癒を期待できる。
　疾患例：気胸、縦隔気腫、心囊気腫などの重症エアリーク

3）循環補助（cardiac assist）

　静脈系から脱血し酸素化を行い、動脈系へ送血を行うVA ECMOでは、肺機能不全に起因する右心不全のみならず、左心不全の循環補助が可能である。
　疾患例：心筋炎、敗血症、心血管術後の重症心不全症例など

2. 導入のタイミング、所要時間の目安

ECMOの導入判断にはOI（oxygenation index）が使用され、下記①〜⑤が導入基準となる。OI=（MAP × FiO_2 × 100）/Post ductal PaO_2、MAP=mean airway pressure
① 30分〜6時間のOI>40、② 24時間以上のOI>20、③ 2〜12時間のPaO_2<40 mmHg、④ 低血圧を伴った2時間以上のpH<7.25、⑤ 進行性の肺高血圧症

ECMOは早期に導入する方が予後良好という報告もあり、原疾患が治療可能でECMO離脱の見込みがある症例はできる限り早く導入する。

3. 必要物品

ECMOを行うには脱血と送血を行うカテーテル、体外循環回路、ECMOシステム（ポンプ、恒温装置、エコー流量計、圧モニタ、バブルディテクター、血液温度センサー、酸素飽和度モニタ）〔図1、2〕と、それに習熟した臨床工学技士、看護師、医師などのチームが必要である。さらに医師のチームも脱血、送血カテーテルを確保する小児外科や血管外科、新生児の全身状態を管理する新生児科と多職種連携が必要である。成人領域ではECMOのシミュレーショントレーニングが行われているが、新生児領域ではECMOの施行機会が少ないこと、施行できる施設が限られていることから、系統だったシミュレーショントレーニングは一般的ではない。

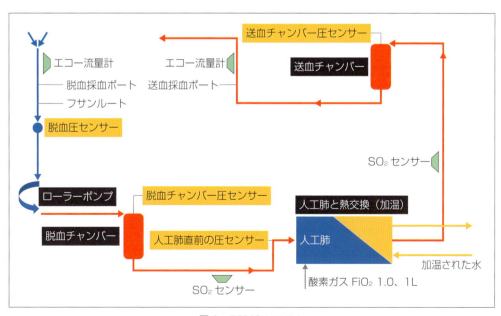

図1　ECMOシステム

6節　検査、治療時のケア

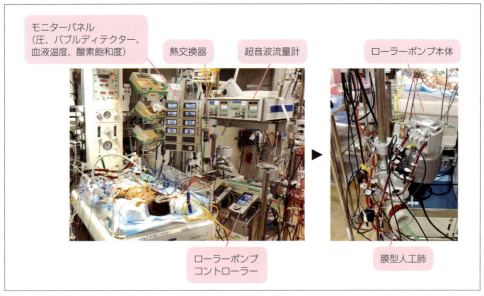

図2　必要物品

4. 手技の手順

　新生児ではECMOを開始する前に、体外循環回路を合成血でプライミングする必要がある。これは成人と異なり、体外循環回路の容量が新生児の血液量に対して非常に多いためである。成人のように生理食塩水でプライミングした体外循環回路を接続すると、一瞬で貧血が進行し、心停止してしまう。このため、濃厚赤血球、新鮮凍結血漿、血小板を用いた合成血でプライミングする必要がある。

5. 処置ケア後の評価

　ECMO開始直後は血圧の低下が起こりやすいため、脱血回路に輸血（または合成血）をボーラスで投与できる準備をする。ECMO flow ratesの目標値はVV ECMOで60〜100 mL/kg/分、VA ECMOで80〜120 mL/kg/分である。ECMO開始後の回路に異常がないことを確認しながら、ゆっくりとflows rateに上げていく。合成血によるプライミングではHbが7〜8 mg/dL程度でありECMO開始後に児の貧血が進行するので、酸素運搬量を維持するためにも赤血球濃厚液（RCC）は十分に用意し、ヘマトクリット値が30〜35%になるよう適宜輸血を行う。ECMO中は血管透過性亢進による浮腫などの影響で、血管内はマイナスバランスになることが多く、脱血不良となるため、RCC、アルブミン（Alb）、生理食塩水などを用いて水分調整をする必要がある。また、ECMO施行中は脱血圧、人工肺膜前圧、送血圧（返血圧）を常時モニタリングし、回路が停止する前に対応するようにしなければならない。ECMO施行中の回路停止は患児の予後に直接影響することがあるため、回路圧の変化には特に注意を払わなければならない。さらに、血液凝固塊や採血時の空気吸引による塞栓や回路閉塞、血管カテーテルの計画外抜去による出血、

加温不足による低体温などにも注意しなければならない。ECMO施行中は血液凝固による膜型人工肺や回路の閉塞を予防するために、ヘパリンやメチル酸ナファモスタットを使用して抗凝固療法を行い、ACT（activating clotted time）を200～250秒に維持する。

1）褥瘡対策

成人ECMOでは鎮静を行わない方法もあるが、新生児では軽微な体動でもカテーテルからの脱血不良などが想定される。従って、できる限り鎮静は最小限にすることが望ましい。ECMO施行中は浮腫になることがあるので、十分な褥瘡対策を行う必要がある。

2）ECMO離脱のタイミング

PFCの再発が起こらないことを血液ガスおよび心エコーにて確認し、ECMO流量を心拍出量の10%（15～20 mL/kg/分）まで低下させて、6～8時間程度維持し、状態が悪化しなければECMOを患児から外す。ECMO離脱後も全身状態に問題がないことを確認してからカテーテルを抜去する。

一方、ECMOが2週間以内に離脱できず、改善傾向のない症例には、治療が不可能な原疾患が隠れている可能性がある。

> **Expert's Eye**
> **ECMOの導入と新生児搬送**
>
> ・新生児におけるECMO導入では原疾患が治療可能であることが重要だが、出生直後に診断を確定させることが困難なこともある。先天性の心疾患の中でもTAPVR（総肺静脈還流異常症）は、常に念頭に置いて除外する必要がある。エコーによる診断だけでなく、UVカテーテルが右房レベルに達しているようであれば、UVカテーテルから採血を行い、右房のPO_2を測定することも一助となる。また、ECMOを離脱できない症例の中にはACD/MPV（alveolar capillary dysplasia with misalignment of pulmonary veins）という先天性間質性肺疾患が隠れていることがあり、肺Biopsyや遺伝子検査を行うことも必要である。
>
> ・新生児ECMOを施行できる施設は県を超えた広域医療圏に1つ程度しかなく、それらの施設への新生児搬送も重要となる。HFVやiNOを使用して全身状態の改善が認められないようであれば、早期に搬送する判断も重要となる。

6節 検査、治療時のケア

引用・参考文献
1) Bartlett, RH. et al. Extracorporeal membrane oxygenation (ECMO) cardiopulmonary support in infancy. Trans Am Soc Artif Intern Organs. 22, 1976, 80-93.
2) Bartlett, RH. et al. Extracorporeal circulation in neonatal respiratory failure : a prospective randomized study. Pediatrics. 76 (4), 1985, 479-87.
3) O'Rourke, PP. et al. Extracorporeal membrane oxygenation and conventional medical therapy in neonates with persistent pulmonary hypertension of the newborn : a prospective randomized study. Pediatrics. 84 (6), 1989, 957-63.
4) UK collaborative randomised trial of neonatal extracorporeal membrane oxygenation. UK Collaborative ECMO Trail Group. Lancet. 348 (9020), 1996, 75-82.
5) Petrou, S. et al. Cost effectiveness analysis of neonatal extracorporeal membrane oxygenation based on four year results from the UK Collaborative ECMO Trial. Arch. Dis. Child. Fetal Neonatal Ed. 89 (3), 2004, F263-8.
6) Petrou, S. et al. Cost-effectiveness of neonatal extracorporeal membrane oxygenation based on 7-year results from the United Kingdom Collaborative ECMO Trial. Pediatrics. 117 (5), 2006, 1640-9.
7) Conrad, SA. et al. Extracorporeal Life Support Registry Report 2004. ASAIO J. 51 (1), 2005, 4-10.
8) Paden, ML. et al. Extracorporeal Life Support Registry Report 2012. ASAIO J. 59 (3), 2013, 202-10.
9) Frenckner, B. Extracorporeal membrane oxygenation : a breakthrough for respiratory failure. J. Intern. Med. 278 (6), 2015, 586-98.
10) Desai, SA. et al. Five-year follow-up of neonates with reconstructed right common carotid arteries after extracorporeal membrane oxygenation. J Pediatr. 134 (4), 1999, 428-33.
11) MacLaren, G. et al. Central extracorporeal membrane oxygenation for refractory pediatric septic shock. Pediatr. Crit. Care. Med. 12 (2), 2011, 133-6.
12) Hirakawa, E. et al. Extracorporeal membrane oxygenation in 61 neonates : Pediatr. Int. Apr. 59 (4), 2017, 438-42.

58 髄液検査

東京都立小児総合医療センター新生児科　黒田淳平

1. 目的、適応

　新生児において髄液検査（腰椎穿刺）は、細菌性髄膜炎を診断するために行うことが最も多い。また、その他の中枢神経感染症が疑われるとき、くも膜下出血が疑われるとき、出血後水頭症の一時的な減圧、代謝性疾患の診断などが適応として挙げられる。

　呼吸循環不全、頭蓋内圧亢進、出血傾向、穿刺部の感染や形態異常などがある場合は禁忌である。また、腰椎穿刺前に頭部CTを行うことについては、それによって脳ヘルニアの発生を予測することは困難であるという報告が多く[1]、むしろ治療開始が遅れる可能性もあり、ルーチンに行う必要はない。

2. タイミング

　抗菌薬を使用する際には、sepsis work-up の一環として髄液検査を行うべきである。その理由として、新生児敗血症の30％に細菌性髄膜炎が合併することが知られている[2]が、特徴的な症状を呈さないことも多く、検査してみないと分からないからである。

　当院でも、全身状態が許す限り積極的に髄液検査を行っている。細菌性髄膜炎でも50％は血液培養が陰性であり[3]、血液培養が陰性であっても細菌性髄膜炎は否定できない。

3. 必要物品

　清潔物品準備用の台、マスクおよび帽子（実施者、介助者ともに）、滅菌手袋、滅菌穴あきシーツ、滅菌ガーゼ、ポビドンヨード液（イソジン®液）、滅菌綿球、滅菌鑷子、滅菌スピッツ（2〜3本）、穿刺針、モニタ（パルスオキシメータ、心電図モニタ）、蘇生物品（マスク・バッグなど）

　新生児の場合、穿刺針は通常、22〜23Gの注射針や翼状針を用いることが多いが、内筒のない穿刺針を使用することで、合併症として類表皮嚢胞を発症することがあり[4]、内筒のついたスパイナル針の使用が推奨されている。検査中に呼吸状態の悪化や徐脈を来すことがあるため、モニタや蘇生物品の準備は必須である。

4. 手順

1）モニタリング

　呼吸心拍モニタ、酸素飽和度モニタを装着し、同期音が出るように設定しておく。介助者は、

6節 検査、治療時のケア

患児の顔色やモニタを観察し、異常があれば術者に伝える。

2) ポジショニング

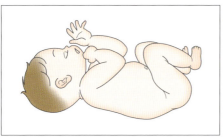

図1　左側臥位

Point!
良好な体位と固定を維持することが、成功の最大のポイント！

注意！
頸部を前屈させても椎骨間は広がらない上に、閉塞性呼吸障害のリスクを増加させる。

　患児を術者側のベッドの端まで近づけて左側臥位にする（図1）。介助者が左手で両側大腿を押さえて膝を屈曲させて、腹部の方へ引き寄せる。右手で肩を抱き込み、術者へ腰背部を突き出すよう屈曲固定する。術者が介助者に指示を出し、背中の面が床面に対して垂直になるように調整する。肩や腰の位置が悪くて側弯している場合は、硬めのタオルを敷いたり、マットの変更などを行う。新生児の場合、薬物による鎮静は通常必要なく、むしろ全身状態が不良な場合は、安易な鎮静は避けるべきである。

3) 穿刺位置の確認

　左右の後上腸骨棘を結ぶ線（Jacoby線）の上に第4腰椎（L4）棘突起がある。穿刺を行う第3〜4腰椎間、第4〜5腰椎間を指で確認する（図2）。

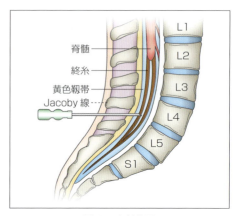

図2　穿刺位置

注意！
新生児の脊髄末端はL3の位置にあるため、これより上部で穿刺は行わない。

4) 消　毒

　術者および介助者はマスクと帽子を着用する。術者はポビドンヨード液（イソジン®液）に浸した綿球で、穿刺部位から同心円状に外側に向かって2回消毒する。十分に乾燥させた後、穿刺を行う。

5) 穿　刺

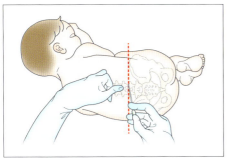

Point!
新生児では、組織が脆弱で抵抗の違いを感じにくいため、皮膚から髄腔までの距離（1.2〜1.4cm）も深さの参考にするとよい[5]。

注意！
深く穿刺し過ぎると、椎体後面の硬膜外腔静脈叢を傷つけ、traumatic tap となる頻度が増す。

図3　Jacoby 線の位置

　術者は滅菌手袋を装着し、滅菌穴あきシーツを腰部に当てて児を覆う。

　滅菌シーツの上から、再度後上腸骨棘を確認し、Jacoby 線のすぐ尾側の第4〜5腰椎間を同定する（図3）。左母指を第4腰椎（L4）棘突起に置き、右手で穿刺針を持つ。右小指を患児の背中に固定し、針を安定させる。目の高さを穿刺部と同じにする方が、水平に刺しやすい。棘間を穿刺して、脊椎に対して垂直に針をゆっくり進める。針先が骨に当たるときは、いったん皮下まで針を戻して角度を調節する。穿刺の際に針の割面を上に向けた方が、棘間の線維の損傷が少なく、穿刺後の髄液漏出が少ないとされている[6]。

　穿刺針を進めていくと、皮膚を貫いた後、最初に黄色・棘間靱帯の抵抗が感じられ、次いで硬膜を穿通する抵抗を感じる。硬膜を抜けたところで内筒を抜き、髄液が漏出してくるのを待つ。髄液の漏出に時間がかかるときは、穿刺針を90〜180°回転させてみると漏出がよくなることがある。

6) 検体採取

　新生児の髄液量は、正期産児で40mL、早産児で10〜30mL とされており[7]、髄液の全採取量は2mL 程度を目安にする。最初のスピッツを細菌培養用に、2本目を一般検査用（細胞数および分画、糖、蛋白）とする。3本目は必要があれば採取し、凍結保存しておく（ウイルスPCR やウイルス分離、代謝性疾患の検査用）。最初に血液が混じって徐々に薄くなる場合は、通常 traumatic tap であるが、濃さが変わらない場合や何度穿刺しても血液混じりの髄液が出る場合は、頭蓋内出血の可能性がある。

7) 抜　針

　スパイナル針の場合は、必ずスタイレットを戻してから抜針する。抜針後に再度消毒した上で、清潔ドレッシング材で被覆する。

5. 処置・ケア後の評価

　合併症として、脳ヘルニア、出血、感染、脊椎管内類表皮嚢胞、脊髄神経損傷などがあり得る。検査後は、穿刺部の観察を行うことや、活気や呼吸状態、バイタルサインの異常、不機嫌や哺乳不良などの症状に注意することが重要である。検査終了後の穿刺部の圧迫や安静臥床が一般的に行われているが、エビデンスは不十分である。

Expert's Eye
体位と固定の維持の重要性

- 筆者は「腰椎穿刺は固定が8割」と教えられてきたが、腰椎穿刺を成功させる上で（あるいは合併症を起こさないためにも）良好な体位と固定を維持することは特に重要である。

- しっかり固定できていても、穿刺をすると痛みで患児は必ず動くので、皮膚を刺したところでいったん針を止め、体動が落ち着いてから、良い体位をとれているか再度確認して針を進める必要がある。

- 介助者が怖い指導医や看護師であっても、患児のためにも自分の手技がやりやすいように、術者は適切な指示をしなければならない。

引用・参考文献
1） Hasbun, R. et al. Computed tomography of the head before lumbar puncture in adults with suspected meningitis. N. Engl. J. Med. 345 (24), 2001, 1727-33.
2） Visser, VE. et al. Lumbar puncture in the evaluation of suspected neonatal sepsis. J. Pediatr. 96 (6), 1980, 1063-7.
3） 黒田淳平ほか. NICUにおける髄液検査の検討. 日本周産期・新生児医学会雑誌. 54 (2), 2018, 764.
4） Mongia, S. et al. Spinal subdural epidermoids-a separate entity : report of 3 cases. Neurol. India. 50 (4), 2002, 529-31.
5） 湯本悠子. 小児の検体採取のテクニック. 臨床病理. 62 (8), 2014, 766-74.
6） 吉田丈俊ほか. 腰椎穿刺. 周産期医学. 42 (12), 2012, 1607-9.
7） Bonadio, WA. The cerebrospinal fluid:physiologic aspects and alterations associated with bacterial meningitis. Pediatr. Infect. Dis. J. 11 (6), 1992, 423-31.

59 酸素吸入（クベース・鼻カニューレ）

埼玉県立小児医療センター新生児科医長　閑野将行（かんの・まさゆき）

1. はじめに（目的・適応・方法）

　酸素投与は新生児に対する呼吸療法の中でも古くから行われてきた基本的なものである。主な目的は、何らかの原因で組織への酸素供給が不足した低酸素血症に対して、酸素を投与することで組織の酸素化を維持することである。その他の適応として、新生児の蘇生時や無呼吸への対応、エアリーク（気胸など）や肺高血圧などがある。
　酸素の投与方法にはさまざまなものがあるが、新生児に対して行われるものとして、フリーフロー、鼻カニューレ、閉鎖型保育器内への投与、ヘッドボックスなどがある。

2. タイミング、所要時間の目安

1）新生児の蘇生時

　蘇生の準備の段階で使用できるようにしておき、必要時には直ちに開始できるようにすることが重要である。

2）その他の場合

　いずれも速やかに開始することが望ましいため、物品の準備から開始まで10分程度を目標とする。

3. 必要物品

①フリーフローの場合
　酸素チューブ、自己膨張式または流量膨張式バッグ、アクアパック、酸素流量計

②鼻カニューレを使用する場合
　鼻カニューレ、カニューレ固定用のテープ、酸素チューブ、アクアパック、酸素流量計

③閉鎖型保育器内で投与する場合
　酸素濃度の自動調節機能が搭載されていれば保育器のみでそれ以外は不要、酸素チューブを保育器に接続して使用する場合は酸素チューブと流量計（アクアパックは使用しない）

④ヘッドボックスを使用する場合
　ヘッドボックス、酸素チューブ、アクアパック、ブレンダー

4. 手順

1）共通部分

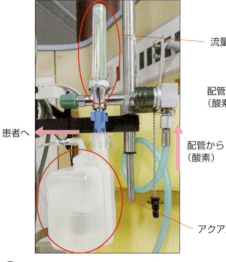
ⓐ酸素流量計

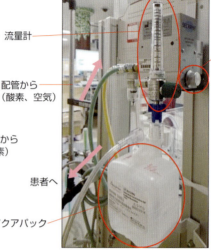
ⓑブレンダー

流量計／酸素濃度調整ツマミ／配管から（酸素、空気）／患者へ／配管から（酸素）／アクアパック

❶中央配管、酸素流量計またはブレンダー、アクアパック、酸素チューブを正しく接続する。

2）その後の流れ

●フリーフロー

❷酸素チューブを接続した自己膨張式または流量膨張式バッグを口元に置く。 →

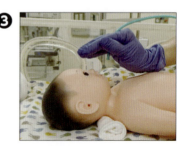

❸酸素チューブのみの場合はチューブを持った手をカップのような形にして児の顔の近くにかざす。 WEB動画 ▶

●鼻カニューレ

❹鼻カニューレをアクアパックに接続し、医師から指示された流量までツマミを回して酸素が流れていることを確認する。 → ❺カニューレが児から外れないようにテープなどで固定する。

ナース's Check!
①テープはカニューレに対して"Ω型"に貼る。
②粘着力の強いテープは皮膚との間に緩衝材を使う。
③カニューレがずれないよう適宜補助固定をする。
④体でカニューレが圧迫されないよう姿勢に注意する。

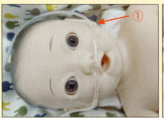 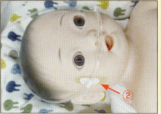 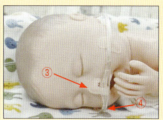

● 閉鎖型保育器内

❻ 酸素濃度の自動調節機能が搭載されている保育器では、酸素ホースを配管に接続し、酸素濃度を設定する。

→ **❼** 保育器外から酸素チューブをつなぐ機種では、アクアパックは使わず加湿していない酸素を指示された流量で流し、接続口につなぐ。

Point!
自動調節機能のある保育器でも定期的に酸素濃度を実測する。

● ヘッドボックス

❽ ブレンダーを指示された酸素濃度と流量に設定し、ガスが流れていることを確認する。

→ **❾** 酸素チューブをヘッドボックスに接続する。

❿ ヘッドボックスが閉鎖状態を保ち、児の頭部が十分にヘッドボックスの中に入っているように、ヘッドボックスの位置と児のポジショニングを調整する。

注意！
ボックス内に児が排出した二酸化炭素がとどまらないよう、ガスは高流量（10L/分程度）で流す。

ナース's Check!
①タオルなどでヘッドボックスの位置が安定するようにする。
②ヘッドボックス内で児の頭部が安定するようにポジショニングを行う。
③ガスの噴き出し口を塞がないようにする。

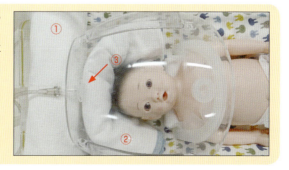

5. 処置・ケア後の評価

1）酸素濃度について

　フリーフローでは、児は周りの空気も一緒に吸い込むことで酸素濃度は一定にならないため、一時的にのみ使用して速やかにほかの方法に切り替える。鼻カニューレの場合も児の呼吸状態により吸気の酸素濃度が異なるため、一定濃度の酸素を投与したい場合は不向きである。保育器内や酸素ボックスに投与した場合は一定濃度の酸素を投与することができるが、設定した濃度の酸素が実際に流れているかどうかは定期的に酸素濃度計で実測し確認する必要がある。

2）児の状態について

　急性期の低酸素血症は呼吸障害を伴っていることが多く、その場合は呼吸の症状やSpO_2の変化を参考に酸素投与の効果を確認する。無呼吸やエアリーク、肺高血圧などはそれぞれの症状や所見が改善したかどうかで効果を判定する。いずれの場合でもただ酸素を投与するだけではなく、呼吸障害であればそれを軽減するために体位を調整するなど、看護の力も重要である。

Expert's Eye
酸素投与を開始したが、SpO_2 が上がらない？

　チアノーゼを認める心疾患の中には、循環の維持に動脈管が開いていることが必要なものがある。この状態で血中の酸素濃度が上がると動脈管が閉鎖傾向となるため、酸素投与が逆効果となりショックを来す恐れがある。チアノーゼに対して酸素投与を続けていたが改善せず、精査の結果心疾患だったという話は、決して珍しいものではない。酸素を投与しても低酸素血症が続く場合は、看護師は医師に報告し、医師は心疾患を含めた原因について再検討する必要がある。

＊　　　　　　＊　　　　　　＊

謝辞
　執筆内容の検討と写真撮影に協力いただいた当センター新生児科病棟新生児集中ケア認定看護師の麻田知恵主任と杉山美峰看護師に深謝します。

引用・参考文献
1) 柳貴英. 酸素療法. 周産期医学. 44(12), 2014, 1543-6.
2) 徳増智子. 酸素療法. 周産期医学. 49(4), 2019, 381-3.
3) 中山麻由美. 初心者のための新生児・小児のフィジカルアセスメント：[呼吸] 新生児編. こどもと家族のケア. 14(1), 2019, 2-7.
4) 佐久間泉. 酸素療法：適応と投与方法, 合併症. 周産期医学. 39(7), 2009, 931-3.

60 ハイフローネーザルカニューラ

聖路加国際病院小児科　鶴田志緒（つるた・しお）

1. 目的　適応

　ハイフローネーザルカニューラ（high flow nasal cannula；HFNC）は、酸素療法から派生した治療法で、高加湿・高流量の定流量ガスを経鼻カニューラを介して患者に供給する呼吸管理法、あるいはカニューラそのものを指す。別の呼称として、高加湿高流量経鼻カニューラ（high humidified high flow nasal cannula；HHHFNC）、ネーザルハイフロー（nasal high flow；NHF）、ハイフローシステムなどがある。HFNCはもともと酸素療法の一種であるが、高流量のガスを鼻腔内へ流すことから、気道に軽度の呼気終末陽圧（positive end-expiratory pressure；PEEP）がかかることが分かっており、新生児領域では酸素投与のためのツールとしてよりも、主に非侵襲的人工呼吸管理の1つとして認識されている。

　HFNCの効果としては　①高加湿による気道保護効果、②安定した酸素供給、③二酸化炭素洗い流し効果、④軽度のPEEP効果、⑤吸気仕事量の軽減などが挙げられる。流量は2〜3L/kg/分で設定する。呼吸管理におけるHFNCの位置付けは、従来の経鼻カニューラによる酸素療法（定流量酸素療法）とn-CPAPの間を埋める部分にあるが（図1）[1]、軽度のPEEP効果、二酸化炭素洗い出し効果、快適性・忍容性の高さなどの特徴から以下のような適応が挙げられる。

1）抜管後の呼吸補助

　抜管後の呼吸補助としては従来n-CPAPが広く用いられてきたが、早産児においてはHFNCとn-CPAPで同等の効果が得られることが示されている[2]。

2）新生児慢性肺疾患など高二酸化炭素血症を認める症例

　二酸化炭素洗い出し効果により、高二酸化炭素血症の改善が期待できる。

3）n-CPAP装着困難な症例

　本来n-CPAPによる陽圧管理がbetterだが、皮膚損傷や鼻腔損傷などによりマスクが装着できない、長期のn-CPAP管理により顔面変形を来している、児本人がn-CPAPを激しく嫌がる、口唇口蓋裂があるなどの理由により、n-CPAPが使用しにくい症例に対

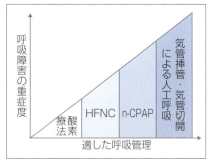

図1　HFNCの適応　　（文献1より引用）

して、代替として HFNC が有用となる場合がある。片側の口唇口蓋裂では、特に片鼻タイプの鼻プロングが良い適応となる。

2. タイミング、所要時間の目安

　急性期の呼吸障害や抜管後の換気補助として HFNC を使用する場合は、病態による n-CPAP との使い分け、児の治療に対する忍容性などを考慮し、医師・看護師が共同し適応を判断する（図2）。n-CPAP からの weaning の一環として HFNC を使用するときには、呼吸状態、児の発達段階、家族のケアへの関わり方などにより切り替えのタイミングを図る。

3. 必要物品

　HFNC システムは、酸素・空気配管、酸素ブレンダー、加温加湿器、専用回路、鼻プロングから成り立っている（図3）。現在、わが国において新生児領域で広く使用されている HFNC としては、Fisher & Paykel HEALTHCARE の Optiflow™ Junior とベイポサーム社のプレシジョンフロー® がある。Optiflow™ Junior は専用の部品は呼吸器回路と鼻プロングのみであり、ブレンダーと加温加湿器は既存のものを使用できるので比較的容易に導入できる。流量は流量計、酸素濃度はブレンダーで設定する。プレシジョンフロー® は専用機に酸素濃度計、流量計、加温加湿器が組み込まれた設計となっており、回路と鼻プロングも専用のものが必要であるため、導入のハードルはやや高い。しかし、デジタル操作のため設定が正確、高圧アラーム機能の付帯、ソロプロング（片鼻に差し込むタイプのプロング）を有している、などの利点もある。

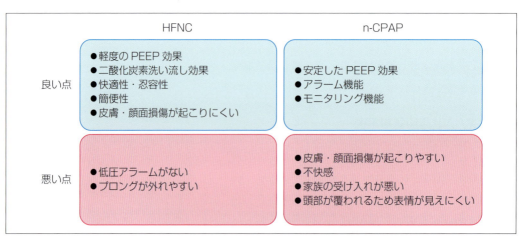

図2　HFNC と n-CPAP の良い点・悪い点

4. 手技・ケアの手順

❶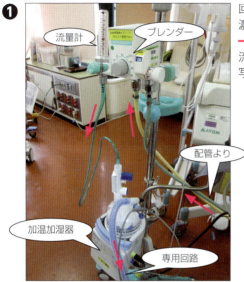

回路を組み立て、流量、酸素濃度を決定する。
→ はガスの流れ。
流量：2～3L/kg/分
写真は Optiflow™ Junior

❷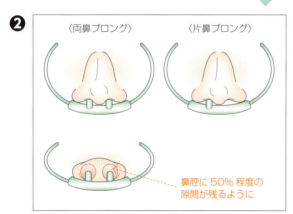

鼻プロングのサイズ・タイプを選択する。プロングは鼻腔を完全閉塞しないサイズを用いる。プレシジョンフロー®には片鼻タイプのプロングがあり、片側性の口唇口蓋裂などで良い適応となる。

❸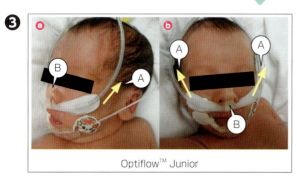

鼻プロングを固定する。鼻プロングと固定用テープがセットになっているタイプのものはそのまま使用する。固定用テープがセットになっていないものは、皮膚に負担の少ないテープを用いて固定する。この時、プロング回路をやや頭側へ伸ばし上げるように固定すると外れにくい（A）。プロングが外れやすい児では、鼻尖部とプロングの中央部分を細いテープで補強固定する（B）。

7節　呼吸管理中のケア

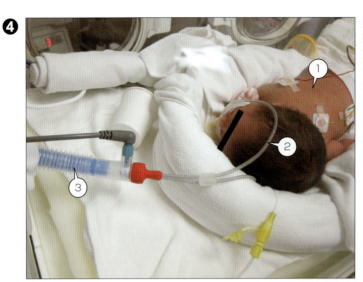

❹ 胸部（①）、回路（②、③）を聴診しHFNCの定流量音が聴取できることを確認する。ポジショニングも胸部聴診所見を確認しながら行う。

5. 処置・ケア後の評価

　HFNCを装着したら、酸素濃度、流量、鼻プロングの鼻腔への差し込みを再度確認する。その後、必ず胸部（図3：①）と回路（図3：②、③）を聴診し、「サー」というHFNCの定流量音が聴取されることを確認する。定流量音が胸部で聞こえず回路でのみ聞こえる場合には、鼻プロングの外れやキンク、プロング回路と専用回路の接続不良、上気道閉塞の可能性を考える。特に上気道閉塞は、新生児では頸部屈曲などの姿勢不良により容易に発生し、HFNC失敗の理由となり得るので注意を要する。ポジショニングの際には必ず胸部聴診所見を確認しつつ行い、定流量音がしっかり聞こえる姿勢を作る。

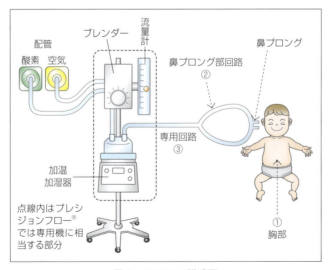

図3　HFNCの模式図

胸部でも回路でも定流量音が聞こえない場合は、専用回路の接続の緩みや破損、温度センサ差し込み部の蓋の外れ、などを確認する。回路異常が発見されない場合には流量設定を見直す。それでも改善がなければ別の回路へ変更する。

　HFNC が有効であれば、装着前と比較してバイタルサインの改善、努力呼吸・陥没呼吸の消失などの変化がみられる。このような「HFNC が有効であることを示すサイン」がみられないときには、流量設定や HFNC の適応について評価し、HFNC の効果が乏しいと判断されれば n-CPAP への切り替え、さらには気管挿管など治療のステップアップを検討する。

> **Expert's Eye**
> ## HFNC の特性を理解する
>
> 　HFNC は n-CPAP と比較して、児の表情が見えやすい、家族も含めて忍容性が高い、装置がシンプルで扱いやすい、アラームが鳴らないなどの特徴からファミリーセンタードケアやディベロップメンタルケアとの親和性が高い。わが国では 2013 年より HFNC が新生児領域で使用されるようになり、軽度の PEEP 効果が得られることとその簡便性から臨床の現場で広く受け入れられ、数年で一般化した。
>
> 　HFNC は n-CPAP の代替となり得る治療法だが、HFNC の PEEP 効果は保証されたものではなく、「陽圧」という点において n-CPAP に勝るものではないことはよく理解しておく必要がある。また、低圧アラームがないことは HFNC の利点のひとつであるが、プロング外れに気付きにくいという意味では欠点でもある。プロングが外れているということは治療していないことと同じであり、その時間が長ければ治療のゴールを悪い方向にずらしてしまう危険性がある（図2）。
>
> 　非侵襲的人工呼吸管理を行っている児の中には、「HFNC と n-CPAP のどちらでも管理できる児」と「HFNC では管理できず、n-CPAP が必要な児」が混在しているはずである。「管理が容易で見た目が良い、治療の受け入れが良い」という点に主眼を置き過ぎるがゆえに、「治療目的・治療効果で選択する」という本来の判断が甘くなることは避けなければならない。そのためには HFNC の特性をよく理解し適切に使用することが必要であり、それが児にとってのより良い呼吸管理につながっていく。

引用・参考文献
1) 山田洋輔. "HFNC 赤ちゃんが嫌がらない呼吸管理". Neonatal Care 秋季増刊号. 大阪, メディカ出版, 2016, 166-73.
2) Wilkinson, D. et al. High flow nasal cannula for respiratory support in preterm infants. Cochrane Database Syst Rev. 2011, CD006405.

7節 呼吸管理中のケア

61 n-CPAP（n-DPAP）管理中のケア

青森県立中央病院新生児科副部長　川村直人

1. 目的・適応・対象

1）n-CPAP

　経鼻的持続陽圧（nasal continuous positive airway pressure；n-CPAP）は、経鼻的に気道内に持続的に陽圧をかけることにより、肺胞の虚脱を防ぎ、機能的残気量（FRC）の増加、換気血流不均衡の是正、呼吸仕事量の軽減をもたらす非侵襲的陽圧換気の方法である。

　基本的には自発呼吸のある新生児が対象であり、軽症呼吸窮迫症候群、新生児一過性多呼吸、肺炎、胎便吸引症候群、出血性肺浮腫、喉頭軟化症、気管軟化症などの呼吸障害の原因となる疾患が適応となる。ほかにも、早産児の抜管後の呼吸管理や、無呼吸発作の予防として使用されることもある[1]。

2）n-DPAP

　呼気吸気変換方式持続陽圧（nasal directional positive airway pressure；n-DPAP）は、専用ジェネレータと鼻プロングまたは鼻マスクを用いる n-CPAP の方法の一つである。コアンダ効果により吸気ジェット流が呼気によって流れる方向が変化し、呼吸努力が軽減されるのが特徴である。

2. タイミングと所要時間の目安

　呻吟、多呼吸、陥没呼吸、チアノーゼなどの呼吸症状を呈していれば、速やかに呼吸補助を開始し、呼吸状態を安定させる必要がある。自発呼吸がある程度みられれば、まずは非侵襲的な方法である n-CPAP の使用が考慮されるが、重症例であれば挿管による人工呼吸管理も検討されるべきである。n-CPAP 装着に要する時間はできる限り短いことが望ましいが、児を激しく啼泣させることにより呼吸状態の悪化を招くこともあるので、愛護的に行うことが求められる。

3. 必要物品

　n-DPAP に必要な物品を以下に示す。
①ガス供給装置、加温加湿器
②ジェネレータ
③ボンネット、鼻プロング、鼻マスク、ガーゼ

4. 手順（n-DPAP）

 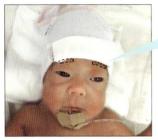

Point! ボンネットは眉が見え、耳が隠れる大きさを選択する。

鼻プロング、ボンネットのサイズを選択する。

 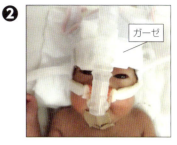

ガーゼ

メイン固定部が正中線上にくるようにかぶせる。

 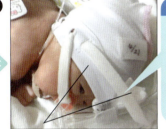

Point! ガーゼで鼻プロングの角度を調整し、鼻に過度な圧がかからないようにする。

鼻プロングの角度を調整する。

❹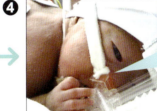

Point! ストラップが皮膚に食い込まないようにする。

鼻プロングやストラップを強く固定していないかを確認する。

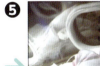 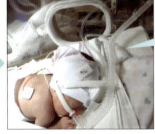

Point! 一部ではなく、全体のねじれや癖を直し、鼻に過度な圧がかからないようにする。

回路のねじれや癖を解消する。

 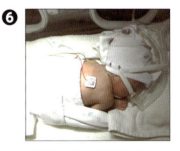

ポジショニングを整える。
（❶～❻の写真は家族の許可を得て掲載）

ナース's Check!
n-DPAP 管理中の観察ポイント
- 鼻プロングと鼻の間に隙間があり、圧迫がないか
- ひもが張ることなく皮膚への圧迫がみられないか
- 鼻～額部に皺ができていないか
- フロー音聴取と圧の確認
- 回路内の水滴は体位変換前に払い、水落ちを防いでいるか
- 腹部膨満の観察

5. 処置・ケア後の評価

① n-DPAPによる合併症として、鼻プロングによる鼻腔と鼻中隔の損傷や、鼻マスクによる鼻頭と鼻周囲の損傷が挙げられる。過度の圧迫は顔面の変形を招くこともあり、適切なサイズのボンネットとプロングを選択する必要がある。

② 適切な圧がかからない場合、以下の理由が考えられる。
　ⓐ プロングやマスクのサイズが合っておらず、フィッティングが悪い。
　ⓑ 回路の不具合（破損、緩みなど）。
　ⓒ 気道確保が不十分のため、喉頭蓋が落ち込み、口腔と咽頭が開存する[2]。
　ⓐに関しては適切なサイズ選択を行うこと、ⓑに関しては原因箇所の修正を行うことで対応する。ⓒに関しては気道確保を意識したポジショニングを行うことで対応する。適宜聴診器を用いて、肺へのエア入りを確認する。過度な開口による圧低下に対し、顎にストラップを装着することもあるが、分泌物の停滞や腹部膨満のリスクが高まるため、使用に際しては細心の注意が必要である。

③ 分泌物や嘔吐物が咽頭内にあることにより気道に適切な圧がかかりにくくなるため、必要に応じて吸引を行うことで対応する。

④ n-CPAP中の児は腹部膨満が強くなることがあるため、必要に応じて胃内チューブを吸引または開放することにより減圧を行う。

⑤ 肺コンプライアンスが不良な児では気胸のリスクが高いため、n-CPAP装着中に突然の呼吸状態悪化が見られた場合には、気胸の有無をチェックする必要がある。

Expert's Eye
"圧迫しない"という固定方法

　当院はかつてn-DPAP管理中における鼻の皮膚トラブルが絶えず、さまざまな皮膚保護剤を試してみたが、一向に改善がみられなかった。対応に苦慮していた時期に、何とか赤ちゃんの鼻を守れないかと、他施設から講師を招き、n-DPAPの固定方法についてご指導いただいた[2]。

　それまで使用していた皮膚保護剤の使用を一切止め、"圧迫しない"という固定方法の徹底により皮膚トラブルは皆無になった。そして、ポジショニングを意識することにより児の安静が保たれ、呼吸状態の安定につながることを認識した。

　現在、固定方法の変化を経験したスタッフが少なくなってきており、そのためか再び皮膚トラブルが増えてきている。勉強会などを通じて、スタッフ全員がn-DPAP固定について共通意識をもち、経験を伝えていくことが大切であると感じている。同時に、「教育」「継承」という意味での施設の力不足を痛感させられている。

引用・参考文献
1) 白石淳. "n-CPAP 早期抜管の力強い味方". 新生児の呼吸管理ビジュアルガイド. 長和俊監編著. Neonatal Care 秋季増刊. 大阪, メディカ出版, 2016, 155-9.
2) 須賀里香. nasal CPAP／DPAP固定法まるわかりノート. Neonatal Care. 25 (1), 2012, 30-1.

62 吸引（鼻腔吸引・気管内吸引・閉鎖式気管吸引）・気管内洗浄

横浜労災病院新生児内科副部長　西　大介

　吸引は、分泌物などの障害物を取り除き、呼吸を安定させる重要な手技である。一方、不適切に行うとさまざまな反射をはじめとする合併症を誘発し、かえって状態を悪化させることもある。出生後の蘇生や急変といった場面から慢性期の安静が優先される場面まであらゆる場面で必要とされ、熟練者でも細心の注意を要する奥が深い手技といえる[1]。

1. 吸引の目的、適応・対象

　目的は気道（鼻腔、口腔、咽喉頭、気管内）の開通で、主に、上気道吸引は出生後の蘇生処置や嘔吐後の気道開通など、気管内吸引は気管挿管下の人工呼吸管理中の気道管理が目的となる。児を蘇生することから安眠を維持することまで、多様な場面があり、状況に即した対応が求められる。

2. 吸引の必要物品

・カテーテル、カテーテルと吸引器をつなぐチューブ、吸引器（中央配管があれば吸引瓶）、手袋、吸引後にチューブを洗い流す水、ごみ袋
・カテーテルは多種多様にある。目的、対象に応じて選択する。使い分けるために自施設で使用しているカテーテルの特徴をよく知っておく必要がある（図1）。

3. 吸引の手順

1）事前準備

　吸引は、急変時に迅速に施行できなくてはいけない。吸引瓶の不具合やチューブの接続不良などがないように定期的に確認をする。吸引圧は、100 mmHgを超えないように調節する。

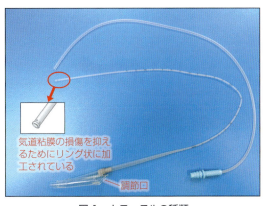

図1　カテーテルの種類

7節 呼吸管理中のケア

2) 感染予防

体液を扱うので、感染予防対策を十分に行う。手指衛生、手袋、ガウンだけでなく、接続チューブからの液垂れやリネンなどによる体液汚染の拡散にも注意する。

3) 手順

●上気道吸引

・吸引する部位に応じてカテーテルの硬さ、太さを選択する。調節口付きカテーテルは鼻腔に挿入する場合に用いる。
・吸引圧がかかるかどうかを確認し、目的の部位へ挿入する。
・カテーテルを鼻腔に挿入する場合には、調節口付きを用いるか、カテーテルを折り曲げて吸引圧がかからないようにする。目標の挿入長で調節口をふさぐか、折り曲げたカテーテルを開放して吸引圧をかける。
・なだめのケアを行い、バイタルサインの安定化を図る。

表1 上気道吸引の合併症

- 反射（徐脈、嘔吐、くしゃみ）
- 誤嚥
- 出血
- 粘膜浮腫による気道狭窄

合併症

合併症（表1）に注意して愛護的に行う。急変時には、愛護的よりも速やかに行うことを優先する場合もある。

鼻腔吸引では呼吸が誘発される。誤嚥予防に口腔内・咽喉頭吸引を先に行っておく。

口腔内吸引では、咽頭を刺激して徐脈や嘔吐を誘発することを避けるために、児の顔を横に向けることで、分泌物を移動させ口腔内のより浅い位置で吸引する方法もある。

> **Expert's Eye**
> ### カテーテル挿入の注意点と咽喉頭吸引
>
> ・鼻腔にカテーテルを挿入する際の注意点
> 　カテーテルを顔面に垂直になるようにして、鼻腔から挿入する。分かりにくい場合には仰臥位にするとよい。入りにくい場合には、下鼻甲介を避けるように鼻中隔と鼻腔底に沿うように意識する。
>
> ・急変時の咽喉頭吸引
> 　嘔吐後や胃食道逆流時の気道閉塞時には、思った以上に深く吸引しないと気道が開通しないことがある。胃食道逆流など突然徐脈となった場面では、慌てることもあり、咽喉頭部の吸引が不十分で用手換気で有効な換気ができないことがある。しっかりと吸引するだけで徐脈から回復することがある。突然の急変で、目の前でチアノーゼ、徐脈が進んでいく。何年たっても血の気が引く場面だが、吸引し直す勇気をもってほしい。

● 気管内吸引

　バイタルサインの変化や身体所見、モニタリングの所見から総合的に評価し、吸引を実施する（表2）[2]。カテーテルの挿入長は、先端が気管チューブから0.5〜5mm出るように事前に挿入長を決めておく（shallow法）。児の状態に合わせて、あらかじめ投与酸素濃度を上げたり用手換気を併用するなど、吸引後の呼吸状態悪化の軽減を図る。1回の処置は5秒を目標として10秒を超えないように行う。

①開放式

　気管チューブの太さによってカテーテルの太さを選ぶ（表3）[3]。カテーテルを挿入する際には調節口付きを用いるか、カテーテルを折り曲げる。目標の深さまで挿入し、吸引圧をかける。カテーテルは円を描くように回しながら引き抜く。吸引物の性状・量を確認した後、洗浄水を吸引し、吸引瓶までのチューブを含め洗浄する。

②閉鎖式

　サクションバルブのロックを解除する。Y字コネクターを保持し、もう片方の手でカテーテルを挿入する。気管チューブが動いて児を刺激したり、計画外抜管にならないように丁寧に挿入する。目標の深さまで挿入し、吸引圧をかける。カテーテルを引き抜く際はまっすぐ引き抜く。吸

表2　気管内吸引の必要性を評価する指標

モニタリング	心拍数低下（徐脈）、呼吸数増加、SpO_2低下
人工呼吸器	突然の最大気道内圧の上昇、ファイティング、FiO_2の上昇、1回換気量の低下、流量・換気量曲線での鋸歯状波形
呼吸状態	シーソー、陥没、鼻翼、多呼吸、無呼吸など異常呼吸パターン
皮膚の状態	チアノーゼの増悪、蒼白
聴診	呼吸音減弱、副雑音（特にいびき音）
視診	胸郭のあがりが悪い、胸の震えが悪い（HFO）
触診	分泌物の振動、胸の硬さ
気管内分泌物	チューブ内に分泌物を認める、口から泡を吹く
排痰能力	頻回な咳嗽やくしゃみ
姿勢と筋緊張	反り返りや筋緊張低下を認める
行動・過敏性	落ち着きがない、激しい体動、易刺激性

（文献2より引用）

表3　気管チューブの太さと吸引カテーテルの太さ

気管チューブ	吸引カテーテル
2.0 mm	5 Fr
2.5〜3.0 mm	6 Fr
3.5 mm	7 Fr
4.0 mm	8 Fr

（文献3より引用）

表4　気管内吸引の合併症

・低酸素血症
・心拍低下（徐脈）、血圧上昇、頭蓋内圧亢進
・嘔吐
・気管支攣縮
・無気肺・肺胞虚脱
・気胸
・出血
・気管粘膜の損傷
・感染
・誤嚥
・児の苦痛
・気管チューブの計画外抜管

（文献2より引用、改変）

引圧をかけながら洗浄ポートから洗浄水を流して洗浄する。その際、吸引物の性状の確認を忘れない。サクションバルブをロックする。

吸引直後のなだめのケアと呼吸状態の評価は欠かせない。必要ならば呼吸補助を行い、バイタルサインの早急な安定化を図る。

③合併症

機械的な損傷から感染症など、さまざまな合併症が起こり得る（**表4**）[2]。これらを避けることで中長期的な呼吸予後の悪化を予防したい[4]。

4. 吸引後の評価

・吸引物の性状や量、頻度の変化を全身状態とも照らし合わせて評価を行うことが重要。
・吸引物そのものの評価だけではなく、頻度や吸引後の状態の評価を行い、医師も含めたスタッフ間で共有し、ケアや治療に生かしていく。

Expert's Eye
気管内吸引の評価

●気管内吸引の総合的評価の一例

鎮静中の児では、鎮静深度の変化によって呼吸抑制が強くなり、肺が徐々に虚脱することがある。換気量が低下し、低酸素血症や高 CO_2 血症となり、気管吸引の適応と紛らわしい状態となる。この状態で気管内吸引を繰り返すと、虚脱を助長し、呼吸状態が回復しない悪循環に入ってしまうことがある。一方で、雑音が聴診されないなど吸引のサインがなく、吸引の間隔が開いてしまうことで無気肺をつくることもある。鎮静、呼吸器設定、吸引頻度の見直し、吸引する際に用手換気を併用するといった対応が考えられる。医師、看護師による総合的な評価が必要な場面である。

5. 気管内洗浄の目的、対象・適応

気管内洗浄は、気道や肺を閉塞している障害物を洗い流し、有効換気量を増やすことを目的に行う。洗浄液に希釈サーファクタント※を用いる（いわゆるサーファクタント洗浄）ことで、洗浄効率の向上とサーファクタントを補充する効果も期待でき、サーファクタントが失活される胎便吸引症候群[5]や肺出血において有用と考えられる。ただし、注入した洗浄液が十分に吸引されないと無気肺をつくってしまうといったリスクもある。適応は、胎便吸引症候群、肺出血、無気肺、分泌物や血液の塊などで生じた気道狭窄などである。

※希釈サーファクタント：人工肺サーファクタント１Vを４mLの生理食塩水で溶解し、それを生理食塩水で４〜５倍に希釈したもの。

6. 気管内洗浄の必要物品

洗浄液（生理食塩水もしくは希釈サーファクタント）、洗浄液を注入する用具（多目的チューブ、シリンジ、滅菌手袋。あるいはサーファクタント投与用の専用キット〔図2〕）、前述した吸引に必要な物品

7. 気管内洗浄の手順

チューブの挿入長は気管チューブの先端を越えないように、あらかじめ決めておく。洗浄液を1〜2mL/kg程度注入し、用手換気する。ある程度バイタルサインが安定し、洗浄液が気管支、肺に広がったと思われるところで気管内吸引を行う。吸引後は速やかに用手換気を行い、バイタルサインの安定化、呼吸状態の回復に努める。これを必要に応じて数回繰り返す。

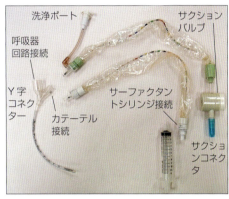

図2　閉鎖型気管吸引カテーテル（上：トラックケアー）と薬物注入用カテーテル（下：トラックケアーMAC）

用手換気のポイント

PEEP（呼気終末持続陽圧）をしっかり保持することが重要である。換気圧や吸気時間は、コンプライアンスなどの肺の状態や自発呼吸に合わせて調整する必要がある。一般的には吸気時間を長めにとることで、コンプライアンスが低い部分も拡張するように勧められているが、回復に時間がかかる場合など、短い吸気時間で回数を多く開始し、徐々に吸気時間を長く、換気回数を30〜40回にしていく方法もある。

引用・参考文献
1) 古里直子ほか. 人工呼吸器を装着している早産児の気管内吸引時における熟練看護師の技術. 日本母性衛生学会誌. 55 (2), 2014, 325-32.
2) 木原秀樹. "呼吸理学療法". 新生児発達ケア実践マニュアル. Neonatal Care 秋季増刊. 大阪, メディカ出版, 2009, 85-95.
3) 八木橋千恵. 気管吸引. 周産期医学. 49 (4), 2019, 549-52.
4) 小川亮. 人工換気法以外の戦略. 周産期医学. 47 (7), 2017, 914-8.
5) Hahn, S. et al. Lung lavage for meconium aspiration syndrome in newborn infants. Cochrane. Database. Syst. Rev. 30 (4), 2013, CD003486.
6) Amizuka, T. et al. Surfactant therapy in neonates with respiratory failure due to haemorrhagic pulmonary oedema. Eur. J. Pediatr. 162 (10), 2003, 697-702.
7) 菅野さやか. 吸引. Neonatal Care. 26 (12), 2013, 1275-8.
8) 祝原賢幸. "吸引". 新生児ケアまるわかりBOOK. 平野慎也ほか編. Neonatal Care 秋季増刊. 大阪, メディカ出版, 2017, 41-6.

7節 呼吸管理中のケア

63 挿管準備と介助・挿管チューブの固定

大阪母子医療センター 新生児科診療主任 田村 誠
(元：愛仁会 高槻病院 新生児科)
※本稿では高槻病院の手技・方法について述べている。

1. 目的

　気管挿管の主な目的は『確実な気道確保』である。早産児あるいは重症新生児仮死の児に対する蘇生処置として施行する。気管挿管による人工呼吸管理を行うことで非侵襲的呼吸療法（HFNC〔高流量経鼻酸素カニューラ〕、nasal DPAP）よりも効果的な呼吸補助ができる。また、呼吸窮迫症候群（respiratory distress syndrome；RDS）に対するInSurE（Intubation-Surfactant-Extubation：挿管 - サーファクタント - 抜管）や重症新生児仮死でボスミンの気管内投与を行う場合、胎便吸引症候群（meconium aspiration syndrome；MAS）を疑って気管内を吸引・洗浄する場合にも気管挿管は行われる。

2. 必要物品

①挿管チューブ（体重に見合う適正なサイズと1サイズ細いものを用意）
②喉頭鏡（ライトが十分に明るく点灯するか必ず確認する）
③ブレード（超低出生体重児は00、極低出生体重児以上は0を用いる）
④呼気 CO_2 検出器
⑤ジャクソンリース
⑥フェイスマスク
⑦口腔内吸引チューブ
⑧聴診器

　必要物品は以下に示すのが主なものであるが、その他減圧用に胃チューブやカテーテルチップも必要に応じて使用する。

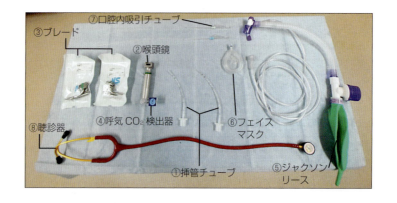

3. 手技・ケアの手順

挿管する術者、必要物品を術者に渡す介助者、児の体位を保持する介助者の3人で行う。

1）気管挿管前：バイタルサインの安定化と体位調整

❶ 手技に移る前にバッグ・マスク、あるいは mask CPAP で SpO_2 を安定させておくと余裕をもって手技を行うことができる。手技が始まると術者はモニタを目視することができなくなり、介助者も手技に集中するあまり徐脈になっていることに気付くのが遅れることがある。人員に余裕があればモニタを監視し、記録を付ける介助者がいた方がよいが、難しい場合は手技に入る前に心拍数のモニタ音量を上げて心拍数を聴けるようにしておくことが有用である。

❷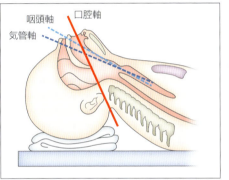

図1　sniffing position で気道確保した状態
（文献1を参考に作成）

❸ 介助者の1人が児の肩と頭部を押さえ、正中位を保つ。児の肩が浮いてきたり頭部が動いたりしないように、しっかり姿勢を保持する必要がある。もう1人の介助者は術者の右前方で吸引チューブと挿管チューブを持ち、いつでも渡せるようにしておく。

児の体位は sniffing position（匂いを嗅ぐような姿勢）がよく、頭枕を入れて行うと喉頭展開がしやすい（図1）[1]。新生児は頭部が大きく仰臥位では頸部が前屈しやすいため、頭枕で頭部を少し挙上しておくことで喉頭展開が容易になる。

2）気管挿管を行う際の注意点

❶ 左手で喉頭鏡を持ち、口の中を傷つけないようにブレードを挿入する。喉頭鏡の持ち方は可能であれば第5指を除いた指で喉頭鏡のブレードに近い部位を持つ方がよい（図2）[2]。声門が見えづらい場合に術者の第5指で頸部〜喉頭を軽く圧迫すると、声門が見やすくなるからである。介助者に圧迫してもらうこともあるが、圧迫の程度や部位によっては挿管チューブが入りづらくなることや、かえって声門が見えづらくなる場合もあるので術者が圧迫する方が微調整はしやすい。

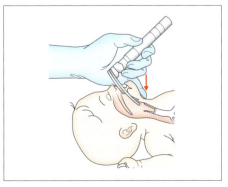

図2　喉頭圧迫の方法　（文献2を参考に作成）

❷ブレードを舌の基部まで進めて挙上し、喉頭蓋を声門が見えるようにブレードの位置を調整する（図4 ⓐ）[2]。この時ブレードの先端だけに力を入れて喉頭鏡をこねるような動きをしてしまうと、イラストに示す解剖学的構造のように声門がむしろ見えなくなる（図4 ⓑ）[2]。ブレード全体を持ち上げることを意識する。

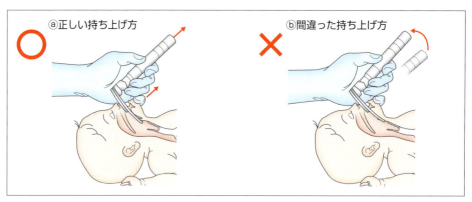

図3　ブレードの挿入方法　　　　　　　　　　　　　　　　　　　　　　（文献2を参考に作成）

❸口腔内分泌物が多い場合は、適宜吸引する。あらかじめ胃管を挿入しておくと食道の位置が分かりやすく、気管チューブの誤挿入（食道挿管）を防ぐことにつながるかもしれない。

❹声門がしっかり見えたら、術者は介助者に気管チューブを渡してもらう。ただし、受け取る際に声門から目を離さずにチューブを受け取ることが重要である。チューブが挿入できれば速やかにジャクソンリースにつなぎ、換気を開始する。なお、1回の挿管手技は、20秒以内が望ましいとされている。

● 挿管チューブの固定（高槻病院の場合）

　高槻病院ではチューブは左口角固定としている。エラテックス®テープを2枚用意しておき、以下に示す順序で行う。

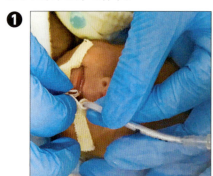

左口角から1枚目のテープを固定する。

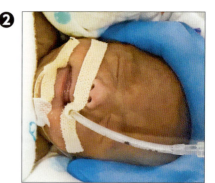

児から見て下側からテープを2周させ、挿管チューブを左口角に固定する。

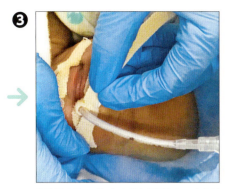

2枚目のテープも左口角から固定し、今度は児から見て挿管チューブの上側からテープを1周させ左口角に固定する。

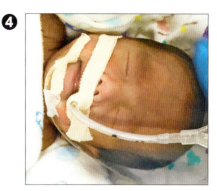

挿管チューブの固定の完成である。

(❶〜❹の写真は家族の許可を得て掲載)

4. 処置・ケア後の評価

気管挿管が適正に行われているかどうか、下記を確認して評価する。
① 換気とともに両側の胸郭が対称的に挙上する。
② 両側の肺野で左右差なく呼吸音が聴取できる。
③ バイタルの改善（心拍数、SpO_2 の上昇）
④ 呼気時の挿管チューブの曇り
⑤ 呼気 CO_2 検知器の黄染（図4）

気管挿管前に徐脈・SpO_2 の低下が認められていた場合、気管挿管が成功していると確信できるのはこれらが改善したときだろう。ただし蘇生時や急変時ではなく、

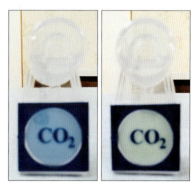

図4 呼気 CO_2 検知器の黄染

努力呼吸が強い、あるいは無呼吸の管理が難しいなどの適応で気管挿管を行った場合、必ずしも気管挿管前に徐脈や SpO_2 の低下は認めない。

臨床的には、CO_2 検知器の黄染が最も見た目に分かりやすく確実だと思われる。挿管チューブの呼気時の曇りは、はっきり分かるときもあれば分かりづらいときもあり、呼吸音や胸郭の挙上も同様で、挿管できているかどうかの確証が得られないときもある。

バイタルサインの改善が得られず、CO_2 検知器も黄染しない場合は1度抜管し、再度挿管の準備をし直す方が確実だろう。

7節 呼吸管理中のケア

Expert's Eye
気管挿管の事前準備と計画外抜管

　気管挿管は新生児科医が行う手技の中で頻度が高く、必須な手技といえる。筆者も挿管が上手くいかなかった経験をたくさんしてきたが、原因は必ずしも対象が挿管困難な児というわけではなかった。

　前述した頭枕や介助者による体位調整、ブレードを持ち上げる方向など基本的なことが落ち着いてできているときは声門をしっかり視認できる。逆に緊張や焦りから体位の準備が不十分だったとき、喉頭鏡が正中からずれてしまっているとき、声門が確認できず不必要な力が入ってしまった結果、『てこ』のように動かしてしまっている時など、振り返るとうまくいかなかった原因は明らかだった。

　慣れた自施設ではなく新生児搬送で向かった先で気管挿管を行う場合など、『いつもの』体位、方法が実施できず、加えて緊張から手技がさらに困難になることもある。繰り返し気管挿管を行う過程で、事前準備を怠らずいつも同じ体位、同じ方法で行うことを心掛けるのは自分の自信につながると思う。

●計画外抜管の予防

　海外の文献によると、挿管日数100日に対する計画外抜管の頻度は0.56～5.3回[3]とされている。高槻病院で過去5年間に起こった計画外抜管の振り返り（2013～2017年）では、0.36/100挿管日数と低頻度ではあったが、予防できたと思われる事例もあった。

　計画外抜管のリスクファクターは不適切な挿管チューブ位置、テープ固定の緩み、テープ貼り替え処置によるもの、抑制不足などが挙げられる。高槻病院で検討した際、腹臥位管理での首振りや体位変換時、不適切なチューブ位置が計画外抜管の主な原因であった。超低出生体重児では、わずかなチューブ位置の変化でバイタルサインの変動を来し、計画外抜管を起こし得る。医師・看護師でX線撮影時の体位や実際のチューブ位置を確認しておくことは、計画外抜管の予防に有用と思われる。腹臥位管理が主な児の場合、腹臥位でX線撮影を行うのも一つだろう。

　長期間挿管管理を行う児において、少しでも児が穏やかに過ごせるポジショニングの調整、児の状態に見合った呼吸器設定など、日々の細やかな管理が計画外抜管の予防の根本であることは明白だろう。

引用・参考文献
1) 髙橋大二郎. 気管挿管. Neonatal Care. 31 (9), 2018, 869-71.
2) 伊藤裕司. 気管挿管（経口挿管）. 新生児医療と看護の臨床手技70. Neonatal Care春季増刊. 堺武男編. 大阪, メディカ出版, 2007, 20-7.
3) Silva, PS. et al. Unplanned extubation in the neonatal ICU : a systematic review, critical appraisal, and evidence-based recommendations. Respir Care. 58(7), 2013, 1237-45.

64 心拍・呼吸モニタ、CO_2 モニタリング

岐阜県総合医療センター新生児内科 大塚博樹（おおつか・ひろき）

1. 目的、適応・対象

近年さまざまな新生児モニタリング装置が開発され、ベッドサイドモニタも多機能化している。その中で、心電図と呼吸モニタリングは、NICU や GCU で入院管理をするほぼ全例の新生児に行う基本となる。ここでは、心電図による心拍・呼吸のモニタリングと CO_2 モニタリングについて述べる。

1）心電図モニタ

心電図は、心拍数やモニタ波形から循環の評価、心拍出量の評価、不整脈の有無の評価など、多くの情報を得られる。新生児は心筋のコンプライアンスが低く、拡張能に乏しいため、前負荷の増大に伴って一回心拍出量を増加させることが困難である。従って心拍数の評価は非常に重要である[1]。また、呼吸による胸郭や腹部の動きを捉えて波形化し、その呼吸波形から呼吸数を導くことで、無呼吸の発見や多呼吸の監視に使用される。

2）CO_2 モニタリング

CO_2 モニタリングは、主に気管挿管中の患者に用いる。呼吸管理では酸素化だけでなく換気の評価も重要になる。換気の指標は血液中の二酸化炭素分圧（pCO_2）であり、通常採血による血液ガス値で評価する。しかし、頻回の採血は貧血を進行させ、足底採血では痛みを伴うため好ましいものではない。CO_2 モニタリングにより、急性期の CO_2 の変動をリアルタイムにみることが可能であり、不要な血液ガス採血を省略できる。

経皮ガスモニタは加温したセンサによって皮下の毛細血管を拡張させ、皮膚に拡散した酸素（$tcPO_2$）と二酸化炭素（$tcPCO_2$）を連続的に測定するものだが、超早産の未熟な皮膚や超低出生体重児で貼り替え箇所が少ない場合には使用しにくい。

$EtCO_2$ 測定器（カプノメータ）は、呼吸器回路に組み込んで使用する。呼吸回路に接続したエアウェイアダプタを介し回路を通るガスを直接測定するメインストリーム方式と、回路に接続したサンプリングアダプタからサンプリング流量をとって測定するサイドストリーム方式がある[2]。

2. タイミング、所要時間の目安

1）心電図モニタ

蘇生時、もしくは NICU 入院時から装着し、経時的な変化を追うのに簡便かつ有用である。

8節　モニタリング

装着自体は容易だが、皮膚に付着した油分や産毛が多く空気が混入しやすいこと、乾燥化した皮膚が浮いて付着していること（新生児落屑）などにより、電気を通しにくい。従ってモニタの加工（後述）も含め、装着前の準備が必要である。

2) CO_2 モニタリング

経皮 CO_2 測定のプローブは、装着は容易だがキャリブレーションや定期的な貼り替えを要する。取り得る体位を考慮して、貼付箇所を考える。カプノメータは呼吸器回路の一部として装着する。メインストリーム方式は比較的重量があり、死腔量も大きい。サイドストリーム方式は死腔は少ないが、長時間の使用で水分などによる閉塞が問題となる。挿管の際に体重を考慮し適切なチューブ径を選ぶことにより、リークの少ない正確な $EtCO_2$ 測定につながる[3]。

3. 必要物品

心電図モニタ、経皮 CO_2 測定器もしくはカプノメータ

4. 手技の手順

1) 心電図モニタ

胸部に貼付する3つの電極を用いて波形を出す。電極の装着法として、右鎖骨下に赤電極、左鎖骨下に黄電極、左肋骨下部に緑電極を装着する（図1）[4]。

体表面から心臓の動きが確認できる新生児では、特に呼吸波形に心臓の動きも混入してしまうため、電極を心臓の上に装着してはならない。

腹式呼吸が優位である新生児では、呼吸による腹部の動きを捉える必要があることから、緑電極の位置は左の腹部に装着する。

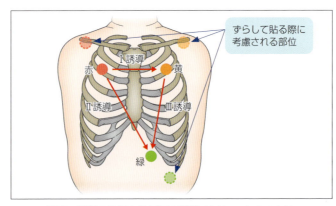

図1　電極の位置と心電図の誘導（文献4より引用改変）
標準的な電極の位置をそれぞれ赤、黄、緑で示す。新生児は筋肉量が少なく、点線円で示すエリアに電極をずらしても、問題なくモニタリングが可能なことが多い。さらに緑の点線円は、腹部の動きを捉えやすい。

2）CO_2 モニタリング

経皮 CO_2 モニタ電極の装着部位については、電極が安定し、かつコンタクト液と電極とがしっかりと接する平らな部位が望ましい。新生児では胸腹部、上腕や大腿部などがよく利用される。児の体位変換によりコンタクト液が電極全面と接しなくなると計測できなくなるので注意する。

5. 処置・ケア後の評価

1）心電図モニタ

電極が正しく装着できていれば、SpO_2 モニタやAラインに一致した心電図の波形が描出される。これにより、心拍数の異常（徐脈・頻脈）や不整脈など、児の循環動態を把握するために大切な情報を得ることができる。

装着部位に胎脂や体毛があると抵抗値が高くなりノイズが入りやすいため、きれいな波形が得られない。その場合は、貼付前に装着部位を清拭するとよい[5, 6]。

心拍数はR波とR波の間隔により測定する（RR間隔）。P波とQRS波の両方がよく観察できるⅡ誘導かⅢ誘導に着目し、基本波形としてP波、QRS波、さらにT波の形を確認する（図2）。また、これらが心拍ごとに一定の周期で出ていることは確認するべきである[7]。R波が小さく、T波が大きく検出されるような場合には、大きいT波もカウントした心拍数を呈することがある。また呼吸数にR波の波形が入り込むと呼吸波形として誤認し、無呼吸を検知しないこともあり得るので注意する[8]。

2）CO_2 モニタリング

経皮ガスモニタは、43〜44℃にセンサーを加温すると毛細血管の動脈化が起こり、代謝の亢

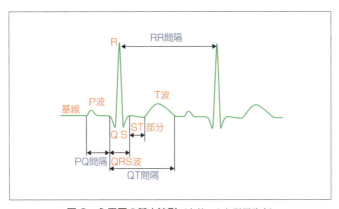

図2 心電図の基本波形（文献7より引用改変）
- P波：心房の収縮を意味する。QRS波に先行するP波が確認できれば、洞結節で起こった刺激から正しく伝わった洞調律であることを示す。
- QRS波：Q波の始めからS波の終わりまでを指し、心室の収縮伝導を表す。
- ST部分：QRS波の終わりからT波の始まりまでの部分を表す。
- T波：心室の収縮が回復していく過程を示す。

8節 モニタリング

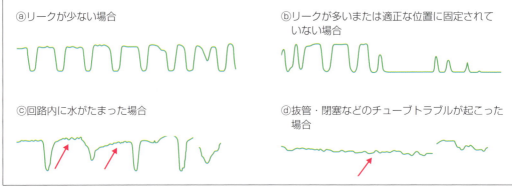

図3 EtCO₂モニタ波形からわかること（文献3より引用改変）
適切な挿管チューブ径でリークが少なければ、きれいな波形が得られる。それ以外の波形パターンでは何が起こっているか確認する必要がある。

進と酸素や二酸化炭素の拡散が起こる。理論上 $PaCO_2$ と $tcPCO_2$ の関係を $PaCO_2 = tcPCO_2 \times (1.0 - \Delta T \times 0.04) - 4$ で表す（ΔT：電極温度と体温の差）。しかし、実際の運用ではセンサー加温による皮膚熱傷の危険性を考慮して、メーカー推奨の温度より低く設定する傾向がある。血液ガス採血結果の $PaCO_2$ と $tcPCO_2$ を比べ、$PaCO_2$ の変動を推測し対応する[9]。カプノメータに関しては、回路内に水滴があると水滴の振動を感知してしまい、呼気時間を示すプラトーにノコギリ状の波形が現れることがある（図3）。計画外抜管を疑う際には、呼吸器・モニタの $EtCO_2$ のアラームが反応し、$EtCO_2$ の波形もほぼフラットになる。逆に挿管の際には、$EtCO_2$ 波形の有無で気管挿管に成功したと判断する使い方も可能である[3]。

Expert's Eye
電極の貼る位置と皮膚の状態

●心電図モニタ

・電極による乳頭脱落を避けるため、電極は必ず乳頭を避けて装着する。

・新生児の脆弱な皮膚に配慮したさまざまな電極が作られているので、在胎週数の早い児に対しても体重や週数に見合った電極を選択し、皮膚保護材などを併用しながら可能な限りモニタリングすることが重要である[6]。実際には皮膚への負担を最小限にするために、わが国では約9割の施設において電極を加工して使っている[5]。加工で最も多いのはできるだけ接着面が小さくなるようにカットすることだが、貼付状態が悪くなって電極が浮きやすくなり、皮膚と電極との間の抵抗値が上昇する原因となり得る[6]。また、粘着ゲルの使用は、ゲル自体が高加湿・高温度下で熱をもち、低温度熱傷の原因となったり、ゲルの膨張で粘着力が低下したり、センサからゲルが剥がれセンサ表面が露出したりするため注意が必要である[4]。

・聴診や心エコー検査のたびに電極を貼り替えなくてもよいように、電極（特に左胸の黄電極）を少し外側か腋窩寄りにずらしておくと、皮膚トラブルの回避につながる。陥没

呼吸などにより波形の基線が激しく揺れて正しい値を示さないケースがあるので、そのような場合は、赤電極、黄電極を肩周囲に、緑電極を左側腹部にずらすことも有用である。

● CO_2 モニタリング
・経皮ガスモニタでは電極が加温されるため、熱傷に注意が必要となる。適応を在胎週数で検討するのが望ましい。また、張り替える際には必ず皮膚の状態を確認する。血液ガス分析の値とモニタ値が解離する場合、毛細血管の血流が悪いような末梢循環不全の状態（先天性心疾患や敗血症、アシドーシスを認めるなど）に起因していることもある[10]。

引用・参考文献
1) 猪俣慶ほか．心拍数．Neonatal Care. 30（11），2017, 994-7.
2) 廣間武彦．"EtCO2 モニタのメインストリームとサイドストリームはどう違うのですか？"．ステップアップ新生児呼吸管理：Q&A で違いが分かる・説明できる．長和俊編．大阪，メディカ出版，2017, 56-8.
3) 上山直人．$EtCO_2$ の実際：呼吸器管理中の看護ケアの判断材料として．Neonatal Care. 31（4），2018, 378-80.
4) 山本裕．第 3 回（基礎編）心電図モニターの装着方法は？．Neonatal Care. 30（3），2017, 262-3.
5) 谷口美紀．心肺モニター電極面の皮膚抵抗値への影響について：電極の使用方法の現状調査をふまえて．第 12 回新生児呼吸療法モニタリングフォーラム抄録集．2010, 45.
6) 福原里恵．心拍・呼吸モニター．Neonatal Care. 28（4），2015, 302-8.
7) 北野裕之．心電図モニターを知ろう．Neonatal Care. 29（8），2016, 713-5.
8) 荒堀仁美．"呼吸・心拍モニター"．NICU でよく使う ME 機器：この 1 冊で扱い方から看護のポイントまでわかる．Neonatal Care 春季増刊．中村友彦編．大阪，メディカ出版，2008, 186-93.
9) 落合正行．$TcPCO_2$．Neonatal Care. 30（11），2017, 1012-6.
10) 杉浦弘．経皮酸素・二酸化炭素分圧モニター．Neonatal Care. 28（4），2015, 316-25.

8節 モニタリング

65 パルスオキシメータ

聖路加国際病院小児総合医療センター小児科医幹臨床准教授 **島袋林秀**（しまぶくろ・りんしゅう）

1. はじめに（検査の目的と原理、注意点）

1）目的と原理

　パルスオキシメータは、動脈血酸素飽和度を測定できる日常の新生児医療で最も汎用されるモニタの一つである。経皮的動脈血酸素飽和度（SpO_2）と脈拍数を簡便かつ連続的、さらに非侵襲的に知ることができる。SpO_2 は、①出生直後の蘇生時管理、②蘇生後の正期産児の管理、③蘇生後の早産児の管理、④先天性心疾患のスクリーニング検査の4つの場面で利用目的や管理方法が異なるため、本稿では、4つに分類して述べていく。

　そもそも血中の酸素は主に1つのヘモグロビン分子に4つの酸素分子が結合している。酸素と結合した Hb を酸化ヘモグロビン（酸化 Hb）、酸素と結合していない Hb を還元ヘモグロビン（還元 Hb）と呼んでいる。パルスオキシメータの SpO_2 とは、Hb に結合している酸素の結合程度をそれぞれの吸光度の違いを利用して末梢動脈で測定することで、0～100％の範囲で表示したものである（図1）。これらは以下の公式で割合が計算される。

> パルスオキシメータの SpO_2（％）＝酸化 Hb／（酸化 Hb ＋ 還元 Hb）× 100
> 厳密には Hb 1分子当たり2あるいは3つの酸素分子を結合している Hb があるが、不安定であり、ここでは無視できる。

2）パルスオキシメータの限界（注意点）

　パルスオキシメータから動脈血酸素飽和度を得ることで酸素解離曲線から動脈血酸素分圧（PaO_2）を推察できる一方、条件により酸素解離曲線が変動するため、同じ酸素飽和度であっても、条件によって動脈酸素分圧が異なることがある。アシドーシス（低 pH）や高 CO_2、体温上昇では右方移動し、その逆は左方移動するからである（図2）。さらに、SpO_2 の上限値は100％であり、十分な酸素投与がなされている状況下で動脈酸素分圧が 100mmHg 以上あるときには、たとえ急激な酸素化低下があっても SpO_2 の表示はしばらく100％のままであり、酸素化増悪の早期発見が遅れることがある。酸素投

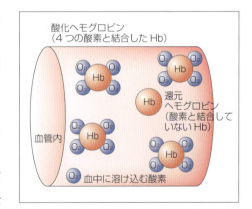

図1　酸化ヘモグロビンと還元ヘモグロビン
1分子のヘモグロビンは4分子の酸素と結合し酸化ヘモグロビンを構成する。酸素と結合していない還元ヘモグロビンとこの酸化ヘモグロビンは吸光度が異なるため、このことを利用して酸素飽和度を測定している。

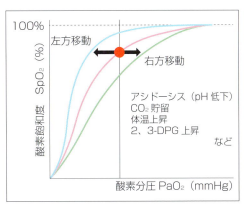

図2 酸素飽和度と酸素分圧の関係
（酸素解離曲線）
条件によって酸素解離曲線は右方移動あるいは左方移動するため、同じSpO_2であっても、酸素分圧が異なることがある。

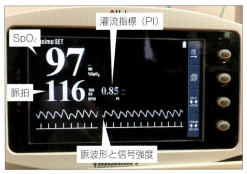

図3 パルスオキシメータの表示例
体動や低酸素分圧下でも測定可能なものや、PI、さらにはメトヘモグロビン測定が可能な機種が販売されるなど、パルスオキシメータが高性能化している。ただし、特定の機種を推奨するものではない。

与下のSpO_2には注意すべきである。

さらに、パルスオキシメータはSpO_2とその脈拍数を表示するだけに過ぎず、必ずしも「呼吸状態の全体評価」を意味しない。本来、呼吸状態は、「酸素化」と「換気」の両面で評価されるべきである。呼吸状態の評価を行う際には、SpO_2による「酸素化」のみならず、呼吸数や努力呼吸の程度、CO_2のモニタリングなどの「換気」の評価を合わせて行うことが肝心である。

2. 必要物品

①パルスオキシメータ

近年、灌流指標（perfusion index；PI）といった末梢循環の程度を数字化したものや、一酸化窒素（NO）吸入療法の指標となるメトヘモグロビン（Met-Hb）が表示可能な高機能パルスオキシメータも普及しつつある。機種によりそれぞれ特性が異なることがあるので注意する（**図3**）。

②プローブ

プローブは製品あるいは年齢によってさまざまなタイプが販売されているが、新生児では一般に巻きつけるタイプが主流である。

3. 手順

まず、パルスオキシメータを安定した場所に設置し、常に十分充電されていることを確認する。プローブを巻く位置は①出生直後の蘇生時管理、②③蘇生後の正期産児・早産児の管理、④先天性心疾患のスクリーニング検査の場面で異なる（**図4**）。プローブの発光部と受光部がなるべく向かい合うようにすると感度がよくなる（**図5**）。また、強く巻き過ぎず、密着させることが大切であるが、超早産児では、プローブの粘着性で皮膚損傷を生じることがあるため、使用目的に応じてプローブの装着部位や種類、固定法を工夫する。

8節 モニタリング

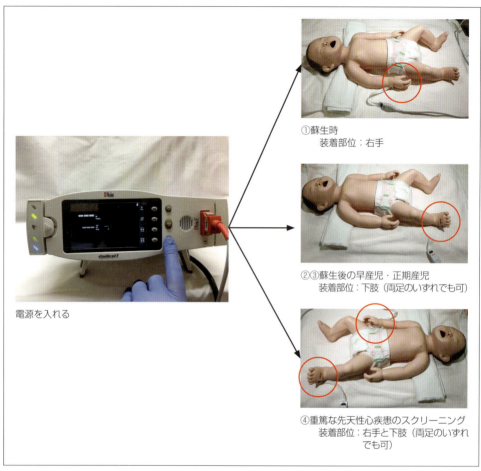

電源を入れる

①蘇生時
　装着部位：右手

②③蘇生後の早産児・正期産児
　装着部位：下肢（両足のいずれでも可）

④重篤な先天性心疾患のスクリーニング
　装着部位：右手と下肢（両足のいずれでも可）

図4　それぞれの状況によるプローブの装着位置

4. SpO_2 の評価方法

SpO_2 は①出生直後の蘇生時管理、②蘇生後の正期産児の管理、③蘇生後の早産児の管理、④先天性心疾患のスクリーニング検査の4つの目的・対象があるが、それぞれの管理基準は異なる。

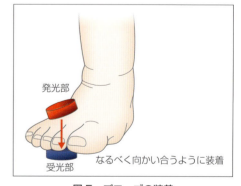

図5　プローブの装着
発光部と受光部がなるべく向かい合うように装着すると測定されやすい。

1）出生直後の蘇生時管理

> **蘇生時のSpO₂管理目標[1]**
> （酸素投与の目安）
> 装着部位：右手首
> 出生1分：60％以上
> 出生3分：70％以上
> 出生5分：80％以上
> 出生10分以降：90％以上

新生児蘇生法においては、SpO₂は酸素投与の目安として極めて有効である。しかしながら、これらの値を絶対的な指標とするのではなく、時間経過とともにSpO₂値が上昇していくことを確認することが大切である。また、装着からSpO₂値の表示には数分間を要するため、蘇生時の心拍数評価としては活用しづらいが、新生児蘇生法アルゴリズムの「安定化の流れ」の際の過剰酸素の防止の目安には極めて有効である。

2）蘇生後の正期産児の管理

> **正期産児のSpO₂管理基準値**
> 装着部位：下肢
> 常に　95％以上

蘇生後安定した正期産児のSpO₂管理は95％以上を目安にするとよい。蘇生時のSpO₂と異なる点は、装着部位が下肢であり、動脈管後（post-ductal）の酸素飽和度をモニタすることである。これにより、酸素化不良、肺高血圧、後述する先天性心疾患の早期発見につながる。しかし、SpO₂の表示は100％までであり、酸素投与の際には過剰な酸素投与にならないように留意する。

3）蘇生後の早産児の管理

> **早産児のSpO₂管理目標**
> 装着部位：下肢（両足のいずれでも可）
> 在胎28週未満　90〜95％

早産児では、急性期および慢性期でもSpO₂の低値だけでなく、高値にならないように留意する必要がある。特に在胎28週未満のSpO₂の目標値を90〜95％にすることで、未熟（児）網膜症や新生児慢性肺疾患の発症リスクを軽減できる[2, 3]。一方SpO₂の目標値を85〜90％とした場合、死亡率や壊死性腸炎の増加を認めたという報告[3]もある。早産児における適切なSpO₂目標値は結論に至っていないが、在胎28週未満の早産児においてはSpO₂の目標値を90〜95％に設定するとよい。

4）重篤な先天性心疾患のスクリーニング検査

> **重篤な先天性心疾患鑑別のSpO₂管理目標**
> 装着部位：右手と下肢（両足いずれでも可）
> 呼吸が安定している条件下で
> 異常の可能性が低い
> ・SpO₂　95％以上　かつ　上下肢差が3％以内
> 異常の可能性が高い
> ・SpO₂　90％未満
> ・SpO₂　90〜95％　かつ　上下肢差3％以上が持続する

パルスオキシメータを用いた重篤な先天性心疾患のスクリーニングの重要性が報告[4]されている。呼吸状態の安定した児では、右手（pre-ductal：動脈管前）および下肢（post-ductal：動脈管後）のSpO₂を測定し、SpO₂がともに95％以上でかつ

その差が3％以内であれば、重篤な先天性心疾患の可能性は低いとされている。SpO_2 が90％未満である場合、あるいは SpO_2 が90〜94％あるいはその差が3％以上で繰り返し同様な結果である場合は、積極的に重篤な先天性心疾患の可能性を考えるとしている。

Expert's Eye
SpO_2 が示すのは児の状態の一部であることを心得る

　モニタのことが少しわかり始めると、モニタ値を過信し、児の観察を疎かにしてしまうことがある。SpO_2 値だけを見て呼吸状態を良好と評価してしまう、あるいは SpO_2 値が上手く表示されないと、児の状態を意識せず、いつまででもセンサ装着の貼付具合にこだわってしまうことはないであろうか。私もさまざまなモニタリング装置を学ぶにつれて、児よりモニタ画面を見つめる時間が長くなったことを自省する。モニタ値を速やかに表示させることは大切であるが、常に児の状態を自らの目で確認し、モニタ値と相違がないか確認することも重要である。SpO_2 は、児の状態の一部を表しているが、児の状態そのものを示すわけではない。

　また、せっかく SpO_2 が異常を知らせてくれているにもかかわらず、放置されていたり、児の様子も観察せず、警告音を消されてしまうこともある。モニタ異常音を適切に設定し、異常音が鳴ったら、速やかに児の状態を確認してからモニタ音を消音とすべきである。いつまでもモニタ異常音が鳴り続ける病棟あるいはモニタ警告音の設定が適切でない病棟は、新生児の医療（安全）レベルが高いとはいいがたい。

引用・参考文献
1) 北野裕之. 人工呼吸. 日本版救急蘇生ガイドライン2015に基づく新生児蘇生法テキスト. 第3版. 細野茂春編. 東京, メジカルビュー, 2016, 58-61.
2) BOOST II United Kingdom collaborative Group. Oxgen saturation and outcomes in preterm infants. N Engl. J. Med. 368 (22), 2013, 2094-104.
3) Saugstad, OD. et al. Optimal oxygenation of extremely low birth weight infants: a meta-analysis and systematic review of the oxygen saturation target studies. Neonatology. 105 (1), 2014, 55-63.
4) Kemper, AR. et al. Strategies for implementing screening for critical congenital heart disease. Pediatrics. 128 (5), 2011, 1259-67.

66 血圧計（観血的・非観血的血圧測定）

岐阜県総合医療センター新生児集中治療室部長　山本　裕

1. 目的、適応・対象

　循環血液量、心拍出量、末梢血管抵抗の変動に伴い、心臓から各臓器に送られる血液量は変動を起こす。血圧とは、心臓から送り出された血液が血管の壁に与える圧力のことである。集中治療を行う際、血液量よりも簡便に測定可能な血圧は、成人・小児のみならず新生児においても循環動態を把握するために重要なバイタルサインの一つである。

1）観血的血圧測定

　通常、測定部位の圧力を流体を満たしたチューブで体外に導出して、圧力変換器で計測するウォーター・フィルド型を用いる[1]。圧力変換器の信号が連続的であるため、収縮期血圧や拡張期血圧、脈拍数が一拍ごとに得られる上、血圧波形の観察や非侵襲的な動脈血採血も可能である。

2）非観血的血圧測定

　カフ（マンシェットともいう）を用いて、動脈内圧と体外から動脈に加える外圧との相互作用として生じる物理現象を非観血、無侵襲的に捉えて血圧を推定する。現在新生児に使用されているのは、オシロメトリック式であり、カフ圧をいったん収縮期血圧以上に加圧し、徐々にカフを減圧していく際、カフ圧の微小な拍動が検出され始める時点を収縮期血圧、カフ圧がさらに下がり動脈拍動を検出しなくなった時点を拡張期血圧とする[1]。

3）適応・対象

　対象は、新生児センター入院中の全新生児である。

①胎児循環から新生児循環への移行

・早産児と正期産児では血圧の正常値が異なる[2]。
・胎児循環から新生児循環への移行の過程で、血圧は徐々に増加していく（**図1**）[3]。

②先天性心疾患

・体血圧維持のパラメータとして、経時的に血圧測定を行う（重症大動脈弁狭窄、左心低形成など）。
・大動脈縮窄症では、ductal shock で下肢の血圧が低下する。

③手術中、手術後の循環モニタリング

・適切な補液が行われているかどうか、術中出血を早期に発見する。

8節 モニタリング

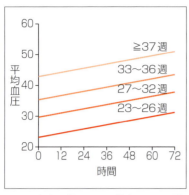

図1 出生週数ごとの平均血圧の下限値
（生後0〜72時間）（文献2、3より引用）

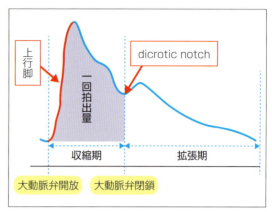

図2 血圧波形

- 動脈管結紮術の際、クリップが適切な位置に留置されると、下肢（post-ductal）の血圧が上昇する。
- 動脈管結紮術の後、術前の心不全が急激に改善されることによる適応障害の結果、カテコラミン不応性の低血圧に陥る場合がある（postligation cardiac syndrome）[4]。

④ **晩期循環不全、感染に伴うショック**

- 血圧低下で気付かれる場合がある。

　血圧は前負荷、後負荷、心収縮力の総合的な指標である。従って低血圧を認めた場合、前負荷、後負荷、心収縮力のうち何が異常なのかを心エコーなどで確認した上で治療につなげていく。

2. タイミング、所要時間の目安

1）観血的血圧測定

　急性期の連続的なモニタリングが可能となる。血圧波形の上行脚の始まりから収縮末期圧を示すdicrotic notchまでの収縮期の面積から一回拍出量が推測できる。またdicrotic notchが高い場合は、左室への負荷が増大しているサインである（図2）。dicrotic notchの高低は、平均血圧との差でみると把握しやすい。

2）非観血的血圧測定

　カフを四肢の測定部に巻き、10秒ほどで血圧測定を行う。病態に応じて測定間隔を定める。測定中に体動があったり、啼泣している状態だと正しい測定ができない。従って必ず安静時に測定を行う。

3. 必要物品

1）観血的血圧測定

血圧測定器（生体監視モニタに内蔵）、圧力変換器を含む耐圧の点滴チューブ、圧力変換器

2）非観血的血圧測定

血圧測定器（生体監視モニタに内蔵）、カフ（カフ幅は測定部位の周囲長に合わせて各種サイズあり）

4. 手技の手順
1）観血的血圧測定

正確な測定には、適切なゼロ校正が必要である。血圧ラインの大気開放点（三方活栓）とゼロ点位置（右心房の高さは中腋窩）を同じ高さに合わせる。例えば三方活栓の位置が右心房位置より1cm上がると、0.76mmHg低い値が表示される。

2）非観血的血圧測定

通常は上腕で測定するが、新生児では大腿、前腕、下腿でも測定可能である。正確なカフの長さは全周の1.5倍以上、幅は上腕または大腿の長さの3分の2から4分の3がよいとされている[5]。また、図3に示すようにカフ幅／上腕周径比が0.45未満だと、非観血的血圧測定は実際の血圧を過大評価し、カフ幅／上腕周径比が0.70以上だと、実際の血圧より過小評価する[6]。

5. 処置・ケア後の評価
1）観血的血圧測定

●なまりが出てきた場合
・回路内に気泡が混入していないかどうか確認する。
・留置針の先端が血管壁に当たっている場合、留置針を少し引くと改善することがある。
・カテーテル先端に凝血が生じていることがあり、患者側の三方活栓から血液を少し吸引したあとフラッシュを行う。

2）非観血的血圧測定

少しの体動でも誤差を生じやすい。また、測定部位やカフのサイズの違いでも測定値は変わってくる。従って前回測定までの血圧値と比較して明らかに高い、低いもしくは脈圧が小さい場合は、適切に血圧が測定されていない可能性を考え再検査を行う。測定部位、カフのサイズもしっか

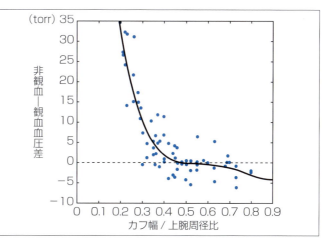

図3　カフ幅／上腕周径比に対する平均血圧の変動（文献6より引用改変）
観血的血圧測定に対する非観血的血圧測定の誤差を示している。

り記録に残す。測定間隔を定めて自動測定を行うこともできるが、特に週数が浅いなど皮膚の成熟が遅れていたり、浮腫が強い児の血圧測定をする場合、カフの圧迫による皮膚損傷、血行障害を起こす危険性に留意する。

Expert's Eye
適切な血圧測定

日齢12の早産児、極低出生体重児（在胎29週0日、出生体重1,200g）。看護師から血圧が低下していると医師にcallがありました。観血的血圧測定で、57/17（32）mmHgを示していました。非観血的血圧測定も行い、62/32（42）mmHgを示し、観血的血圧測定との解離がありました（図4）。

このような場合、あなたはどちらの血圧測定を信じるべきでしょうか？

正解は、どちらの血圧も信じてはいけません。両方とも適切に血圧が測定されているかどうか確認してください。観血的血圧測定では、体位変換などによってゼロ点がずれてしまっていませんか？　非観血的血圧測定では、前回まで測定されていた測定部位や、カフ幅と変わりはありませんか？　適切なカフ幅でしょうか？　このケースでは、ゼロ点位置は問題ありませんでした。前回測定された時よりも幅が狭いカフを使って非観血的血圧測定が行われており、実際の血圧に比べて高い血圧を示している可能性が高いと判断しました。一般的に脈圧は小さい場合、適切に血圧測定ができていないことが多いようです。

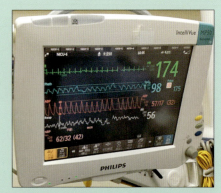

図4　観血的血圧測定値と非観血的血圧測定値

引用・参考文献
1）白崎修．循環器分野における血圧計の役割と進化．医療機器学．80（6），2010，622-31.
2）Nuntnarumit, P. et al. Blood pressure measurements in the newborn. Clin Perinatol. 26（4），1999, 981-96.
3）池上等．"血圧の異常"．新生児の循環管理 ビジュアル大図解．Neonatal Care春季増刊．増谷聡編．大阪，メディカ出版，2018，166-73.
4）山本裕．動脈管結紮術のタイミング．周産期医学．47（7），2017，946-9.
5）横山直樹．"観血的・非観血的血圧から何が分かる？"．ステップアップ新生児循環管理．与田仁志編．大阪，メディカ出版，2016，67-71.
6）Kimble, KJ. et al. An automated oscillometric technique for estimating mean arterial pressure in critically ill newborns. Anesthesiology. 54（5），1981, 423-5.

67 グラフィックモニタ

東京女子医科大学東医療センター新生児科准講師 山田洋輔（やまだ・ようすけ）

1. なぜ行うのか

　人工呼吸管理は新生児医療においてよく行われる治療であるが、適切に行われなければかえって肺障害が進んでしまうこともある。人工呼吸器のグラフィックモニタは換気状態を視覚化するモニタであり、そこから得られる情報によって現在の換気状態を評価でき、呼吸器の設定が適正であるかの判断に有用である。また、例えば計画外抜管のような換気の異常が生じた場合、バイタルサインに変化が出る前に異常を発見できることがあり、児の状態悪化を未然に防ぐことも期待できる。本稿では入門編として、正常波形とすぐに役立つトラブルシューティングについて解説する。

2. 対象、タイミング、必要物品

　対象としては、全ての人工呼吸器を装着している児である。グラフィックモニタのチェックは赤ちゃんに異常が出ている場合だけでなく、勤務中は定期的に確認する方が望ましい。波形の評価に慣れてくれば、数十秒程度で状態は把握できる。
　必要物品はグラフィックの表示できる人工呼吸器のみである。

3. 手技の実際

　本稿では、新生児領域で主として用いられる従圧式換気のグラフィックモニタについて説明する。グラフィックモニタは、自発呼吸が多い場合には波形が安定しにくい。そういった場合は評価が難しいため、安定しているところをチェックする。そもそも自発呼吸が多い場合は、呼吸器設定が適正でない可能性もあるため、そちらから評価する必要がある。

●経時記録画面（気道内圧、フロー、換気量のグラフ）の確認

　図1は各呼吸における気道内圧（pressure；P）、フロー（flow；F）、換気量（volume；V）を示すグラフである。
①圧曲線では、設定圧がかかっているところが吸気であり、最高吸気圧（peak inspiratory pressure；PIP）が表示されている。吸気以外のところが呼気であり、呼気時のベースに掛かっている圧が呼気終末陽圧（positive end-expiratory pressure；PEEP）である。
②フロー曲線では、吸気では上向き、呼気では下向きの波形となる。最大吸気流量と最大呼気流量も表示されている。
③換気量曲線では、吸気中は換気量が増加しピークを作って呼気に転じる。理論上は吸気と呼気

8節 モニタリング

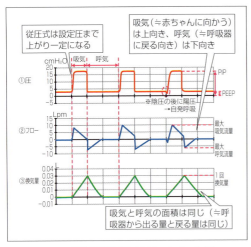

図1　経時記録画面（文献1を元に作成）

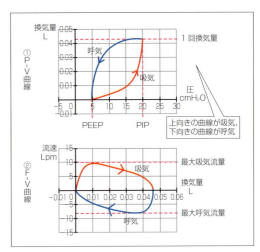

図2　ループ画面（文献1より）

の曲線と基線で囲まれた面積は同じになる。吸気の最大位が1回換気量である。

図1の初めの2呼吸は強制換気、3呼吸目は自発呼吸である。自発呼吸を検知した場合には、圧曲線や流速曲線がわずかにマイナス方向に出てから呼吸器による波形に移る。

● ループ画面（気道内圧と換気量、フローと換気量のグラフ）の確認

図2はループ画面であり、P-V曲線、F-V曲線などと呼ばれ、P-V曲線であれば1呼吸ごとの圧と換気量の変化をグラフにしている。曲線は上向きから始まり、これが吸気であり、下向きが呼気である。ループ画面によって、より詳細に換気状態が評価でき、肺のコンプライアンス（膨らみやすさ）、過膨張になっていないか、リークがどのくらいあるか、などの判断が容易になる。

1）トラブルシューティング

● リーク（図3）

新生児ではカフなしの挿管チューブを使うことが多いため、呼気の一部が口鼻から出て呼吸器に戻らない、リークという現象が起こり得る。リークがあると呼気の換気量が減るため、換気量曲線で呼気がゼロに戻らない、ブーツ型の波形になる。※の部分で呼気がゼロに急に戻っているのは、次の吸気のときにはゼロから始める、という呼吸器のプログラムが自動で作動しているからである。リーク量／吸気換気量でリーク率が計算でき、50％以上で換気が不安定なときはチューブの入れ替えなども考慮する。

● 回路内結露、分泌物（図4）

回路内結露などが出ると、それが呼吸器からのフローの障害になるので主に流速曲線、そして呼気回路の方が結露しやすいので呼気の曲線にゆれが生じる。結露が増えると、吸気時や圧、換気量曲線にもゆれが生じ、後述するトリガーの異常につながることもあるため、適宜回路の水払

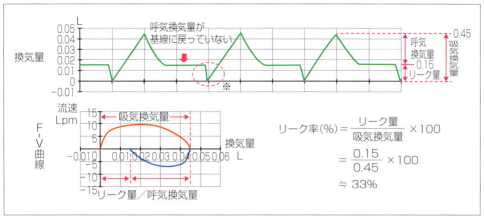

図3 リーク（文献1より）

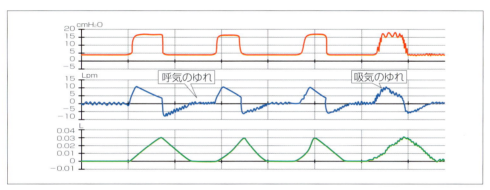

図4 回路内結露、分泌物（文献2より）

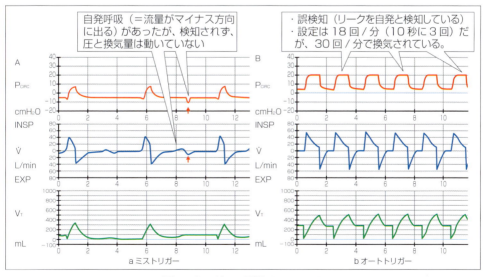

図5 トリガーの異常（文献2より）

8節 モニタリング

いなどを行う。

●トリガーの異常（図5）

人工呼吸器の多くは、回路内の圧やフローの変化によって自発呼吸を検知している。自発呼吸の誤検知には、トリガー感度（自発呼吸と認識する最小の圧や流量の変化）の問題によるミストリガー（ⓐ）とリークや回路内結露による圧や流量の変化を誤検知してしまうオートトリガー（ⓑ）がある。ミストリガーでは赤ちゃんが吸いたいのに吸えないため努力呼吸が強い、オートトリガーでは赤ちゃんが苦しそうではないのに設定された呼吸回数以上（ちょうど2倍になることもある）が持続している、というような状況になっていることがある。

●Auto PEEP（図6）

呼気時間が短く（吸気時間が長く）、吐き切れていないうちに次の吸気が続き、これが繰り返されるうちに肺が過膨張になり、最終的にはPEEPが上昇していく（自動〔Auto〕でPEEPが上がる）状態である。慢性肺疾患や気管狭窄などの長い呼気時間が必要な気道抵抗の高い状態で起こりやすい。しっかり吐き切れるような呼気時間の延長、呼吸数の減少などが必要である。

●計画外抜管（図7）

計画外抜管のポイントは呼気の波形がない、ということである。新生児の挿管チューブは細く抵抗が高いため、抜管していても吸気で呼吸器がフローを送ると圧がかかることが多い。ただし、呼吸器には呼気が返ってこないため呼気の波形は生じない。別の考え方ではリークが100%ということもいえる。吸気しか波形が出ていない場合は、緊急事態につながる可能性があり、まずは赤ちゃんの状態を確認し、必要があればペディキャップ™などの呼気CO_2センサーも用いて抜管の有無を評価する。

2）赤ちゃんの観察ポイント

バイタルサイン、努力呼吸の有無などを観察し、それとグラフィックモニタのデータを合わせて、総合的に判断することが重要である。例えばリーク率が90%であっても、赤ちゃんが安楽にしていて、バイタルサインも安定しているなら、現行の管理を継続する、という判断もできる。

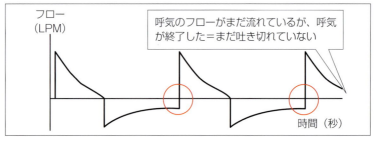

図6　Auto PEEP（文献2より）

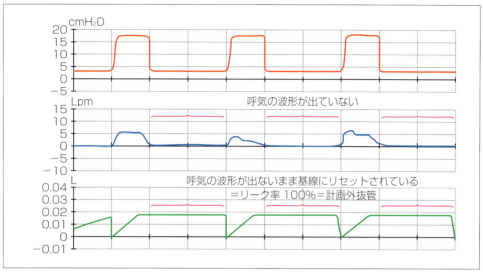

図7　計画外抜管（文献1より）

3）注意点

　呼吸器によって波形の表示方法に特徴があることを理解する必要がある。経時記録画面、ループ画面ともにオートスケールになっている呼吸器が多いため、目盛りを確認するようにした方がよい。波形を自動補正する呼吸器もある。たとえば、換気量曲線では、リークがあっても波形を補正する機能があり、波形では判断できず「リーク率」というパラメータで数値を見て判断する、などに注意する。

Expert's Eye
グラフィックモニタを見るクセを

　グラフィックモニタを使いこなすコツは、やはり慣れることが一番である。バイタルサインチェックと同時にグラフィックモニタを見るクセをつける。まずは正常波形を覚え、それとどこか違うか、という波形のパターン認識から始める。次に、波形の成り立ちを理論的に理解すると、今の赤ちゃんの肺の何が悪いのか、どう調整したらよいのかがわかるようになる。本稿でもなるべく簡単に、これらの波形になる理論を説明したので参考にしてほしい。

　状態の悪い肺に人工呼吸を行っているときこそ、グラフィックモニタから得られるデータが呼吸管理に有用であり、腕の見せどころである。

引用・参考文献
1）山田洋輔．グラフィックモニタの見かた・読みかた・記録のしかた．Neonatal care. 25（1），2012，46-51．
2）菅波祐介．グラフィックモニタ．周産期医学. 49（4），2019，514-20．

INDEX

あ行

- 胃食道逆流症 ……………………… 92
- 痛みのケア ………………… 21、22
- 痛みの測定ツール ………………… 23
- 咽喉頭吸引 ……………………… 298
- エアリーク ……………………… 285
- 栄養チューブ …………… 149、184
- エコー検査 ……………………… 102
- 壊死性腸炎（NEC） …………… 141
- 黄疸計 …………………………… 254
- おしゃぶり ……………………… 179
- オムツ交換 ……………… 164、168
- オメガ止め ……………………… 253
- オンマイヤーリザーバ ………… 230

か行

- ガストログラフイン® ………… 141
- ガス抜き ………………………… 195
- 仮性メレナ（母体血） ………… 100
- カテコラミン …………… 234、237
- カテーテルの門脈迷入 …………… 69
- 眼科診療 ………………………… 261
- カンガルーケア ………………… 181
- 環境整備 ………………………… 32
- 観血的血圧測定 ………………… 317
- 感染対策 ………………………… 29
- 浣腸 ………………………… 195、198
- 気管挿管 ………… 49、302、303
- 気管チューブ …………………… 50
- 気管内吸引 ……………… 297、299
- 気管内洗浄 ……………………… 296
- キャピラリー採血 ………………… 78
- 仰臥位 …………………… 177、178
- 胸腔穿刺 …………………… 87、90
- 胸腔ドレナージ ………… 87、205
- グラフィックモニタ …… 108、321
- 計画外抜去 ……………………… 229
- 経管与薬 ………………………… 184
- 経口授乳 ………………………… 190
- 経時記録画面 …………………… 322
- 経皮的酸素・二酸化炭素分圧モニタ …… 246
- 血管穿刺部位 …………………… 14
- 血圧計 …………………………… 317
- 血液浄化療法 …………………… 148
- 血小板濃厚液 …………………… 134
- 交換輸血 ………………………… 136
- 光線療法 ………………………… 254
- 喉頭・気管・気管支ファイバー検査 …… 116
- 肛門刺激 ………………… 195、196
- 呼吸機能検査 …………………… 106
- 呼吸窮迫症候群（RDS） ……… 96、302
- コット移床の管理 ……………… 160

さ行

- 臍静脈カテーテル ……………… 226
- 臍処置 …………………………… 171
- 臍動脈カテーテル ……… 65、226
- サイトメガロウイルス（CMV） …… 131
- 臍肉芽腫 ………………… 171、172
- 臍ヘルニア ……………… 171、173
- 酸素吸入 ………………………… 285
- 子宮内発育不全 ………………… 125
- 自動聴性脳幹反応（aABR） …… 111
- 十二指腸チューブ ……………… 92
- 静脈採血 ………………………… 70
- シリンジポンプ ………… 234、236
- 人工肺サーファクタント …… 49、106
- 診察 ……………………………… 24
- 新生児壊死性腸炎 ……………… 99
- 新生児黄疸 ……………………… 254
- 「新生児・小児に対する輸血療法」 …… 131
- 新生児遷延性肺高血圧症（PPHN） …… 271
- 新生児低酸素性虚血性脳症（HIE） …… 265
- 新生児の解剖図 ………………… 12
- 真性メレナ（新生児血） ……… 101
- 新鮮凍結血漿 …………………… 133
- 身体測定 ………………………… 156
- 心電図モニタ …………………… 307
- 心拍・呼吸モニタ …… 244、307
- 髄液検査 ………………………… 281
- 水頭症 …………………………… 84
- 髄膜炎 …………………………… 84
- ステイブルマイクロバブルテスト …… 96
- ストーマケア …………………… 200
- ストレスサイン ………………… 19
- 清拭 ………………… 164、165、167
- 挿管チューブ固定部のケア …… 248
- 挿管チューブの固定 …………… 302
- 側臥位 …………………………… 177
- 足底採血 ………………………… 78

た行

- 体位変換 ………………………… 175

INDEX

体温管理	160
体重測定	156
大腿静脈	14
胎盤早期剝離	99
胎便関連性腸閉塞（MRI）	141
抱っこ	179
ダンピング症候群	94
チアノーゼ	288
中心静脈カテーテル	56、59、215
聴性脳幹反応（ABR）	111
低血糖	53
低酸素性虚血性脳症	125
低体温療法	265
テープ固定、テープの貼り替え	248
殿部ケア	250
導尿（尿道留置カテーテル）	145
動脈採血（Aライン・動脈穿刺）	74
トランスイルミネータ	56、70
ドレナージカテーテル	87、89

な行

なだめのケア	229
脳室周囲白質軟化症（PVL）	102
脳室ドレナージ	230
脳室内出血（IVH）	102
脳波検査	127

は行

肺コンプライアンス	106
ハイフローネーザルカニューラ	289
バッグ・マスク換気	34
鼻カニューレ	285
パルスオキシメータ	245、312
非観血的血圧測定	317
鼻腔吸引	297
皮膚ケア	240
ビリルビン値	255
腹膜透析	148
フリーフロー	286
プローブの装着位置	314
閉鎖型保育器	287
閉鎖式気管吸引	297
ヘッドボックス	285、287
ホールディング	179
ポジショニング	175

ま行

マスクCPAP	40
末梢静脈	53、220
末梢静脈ルート	55
末梢動脈ライン	60、210
慢性肺疾患	92
未熟児動脈管開存症（PDA）	102
毛細管採血	78
沐浴	164
モニタの装着	244

や行

輸液ルート閉塞	234
輸血	53、131
腰椎穿刺	82、281

ら行

ラリンゲアルマスク（LMA）	45
流量膨張式バッグ	41
ループ画面	322
レーザー治療	261

英字

aABR	111
ABO不適合	137
ABR	111
aEEG	125
Apt試験	99
CO_2モニタリング	307
ECMO	276
in-out	151
InSurE（Intubation-Surfactant-Extubation：挿管-サーファクタント-抜管）	302
NCPR（日本版新生児蘇生法）	34
NCPR 2015 アルゴリズム	42
NO吸入療法	271
sniffing position	50
SpO_2	312、314
State	19、20
Tピース蘇生装置	43
X線検査	120

●読者の皆様へ●
　このたびは本増刊号をご購読いただき、誠にありがとうございました。編集部では、今後も皆様のお役に立てる増刊号の刊行を目指してまいります。つきましては、本書に関するご感想・ご提案などがございましたら、当編集部までお知らせください。

赤ちゃんを守る医療者の専門誌 with NEO　2019年 秋季増刊（通巻 430 号）

新生児医療 67の臨床手技とケア
タイミング、流れ＆コツ、評価まで見える

編　with NEO 編集委員会
（ウィズ・ネ オ・へんしゅう い いんかい）

赤ちゃんを守る医療者の専門誌with NEO
2019年 9月10日 第1刷発行
2021年 7月10日 第2刷発行
定価（本体 5,000 円＋税）
ISBN 978-4-8404-6644-8

発 行 人　長谷川 翔
編集担当　小牧明子　白土あすか
　　　　　有地 太　里山圭子
編集協力　加藤明子、株式会社エイド出版
発 行 所　株式会社 メディカ出版
　〒532-8588　大阪市淀川区宮原3-4-30
　　　　　　　ニッセイ新大阪ビル 16F
　編　　集　　TEL 06-6398-5048
　お客様センター　TEL 0120-276-591
　広告窓口／総広告代理店　株式会社 メディカ・アド
　　　　　　　TEL 03-5776-1853
e-mail：neonatal@medica.co.jp
http://www.medica.co.jp/

組　　版　株式会社明昌堂
印刷製本　株式会社シナノパブリッシングプレス

●乱丁・落丁がありましたら、お取り替えいたします。
●無断転載を禁ず。

●本誌に掲載する著作物の複製権・翻訳権・翻案権・上映権・譲渡権・公衆送信権（送信可能化権を含む）は株式会社メディカ出版が保有します。
●JCOPY〈（社）出版者著作権管理機構 委託出版物〉
本書の無断複写は著作権法上での例外を除き禁じられています。複写される場合は、そのつど事前に、（社）出版者著作権管理機構（電話 03-5244-5088、FAX 03-5244-5089、e-mail：info@jcopy.or.jp）の許諾を得てください。

Printed and bound in Japan